T0222325

OTA – Fragen und Antworten

Ihr Bonus als Käufer dieses Buches

Als Käufer dieses Buches können Sie kostenlos unsere Flashcard-App „SN Flashcards"
mit Fragen zur Wissensüberprüfung und zum Lernen von Buchinhalten nutzen.
Für die Nutzung folgen Sie bitte den folgenden Anweisungen:

1. Gehen Sie auf **https://flashcards.springernature.com/login**
2. Erstellen Sie ein Benutzerkonto, indem Sie Ihre Mailadresse angeben,
   ein Passwort vergeben und den Coupon-Code einfügen.

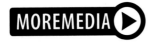

Ihr persönlicher „SN Flashcards"-App Code   F7F3D-4396F-C48A9-BF2C1-789ED

Sollte der Code fehlen oder nicht funktionieren, senden Sie uns bitte eine E-Mail mit
dem Betreff **„SN Flashcards"** und dem Buchtitel an **customerservice@springernature.com**.

Ellen Rewer · Traute Sauer

OTA – Fragen und Antworten

Prüfungsrelevantes Wissen rund um den OP

2., vollständig aktualisierte Auflage

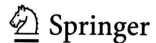

Ellen Rewer
Oelde, Deutschland

Traute Sauer
Fort- und Weiterbildung
UKSH Akademie gemeinnützige
GmbH
Kiel, Deutschland

ISBN 978-3-662-65485-9   ISBN 978-3-662-65486-6   (eBook)
https://doi.org/10.1007/978-3-662-65486-6

Die Deutsche Nationalbibliothek verzeichnet diese Publikation in der Deutschen Natio-
nalbibliografie; detaillierte bibliografische Daten sind im Internet über ► http://dnb.d-nb.
de abrufbar.

Planung/Lektorat: Ulrike Hartmann
Springer ist ein Imprint der eingetragenen Gesellschaft Springer-Verlag GmbH, DE und
ist ein Teil von Springer Nature.
Die Anschrift der Gesellschaft ist: Heidelberger Platz 3, 14197 Berlin, Germany

Vorwort

Auf Grundlage des Gesetzes über die Ausbildung zur anästhesietechnischen und operationstechnischen Assistenz (ATA – OTA – G) wurden die Berufsbilder zum 01.01.2022 zusammengefasst. Anlass für die Neuordnung der Ausbildungsgänge ist der veränderte Qualifikationsbedarf aufgrund der staatlichen Anerkennung. Seit dem 01.01.2022 sind nach der ATA und OTA Ausbildungs- und Prüfungsverordnung (APrV) in der ATA- und OTA – Ausbildung fachliche, personale und soziale Kompetenzen zu vermitteln, welche sich auf acht Kompetenzschwerpunkte erstrecken (Anlage 3, APrV, 2020, S. 2320).

Durch das neue Gesetz gehören ATA und OTA nun zu den geregelten, reglementierten Gesundheitsberufen mit einer geschützten Berufsbezeichnung, welche „die Heilung von Krankheiten und die medizinisch-helfende Behandlung und Betreuung von Patienten erfasst" (BMG, 2021).

Die Berufsgruppe OTA ist ein etabliertes Berufsbild und stellt einen großen Teil des interdisziplinären, multiprofessionellen Operationsteams dar. Dieser Trend zeigt sich auch am hohen Interesse an der 3. Auflage des OTA-Lehrbuchs, das nun durch dieses Buch „OTA – Fragen und Antworten" ergänzt wird.

Die OP-Abteilung ist ein Arbeitsplatz, an welchem sich Arbeitsabläufe aufgrund der Weiterentwicklung der Technologie und neuen OP-Methoden, stetig verändern. Der OP-Bereich als einer der aufwändigsten Arbeitsbereiche im Krankenhaus, stellt demnach hohe Anforderungen an alle Beteiligten. Insbesondere die rasante technische Weiterentwicklung der innovativen OP-Verfahren verlangt eine kontinuierliche Aktualisierung des Wissens.

Innerhalb Ihrer OTA-Ausbildung unterstützt dieses Übungsbuch Sie beim Lernen und Vertiefen der Inhalte des OTA-Lehrbuchs. Das Übungsbuch ist eine ideale Ergänzung zum OTA-Lehrbuch, da es sich an den geforderten acht Kompetenzschwerpunkten orientiert. Es enthält sowohl Fragen zu dem grundlegenden Basiswissen und speziellen Aufgaben der operationstechnischen Assistenz in verschiedenen operativen Fachgebieten, als auch zu den Bereichen außerhalb des direkten Handlungsfelds im OP wie z. B. zu der Ausbildungs- und Berufssituation sowie zu rechtlichen und institutionellen Rahmenbedingungen.

Anlehnend an die Kompetenzschwerpunkte können Sie das Buch dazu nutzen, Ihr bestehendes Wissen zur operationstechnischen Assistenz systematisch und selbstständig zu überprüfen und sich gleichzeitig auf die staatliche Abschlussprüfung vorzubereiten. Die unterschiedlichen Frageformen unterstützen das Lernen und machen es zugleich attraktiv sowie abwechslungsreich. Die Fragen sind so formuliert, dass diese nur beantwortet werden können, wenn die Inhalte bereits verstanden und verinnerlicht wurden.

Sollten Sie Fragen nicht beantworten können, können Sie die möglichen Antworten zum erfragten Thema auf den entsprechenden Seiten im analog aufgebauten OTA-Lehrbuch nachlesen.

Zwar richtet sich das Übungsbuch in erster Linie an Auszubildende innerhalb der OTA-Ausbildung, dennoch ist dieses Buch auch für beschäftigte Mitarbeiterinnen und Mitarbeiter im OP und weiteren Funktionsbereichen geeignet, die ihr Wissen überprüfen, vertiefen oder aktualisieren wollen.

Unser besonderer Dank gilt Ulrike Hartmann vom Springer-Verlag, die mit ihrer Expertise dieses Projekt begleitet und unterstützt hat.

Wir hoffen, dass das Buch Sie als Ergänzung zu anderen Lehrbüchern unterstützt und Sie mit Freude und Erfolg Ihr Wissen vertiefen können!

Ellen Rewer
Traute Sauer
November 2022

Der Wegweiser durch das Buch

Kompetenzschwerpunkte

Die bisher nach der deutschen Krankenhausgesellschaft (DKG) zu erwerbenden Handlungsziele werden seit Januar 2022 durch acht bzw. neun Kompetenzschwerpunkte ersetzt, welchen eine unterschiedliche Gewichtung an Stunden zugeordnet sind. Diesen neun Kompetenzschwerpunkten sind wiederum unterschiedliche Kriterien, unterteilt nach Buchstaben, zugeordnet, welche Sie in der APrV (Anlage 3, ab Seite 2320) nachlesen können. An dieser Stelle werden lediglich die Kompetenzschwerpunkte mit ihren Oberbegriffen ohne ihre Kriterien dargestellt (◨ Tab. 1).

Tab. 1 Übersicht über die Kompetenzschwerpunkte nach Anlage 3 der Ausbildungs- und Prüfungsverordnung über die Ausbildung zur Operationstechnischen Assistentin und zum Operationstechnischen Assistenten (APrVO)

Nr	Kompetenzschwerpunkte mit ihren Oberbegriffen
1	Berufsbezogene Aufgaben im ambulanten und stationären Bereich eigenverantwortlich planen und strukturiert ausführen
2	Bei der medizinischen Diagnostik und Therapie mitwirken und ärztliche Anordnungen eigenständig durchführen
3	Interdisziplinäres und interprofessionelles Handeln verantwortlich mitgestalten
4	Verantwortung für die Entwicklung der eigenen Persönlichkeit übernehmen (lebenslanges Lernen), berufliches Selbstverständnis entwickeln und berufliche Anforderungen bewältigen
5	Das eigene Handeln an rechtlichen Vorgaben und Qualitätskriterien ausrichten
6	Mit Patientinnen und Patienten aller Altersstufen und deren Bezugspersonen unter Berücksichtigung soziologischer, psychologischer, kognitiver, kultureller und ethischer Aspekte kommunizieren und interagieren
7	In lebensbedrohlichen Krisen- und Katastrophensituationen zielgerichtet handeln
8	Hygienische Arbeitsweisen umfassend beherrschen und beachten
9	Dient zur freien Verteilung, z. B. für mündliche und schriftliche Prüfungen

Fragetypen

Mit folgenden Fragetypen können Sie Ihr Fachwissen optimal überprüfen:

1 Richtig-Falsch-Fragetypen

Multiple-Choice-Fragen: Kreuzen Sie die richtige(n) bzw. falsche(n) Lösung(en) an.

1.1 Welchen Anforderungen müssen Lagerungshilfsmittel entsprechen? (5)

☐ a. Sie müssen druckentlastend und hautfreundlich sein.
☐ b. Sie dürfen bei der Anwendung von HF-Strom elektrische Energie nicht weiterleiten.
☐ c. Sie sind aus latexfreiem Material gefertigt, um Allergien zu vermeiden.
☐ d. Sie müssen röntgenstrahlenundurchlässig sein.
☐ e. Sie müssen erwärmbar sein.
☐ f. Sie sind schnell und einfach zu desinfizieren.

2 Fragetypen, in denen Ergänzungen gefragt sind

Bitte ergänzen Sie den Text mit den richtigen Begriffen.

2.1 Bitte fügen Sie die fehlenden Begriffe in den Lückentext ein

Auswahl ▶ *Aktivelektrode – Koagulation – Kontaktfläche – Neutralelektrode – Stromdichte – Widerstand*

Bei der monopolaren Anwendungstechnik müssen eine … (chirurgisches Instrument) und eine … am HF-Gerät angeschlossen sein. An der Aktivelektrode kommt es zur … des Körpergewebes. Der elektrische Strom fließt nun über den geringsten … von der Aktivelektrode zur Neutralelektrode. Die Kontaktfläche zwischen der Haut und der Neutralelektrode ist sehr groß, damit die … gering bleibt. Am höchsten ist die Stromdichte an der Aktivelektrode, da dort nur eine kleine … besteht, deshalb ist dort der thermische Effekt am höchsten.

3 Zuordnungsfragen

Ordnen Sie zu, was zusammengehört.

3.1 Ordnen Sie die drei Techniken der minimal-invasiven Chirurgie zu

1. Single-Port-Technik
2. Hasson-Technik
3. NOTES-Technik

☐ a. Zugang zum Erfolgsorgan erfolgt über eine natürliche Körperöffnung
☐ b. Optik- und Arbeitstrokare können über einen einzigen Trokar im Bereich des Nabels bedient werden
☐ c. Zugang und Einbringen des Trokars über eine Minilaparotomie

4 Fragetypen, um Zusammenhänge zu sehen und zu verstehen

Bitte beschriften Sie die Abbildungen (mit den ggf. aufgeführten Begriffen).

4.1 Beschriften Sie bitte die Rettungskette (◘ Abb. 1) mit Personen- und Tätigkeitsbezeichnungen

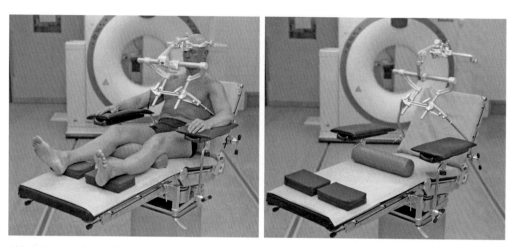

Abb. 1 Rettungskette. (Aus: Liehn, Köpcke, Richter, Kasakov (Hrsg): OTA-Lehrbuch, 2. Aufl., 2018, Springer, Heidelberg)

5 Offene Fragetypen, in denen frei formuliert werden soll

Eine gute Übung in Vorbereitung auf die mündliche Prüfung.

5.1 Benennen und erklären Sie vier Risikofaktoren, die eine nosokomiale Infektion begünstigen

_____
_____
_____
_____
_____
_____
_____

Inhaltsverzeichnis

Fragen

Inhaltsverzeichnis

© Der/die Autor(en), exklusiv lizenziert an Springer-Verlag GmbH, DE, ein Teil von Springer Nature 2023
E. Rewer und T. Sauer, *OTA - Fragen und Antworten*,
https://doi.org/10.1007/978-3-662-65486-6_1

1 Ausbildungs- und berufsbezogene Rechte und Pflichten

Ellen Rewer und Traute Sauer

🔵 **Lernziele**

Kompetenzschwerpunkt 1
Kompetenzschwerpunkt 5

1.1 Ordnen Sie den Prüfungsteilen die jeweiligen Kompetenzschwerpunkte zu

1. schriftlicher Teil der Prüfung
2. mündlicher Teil der Prüfung

☐ a. Berufsbezogene Aufgaben im ambulanten und stationären Bereich eigenverantwortlich planen und strukturiert ausführen (Kompetenzschwerpunkt 1).
☐ b. Bei der medizinischen Diagnostik und Therapie mitwirken und ärztliche Anordnungen eigenständig durchführen (Kompetenzschwerpunkt 2).
☐ c. Das eigene Handeln an rechtlichen Vorgaben und Qualitätskriterien ausrichten (Kompetenzschwerpunkt 5).
☐ d. Hygienische Arbeitsweisen umfassend beherrschen und beachten (Kompetenzschwerpunkt 8).
☐ e. Interdisziplinäres und interprofessionelles Handeln verantwortlich mitgestalten (Kompetenzschwerpunkt 3).
☐ f. Verantwortung für die Entwicklung der eigenen Persönlichkeit übernehmen (lebenslanges Lernen) berufliches Selbstverständnis entwickeln und berufliches Selbstverständnis bewältigen (Kompetenzschwerpunkt 4).
☐ g. Mit Patientinnen und Patienten aller Altersstufen und deren Bezugspersonen unter Berücksichtigung soziologischer, psychologischer, kognitiver, kultureller und ethischer Aspekt kommunizieren und interagieren (Kompetenzschwerpunkt 6).

1.2 Welche Aussage ist über die Ausbildung zum Operationstechnischen Assistenten richtig? Kreuzen Sie die zwei richtigen Aussagen an

☐ a. Die Ausbildung zum Operationstechnischen Assistenten ist gesetzlich geregelt. Sowohl das ATA-OTA-G als auch die ATA-OTA-APrV sind am 1. Januar 2022 in Kraft getreten.
☐ b. Die Ausbildung zum Operationstechnischen Assistenten ist nach der Empfehlung der Deutschen Krankenhausgesellschaft geregelt. Die Empfehlung ist am 1. Januar 2021 in Kraft getreten.
☐ c. Die Ausbildung hat Zugangsvoraussetzungen, dauert sechs Jahre in Teilzeit und 3,5 Jahre in Vollzeit. Sie ist in eine mündliche und schriftliche Ausbildung gegliedert. Eine praktische Prüfung schließt die Ausbildung ab.
☐ d. Die Ausbildung hat Zugangsvoraussetzungen, dauert drei Jahre und ist in eine theoretische und praktische Ausbildung gegliedert. Eine dreiteilige Prüfung schließt die Ausbildung ab.

2 Grundlagen des Rechts

Ellen Rewer und Traute Sauer

🔵 **Lernziele**

Kompetenzschwerpunkt II
Kompetenzschwerpunkt IV
Kompetenzschwerpunkt V

2.1 Ordnen Sie den angegebenen Rechtsquellen, beginnend mit der ranghöchsten, den jeweiligen Aussagen zu

1. Gesetze
2. Vertrag
3. Satzung
4. Grundgesetz
5. Rechtsverordnung

☐ a. Sie stellen eine Art Detailregelung für Gesetze dar. Sie können nur geschaffen werden, wenn es hierfür eine gesetzliche Grundlage gibt.
☐ b. Sie enthalten verbindliche Regelungen nur für ihre Mitglieder oder Benutzer. Sie werden von Körperschaften des öffentlichen oder privaten Rechts erlassen.
☐ c. Es enthält sowohl die Grundrechte, als auch Regelungen zur Organisation der Bundesrepublik. Hierbei trifft es z. B. Regelungen zu Aufgaben und Arbeit

der Staatsorgane, wie Bundestag, Bundesrat, Bundesregierung.

☐ d. Es ist die individuellste Rechtsquelle, die am schnellsten Aufschluss über Rechte und Pflichten zwischen zwei Rechtssubjekten gibt.

☐ e. Diese können in Bundes- und Landesgesetze unterschieden werden. Die Bundesgesetze gelten für die gesamte Bundesrepublik. Die Landesgesetze hingegen gelten nur für das jeweilige Bundesland, in dem sie beschlossen wurden.

2.2 Beschreiben Sie in ein bis zwei Sätzen, wofür der Begriff Haftung steht

_____

_____

_____

_____

_____

2.3 Welche Aussage ist innerhalb der Dokumentationspflicht richtig? Kreuzen Sie die richtige Antwort an

☐ a. Die Dokumentation dient der Transparenz der Behandlung und demzufolge als Beweissicherung. Als Schreibgerät ist ein Kugelschreiber anzuwenden.

☐ b. Die Dokumentation dient der Transparenz der Behandlung und demzufolge als Beweissicherung. Als Schreibgerät ist ein Füller anzuwenden.

☐ c. Die Dokumentation dient der Transparenz der Behandlung und demzufolge als Beweissicherung. Als Schreibgerät ist ein Bleistift anzuwenden

☐ d. Die Dokumentation dient der Transparenz der Behandlung und demzufolge als Beweissicherung. Jegliche Art von Schreibgeräten kann hierfür angewandt werden.

2.4 Welche drei Voraussetzungen müssen für die Strafbarkeit einer Handlung vorliegen?

_____

_____

_____

_____

_____

3 Lernen lernen

Ellen Rewer und Traute Sauer

🎓 **Lernziele**
Kompetenzschwerpunkt 4

Lernen und Gedächtnis

3.1 Begründen Sie in zwei bis drei Sätzen, aus welchen Gründen vor allem im Gesundheitssektor tätige Menschen einem stetigen Wandel unterworfen sind?

_____

_____

_____

_____

3.2 Ordnen Sie den drei Teilgedächtnissen die jeweiligen Aussagen zu

1. Ultrakurzzeitgedächtnis
2. Kurzzeitgedächtnis
3. Langzeitgedächtnis

☐ a. in diesem Teilgedächtnis werden Informationen durch aktive Wiederholung im Gedächtnis aufrechterhalten.

☐ b. dieses Teilgedächtnis empfängt in einem großen Umfang vielseitige Informationen und Reize, die wir über unsere Sinne aufnehmen.

☐ c. dieses Teilgedächtnis wird als eine Art Wissensnetz beschrieben. Inwiefern das Gelernte nachhaltig ist, bestimmt die Verarbeitungstiefe.

Erfolgreich lernen

3.3 Nennen Sie zu den jeweiligen Lernstrategien je ein Beispiel!
Organisation des Lernprozesses:

_____

_____

_____

_____

_____

Zeitmanagement:

_____

_____

_____

_____

_____

Wiederholungsstrategien:

_____

_____

_____

_____

_____

_____

Wissenschaft in der Ausbildung

3.4 Bitte kreuzen Sie die zwei zutreffenden Aussagen zur Pflegewissenschaft an
☐ a. sie beschäftigt sich mit dem Menschen und seinem Gesundheitszustand, seiner Umwelt und den Möglichkeiten von professionellen Pflegehandlungen
☐ b. der Fokus liegt auf der Begleitung von Pflegeempfängern sowie deren Angehörigen
☐ c. Wissenschaftliche Erkenntnisse werden in der Pflegewissenschaft durch die Pflegeforschung gewonnen
☐ d. ihre Erkenntnisse stammen aus theoretischem Wissen

3.5 Beschreiben Sie in zwei bis drei Sätzen, wofür die Abkürzung EBN steht und aus welchen Gründen dieses eine wichtige Rolle spielt?

_____

_____

_____

_____

_____

4 Infektionsschutzgesetz (IfSG)

Ellen Rewer und Traute Sauer

Lernziele Kompetenzschwerpunkt 5

4.1 Welche wesentlichen Aufgaben übernimmt das Robert-Koch-Institut? Bitte kreuzen Sie die zutreffenden Aussagen (2) an

☐ a. Zentrale Koordinierung der Datenerhebung sowie Analyse und Bewertung von übertragbaren und nicht übertragbaren Erkrankungen

☐ b. Beratung der Gesundheitsminister einzelner Länder sowie der Bürgermeister betroffener Regionen

☐ c. Aufbau eines epidemiologischen Informationsnetzes auf Bundesebene mit integrierter Gesundheitsberichterstattung

☐ d. Dezentrales Gesundheitsmonitoring mit integrierter Berichterstattung an jeweils betroffene Länder

4.2 Erläutern Sie Ziel und Zweck des Infektionsschutzgesetzes in ein bis zwei Sätzen

_____

_____

_____

_____

_____

4.3 Definieren Sie den Begriff „nosokomiale Infektion"

_____

_____

_____

_____

_____

4.4 Ordnen Sie die Aufgabengebiete der (KRINKO) und (STIKO) den nachfolgenden Aussagen zu

1. KRINKO
2. STIKO

☐ a. Die Ständige Impfkommission entwickelt basierend auf Ergebnisse klinischer Studien sowie wissenschaftlicher Publikationen Impfempfehlungen und Impfstrategien für Deutschland.

☐ b. Die Kommission für Krankenhaushygiene und Infektionsprävention erstellt unter Berücksichtigung aktueller infektionsepidemiologischer Auswertungen, Empfehlungen zur Prävention nosokomialer Infektionen in Krankenhäusern und anderen medizinischen Einrichtungen.

5 Hygiene

Ellen Rewer und Traute Sauer

Lernziele

Kompetenzschwerpunkt 1
Kompetenzschwerpunkt 5
Kompetenzschwerpunkt 8

5.1 Ordnen Sie bitte den einzelnen Fachbegriffen die entsprechende Begriffsbestimmung zu

1. Desinfektion
2. Sterilisation
3. Asepsis
4. Aseptische Arbeitsweisen
5. Antiseptik
6. Antiseptische Arbeiten

☐ a. Bedeutet die Gesamtheit aller Maßnahmen zur Erzielung von Keimfreiheit

☐ b. Bedeutet krankmachende Keime zu verringern und einer Infektion vorzubeugen

☐ c. Bedeutet gegen Keime gerichtete Maßnahmen auf der Haut, Schleimhaut, Wunden oder chirurgisch eröffneten Bereichen

☐ d. Bedeutet, physikalische oder chemische Maßnahmen zu ergreifen, um Krankheitserreger auf der Haut oder auf Gegenständen so weit zu verringern, dass sie keine Krankheiten mehr hervorrufen können.

☐ e. Maßnahmen werden ausschließlich unter sterilen Bedingungen durchgeführt

☐ f. Bedeutet die vollständige Abtötung aller vermehrungsfähigen Mikroorganismen bzw. deren totale Inaktivierung. Steriles Material soll frei von Mikroorganismen und ihren Zerfallsprodukten sein

5.2 Bitte ergänzen Sie den Lückentext zu Infektion und Kolonisation Auswahl ▶ *Abwehrlage – Antikörperbildung – Blut oder Blutprodukte – Eintrittspforte – Entzündung – exogenen – fakultativ – Infektion – Kolonisation – Kontakt – Normalflora – residente Flora – transiente Flora – Tröpfchen* (Mehrfachnennung erforderlich)

Bakterien gehören in unseren Körper und dienen dort der Verdauung, der Infektabwehr oder sie schützen Schleimhäute, sie sind Teil der

Es entsteht ein …, wenn Erreger über eine … in einen Organismus eindringen können. Das kann über … in der Luft (Husten und Niesen), über … (Operationsinstrumente Stichverletzungen) oder direkten … (mangelhafte Händehygiene, Sexualverkehr) geschehen. Im Organismus vermehren sich die Krankheitserreger und rufen eine Abwehrreaktion hervor, oft eine … oder eine …

Wenn Mikroorganismen der Normalflora, z. B. durch Veränderungen der … oder durch medizinische Maßnahmen in keimfreie Bereiche des menschlichen Organismus vordringen, können sie dort eine … hervorrufen. Diese … wird dann als endogen (von innen) bezeichnet, im Gegensatz zur … Infektionen, die durch die von außen kommenden Mikroorganismen verursacht wird.

Anders zu betrachten ist die sogenannte … Krankheitserreger können den Menschen besiedeln ohne dass es zu einer … kommt, weil die Erreger nicht in das Gewebe eindringen. So sind Krankenhausmitarbeiter häufig mit dem Eitererreger Staphylococcus aureus besiedelt.

Die Mikroorganismen der Standortflora werden insgesamt auch als …bezeichnet. Im Gegensatz dazu gibt es die …, mit der Kontakt- oder Anflugsflora, die die Haut bzw. den Körper mit pathogenen (krankmachenden) Krankheitserregern besiedelt.

Mikroorganismen, die nur bei einer besonderen …, nicht jedoch bei einem gesunden Menschen eine … verursachen, werden als Opportunisten oder … pathogene Erreger bezeichnet.

5.3 Bitte beschreiben Sie „begrenzt viruzid" in einem Satz Versetzen Sie sich gedanklich in folgende Situation: Sie wollen die mikrobiologische Wirksamkeit eines Händedesinfektionsmittels nachlesen. In der Produktinformation finden Sie die Aussage „begrenzt viruzid". Was bedeutet diese Aussage? Bitte beschreiben Sie die Bedeutung in einem Satz.

_____

_____

_____

_____

_____

5.4 Welche Aussagen sind in Bezug auf die Vermeidung von Infektionen richtig? (2)

☐ a. Eine Waschung mit Wasser und Seife ist jederzeit völlig ausreichend.

☐ b. Eine Desinfektionsmaßnahme erzielt Keimfreiheit.

☐ c. Die hygienische Händedesinfektion ist die effektivste Maßnahme zur Verhütung von nosokomialen Infektionen.

☐ d. Die chirurgische Händedesinfektion dient ausschließlich dem Schutz des Patienten vor einer postoperativen Wundinfektion.

5.5 Beschreiben Sie bitte die Durchführung einer hygienischen Händedesinfektion

_____

_____

_____

_____

_____

_____

5.6 Nennen Sie bitte vier Voraussetzungen, damit die Händedesinfektion zum gewünschten Erfolg führt

_____

_____

_____

_____

_____

_____

5.7 Nennen und erklären Sie vier Risikofaktoren, die eine nosokomiale Infektion begünstigen

_____

_____

_____

_____

_____

_____

5.8 Bitte kreuzen Sie die drei richtigen Aussagen an

□ a. Patienten mit MRE werden am Ende des Operationsprogramms einbestellt, oder – wenn vorhanden – in einer septischen Operationseinheit behandelt.

□ b. Aus dem OP-Saal werden postoperativ alle Gegenstände und Medizinprodukte entfernt, die für den Eingriff benötigt werden.

□ c. Im OP-Saal sollten sich nur die für den Eingriff unbedingt notwendigen Mitarbeiter aufhalten.

□ d. Auch Mitarbeiter, die nicht die sterile Schutzkleidung tragen, sollten diese anziehen und nach Verlassen des OP-Saales anbehalten.

□ e. Vor freigesetzten Infektionserregern während der Narkoseausleitung, z. B. durch das Husten des Patienten, schützen sich die Mitarbeiter durch einen Mund-und-Nasen-Schutz und das Tragen einer Schutzbrille.

□ f. Die Einwirkzeit der benutzten Desinfektionsmittel zur Saal- und Flächendesinfektion ist nicht zu beachten, weshalb der OP-Saal postoperativ sofort wieder benutzbar ist.

5.9 Nennen Sie mindestens vier Verfahrensregeln, die in einem Hygieneplan enthalten sind

_____

_____

_____

_____

_____

_____

5.10 Bitte beschreiben Sie stichpunktartig das Vorgehen beim Anlegen der OP-Bereichskleidung im reinen Bereich der Personalschleuse

_____

_____

_____

_____

_____

5.11 Bitte definieren Sie in vier bis sechs Sätzen den Begriff Sterilzone

_____

_____

_____

_____

_____

_____

5.12 Bitte kreuzen Sie die zwei richtigen Aussagen an und korrigieren Sie die zwei fehlerhaften

☐ a. Bei der Auswahl und Zusammenstellung der benötigen Siebe im Instrumentenlager wird nach dem „First in-first out-Prinzip" zunächst Instrumentarium ausgewählt, dessen Verfallsdatum am ehesten abläuft.

☐ b. Bei fehlenden oder beschädigten Plomben an einem Siebcontainer ist immer davon auszugehen, dass die Sterilität gewährleistet ist.

☐ c. Ist das Instrumentarium innerhalb der Siebcontainer zusätzlich in Vlies verpackt, das bei äußerer Betrachtung bereits unter dem Containerdeckel hervorschaut, gilt das Sieb trotzdem als steril.

☐ d. Instrumentarium, dessen Sterilbarrieresystem aus Vlies besteht, wird zu-

nächst einer Sichtkontrolle unterzogen und auf äußere Beschädigungen überprüft.

5.13 Bitte kreuzen Sie die zwei richtigen Aussagen an und korrigieren Sie die zwei fehlerhaften

☐ a. Vor dem Öffnen von Instrumentarium werden die Siebschilder vom „Springer" entfernt und für die Dokumentation beiseitegelegt.

☐ b. Nach Entfernung der Plomben öffnet der „Springer" die beidseitigen Verschlüsse des Containerdeckels und entfernt diesen unter Einhaltung des Sicherheitsabstands mit ausgestreckten Armen.

☐ c. Sofern der Indikatorstreifen am Siebschild korrekt verfärbt ist, kann auf eine zusätzliche Überprüfung der Sterilisationsindikatorstreifen auf dem Einmalfilter am Containerdeckel verzichtet werden.

☐ d. Zeigt sich bei der Öffnung des Siebcontainers, dass sich die Halterung für den Einmalfilter im Containerdeckel gelöst hat und in das Sieb auf das Instrumentarium gefallen ist, gilt das Sieb trotzdem als steril.

5.14 Bitte kreuzen Sie die zwei richtigen Aussagen an und korrigieren Sie die zwei fehlerhaften

☐ a. Bei Flüssigkeiten wie Desinfektionsmittel oder isotonischer Kochsalzlösung ist es völlig ausreichend, wenn der „Springer" die benötigten Flüssigkeiten in die bereitgestellten Schalen einfüllt.

☐ b. Um Flüssigkeiten entgegen zu nehmen, hält der Instrumentierende dem Springer die Schale hin, sodass dieser die Flüssigkeit unter Berücksichtigung des Sicherheitsabstandes eingießen kann.

☐ c. Eine angebrochene Kochsalzflasche wird mit Datum und Uhrzeit gekennzeichnet.

☐ d. Werden verschiedene Eingriffe oder auch Medikamente für den bevorstehenden Eingriff benötigt, müssen die Schalen auf dem Instrumentier- oder Beistelltisch nicht unmittelbar nach dem Eingießen standardisiert gekennzeichnet werden, damit es nicht zu gefährlichen Verwechselungen kommen kann.

5.15 Bringen Sie die nachfolgenden Aussagen in die richtige Reihenfolge

Anziehen steriler Handschuhe – Vorgehen für Rechtshänder:

☐ a. Schlüpfen Sie mit der linken Hand in den linken Handschuh. Behalten Sie dabei den Zeige- und Mittelfinger der rechten Hand in der Handschuhumschlagfalte. Ziehen Sie in dieser Position den Handschuh weiter über den Arm. Hierbei kann es sinnvoll sein, den Zeige- und Mittelfinger der rechten Hand halbkreisförmig um den linken Unterarm zu bewegen.

☐ b. Entfalten Sie das Handschuhpapier. Halten Sie das Handschuhpapier mit der linken Hand. Mit der rechten Hand entnehmen Sie beide Handschuhe an deren Umschlagfalte (umrandeter Bereich).

☐ c. Fassen Sie den linken Handschuh jetzt nur mit den linken Daumen-, Zeige-, und Mittelfingerspitzen an und halten ihn so, dass die Finger des Handschuhs Richtung Boden zeigen. Schieben Sie den Zeige- und Mittelfinger der rechten Hand zwischen die Handschuhumschlagfalte und die Handschuhfinger des linken Handschuhs.

☐ d. Nehmen Sie den rechten Handschuh in die rechte Hand und den linken Handschuh in die linke Hand. Achten Sie darauf, dass Sie die Handschuhe immer nur an deren Umschlagfalten berühren (umrandeter Bereich).

☐ e. Ziehen Sie den rechten Handschuh soweit wie möglich über den rechten Unterarm. Entfernen Sie auch hier den linken Finger aus der Umschlagfalte indem Sie die Finger in Richtung der rechten Hand bewegen. Auch bei diesem Handschuh muss die Umschlagfalte nicht komplett abgerollt sein.

☐ f. Kontrollieren Sie die Handschuhverpackung bei der Vorbereitung auf ihre Unversehrtheit. Kontrollieren Sie außerdem das Verfalldatum.

☐ g. Halten Sie beide Handschuhe mit der rechten Hand an der Umschlagfalte fest. Werfen Sie das Handschuhpapier mit der linken Hand ab. Achten Sie darauf, dass Sie dabei die linke Hand nicht unter Hüftniveau bewegen.

☐ h. Nachdem Sie eine chirurgische Händedesinfektion durchgeführt haben, öffnet Ihnen Ihr Springer die Handschuhverpackung. Sie entnehmen mit einer Hand die sterilen Handschuhe ohne die Umverpackung zu berühren.

☐ i. Ziehen Sie den Handschuh soweit es geht über den linken Unterarm. Entfernen Sie den rechten Zeige- und Mittelfinger aus der Umschlagfalte indem Sie sie in die Richtung der linken Hand bewegen. Die Umschlagfalte des linken Handschuhs muss nicht vollständig abgerollt sein.

☐ j. Ziehen Sie sich jetzt mit der linken Hand, in der Sie weiterhin den linken Handschuh festhalten, den rechten Handschuh an. Ziehen Sie den Handschuh erst einmal nur bis knapp oberhalb des Handgelenks. Achten Sie auch hier darauf, dass Sie immer nur die Umschlagfalten der Handschuhe berühren (umrandeter Bereich).

☐ k. Greifen Sie nun mit Zeige-, Mittel-, Ring- und dem kleinen Finger zwischen die bereits behandschuhte Hand und der Umschlagfalte des rechten Handschuhs. Ziehen Sie den Handschuh in Richtung des rechten Unterarms. Auch hier können Sie dabei die linke Hand halbkreisförmig um den rechten Unterarm bewegen.

5.16 Bitte nennen Sie vier Verhaltensregeln nach Anlegen der sterilen Kleidung

_____

_____

_____

_____

_____

_____

5.17 Bitte kreuzen Sie die zwei richtigen Aussagen an

- ☐ a. Um den Operateur steril anzukleiden, nimmt der Instrumentierende einen sterilen Kittel und entfaltet ihn so, dass der Operateur sich mit dem Rücken zum Instrumentierenden drehend, mit den Armen bequem nacheinander in die Ärmel des Kittels schlüpfen kann.
- ☐ b. Der Instrumentierende muss den Kittel beim Entfalten hoch genug halten, damit es zu keinem Kontakt mit dem Boden kommt.
- ☐ c. Während der Instrumentierende den sterilen Kittel einer anderen Person überstreift, muss der Instrumentierende den Kittel gut festhalten und darauf achten, die Schultern der anderen Person nicht mit den sterilen Handschuhen zu berühren.
- ☐ d. Besteht lediglich der Verdacht, dass eine steril eingekleidete Person durch Berührung mit unsterilen Gegenständen oder unsteril gekleideten Personen in Kontakt trat, so ist der umgehende Wechsel der Handschuhe und/oder des OP-Kittel nicht erforderlich.

5.18 Welche Prinzipien sind bei der Bereitstellung und der Anordnung von Instrumentarium zu beachten? (5)

_____

_____

_____

_____

_____

5.19 Welche Prinzipien gilt es bei der postoperativen Instrumentenentsorgung zu beachten? (10)

_____

_____

_____

_____

_____

_____

_____

6 Medizinprodukte-Durchführungsgesetz (MDR)

Ellen Rewer und Traute Sauer

 Lernziele

Kompetenzschwerpunkt 1
Kompetenzschwerpunkt 5

6.1 Bitte kreuzen Sie die zwei zutreffenden Aussagen zum Medizinprodukte-Durchführungsgesetz an

- ☐ a. Jedes Gerät im OP unterliegt dem Medizinprodukte-Durchführungsgesetz (MDG) an, das regelt, wie und von wem ein Gerät betrieben werden kann und darf.
- ☐ b. Das MDG trat 2017 in Kraft und regelt seither die Herstellung, die Wartung und die Anwendung von Medizinprodukten.
- ☐ c. Im MDG legt fest, welche technischen, medizinischen und informativen Anforderungen der Initiator erfüllen muss, wenn er ein Medizinprodukt einkaufen möchte.
- ☐ d. Das MDG regelt auch, wofür der Betreiber Sorge zu tragen hat, nämlich Risiken für Patienten zu minimieren, indem Personal über die erforderliche Ausbildung und Kenntnis der Geräte verfügt.

**6.2 Definieren Sie den Begriff „Medizinprodukt"
in einem Satz**

_____

_____

_____

_____

_____

_____

**6.3 Welche Pflichten hat der Betreiber von Ge-
sundheitseinrichtungen gegenüber dem Anwender, also dem jeweiligen Personal? Kreuzen Sie
die einzige richtige Aussage an**

- □ a. Betreiber von Gesundheitseinrichtungen haben dafür Sorge zu tragen, dass
die Anwender über die erforderliche
Ausbildung und Kenntnis verfügen.
Das Personal muss in Medizinprodukte
eingewiesen werden, um die Risiken für
Patienten minimal zu halten. Die Einweisung muss im Medizinproduktebuch
dokumentiert werden.
- □ b. Betreiber von Gesundheitseinrichtungen können dafür Sorge tragen, dass
die Anwender über die erforderliche
Ausbildung und Kenntnis verfügen.
Das Personal kann in Medizinprodukte
eingewiesen werden, um die Risiken für
Patienten minimal zu halten. Die Einweisung muss im Bestandsverzeichnis
dokumentiert werden.
- □ c. Betreiber von Gesundheitseinrichtungen haben dafür Sorge zu tragen, dass
die Anwender über die erforderliche
Ausbildung und Kenntnis verfügen.
Das Personal muss in aktive Medizinprodukte eingewiesen werden, wenn es
der Personalstand zulässt. Risiken für
Patienten können minimal gehalten
werden, wenn Anwender Interesse daran zeigen. Eine Dokumentation kann,
muss aber nicht erfolgen.
- □ d. Betreiber von Gesundheitseinrichtungen haben weder dafür Sorge zu tragen,

dass die Anwender über die erforderliche Ausbildung und Kenntnis verfügen,
noch dass das Personal in Medizinprodukte eingewiesen wird. Verantwortlich
ist an dieser Stelle nur der Hersteller.

7 Materialkunde

Traute Sauer und Ellen Rewer

🎓 **Lernziele**

Kompetenzschwerpunkt 1
Kompetenzschwerpunkt 5

Drainagen

**7.1 Welche Materialien für die Herstellung und
Verwendung von Drainagen werden beschrieben? Ordnen Sie die aufgeführten Materialien
den nachfolgenden Aussagen zu**

1. Latex
2. PVC
3. Silikon

- □ a. Material ist für Kurzzeitdrainagen geeignet, da es toxische Weichmacher enthält und bei längerer Liegezeit zu Verklebungen führt
- □ b. Material eignet sich als Kurzzeitdrainage, ansonsten verlieren sich die Elastizität und Härte. Material kann lokale
Gewebereaktionen im Körper auslösen
- □ c. Material ist für Langzeitdrainagen geeignet. Zudem flexibel und gewebeneutral

7.2 Bezeichnen Sie die Drainagetypen in ◨ Abb. 1

_____

_____

_____

_____

_____

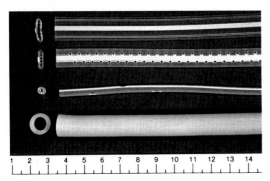

Abb. 1 Drainagetypen zur intraabdominellen Drainage. (Aus: Liehn et al. 2023)

7.3 Um welche Drainage handelt es sich? Die ....-Drainage ist als Langzeitdrainage geeignet. Das Sekret fließt in einen sterilen Auffangbeutel, der Ablauf erfolgt ohne Sog. Die kollabierende Drainage besitzt eine dünne, geriffelte Silikonwand. Die Drainage ist für die Ableitung aus empfindlichen Körperregionen geeignet.

Nahtmaterialkunde

7.4 Welche Anforderungen sollten an chirurgisches Nahtmaterial gestellt werden? (6)
- a. Gutes Knüpfverhalten
- b. Verfügbarkeit von verschiedenen Längen, auch über 3,5 m
- c. Sterilität
- d. Resterilisierbar
- e. Ausreichende Festigkeit während der Wundheilung
- f. Resorbierbarkeit
- g. Verschiedene Färbungen
- h. Gewebeverträglichkeit, auch z. B. keine Aufnahme von Flüssigkeiten oder Mikroorganismen im Gewebe – sog. Kapilarität
- i. Oberflächenbeschaffenheit
- j. Sicherer und damit fester Knotensitz

7.5 Ordnen Sie das folgende Nahtmaterial seinen Grundstoffen zu
1. Mineralische Grundstoffe
2. Organische Grundstoffe

3. Synthetische Grundstoffe
- a.   Ethibond
- b.   Ethilon
- c.   PDS
- d.   Prolene
- e.   Safil
- f.   Seide
- g.   Stahldraht
- h.   Vicryl

7.6 Ordnen Sie die Beschreibungen den Begriffen zu
1. Flechten
2. Monofiles Material
3. Polyfiles Material
4. Zwirnen
- a. Besteht aus einem Fadenfilament
- b. Mehrere einzelne Fäden werden gedreht
- c. Bestehend aus mehreren Fadenfilamenten, die miteinander verdreht, verzwirnt oder geflochten sein können
- d. Mehrere einzelne Fäden werden gedreht, um welche anschließend eine Hülle aus dem gleichen Material geflochten wird

7.7 Bitte vervollständigen Sie den Lückentext Auswahl ▶ *abgebaut – aufgespalten – Hydrolyse – Reißkraft –* Halbwertzeit – Auflösezeit
- Resorbierbar: Nach einer definierten Zeit werden alle synthetischen Fäden durch … abgebaut. Dabei wird das Material durch Gewebeflüssigkeit … und gleichmäßig vom Körper … Durch die Fadenstärke werden Knüpfeigenschaften und … bestimmt. Wird die Reißkraft eines Fadens auf 50 % des ursprünglichen Wertes reduziert, bezeichnet man dieses als … Die völlige makroskopische Auflösung des Fadens wird als … bezeichnet.

7.8 Beschriften Sie die Abb. 2 **mit den vorgegebenen Begriffen** Auswahl ▶ *Armierzone – Bogenlänge – Nadeldurchmesser – Nadelkörper – Nadelradius – Nadelspitze – Sehne.*

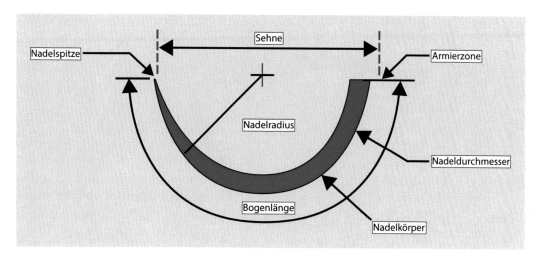

Abb. 2 Aufbau einer Nadel. (Aus: Liehn et al. 2023; mit freundl. Genehmigung der Fa. Ethicon)

Klammernahtinstrumente (Stapler)

7.9 Benennen Sie die in ▪ Abb. 3, 4 und 5 abge-bildeten Klammernahtinstrumente und ordnen Sie ihnen ihre Funktion zu

Name:

_____

_____

_____

_____

_____

Verwendungszweck:

_____

_____

_____

_____

_____

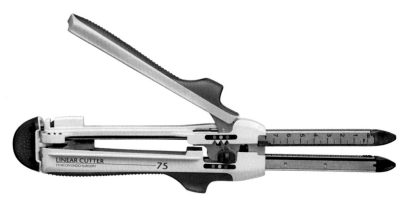

Abb. 3 (Fa. Ethicon, mit freundl. Genehmigung)

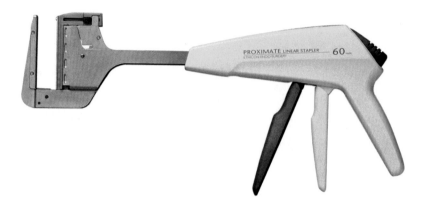

■ **Abb. 4**   (Fa. Ethicon, mit freundl. Genehmigung)

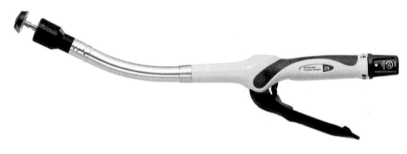

■ **Abb. 5**   (Fa. Ethicon, mit freundl. Genehmigung)

Name:

_____

_____

_____

_____

_____

Verwendungszweck:

_____

_____

_____

_____

_____

Name:

_____

_____

_____

_____

_____

Verwendungszweck:

_____

_____

_____

_____

_____

8 Medizinisch-technische Geräte

Ellen Rewer und Traute Sauer

🔵 **Lernziele**

Kompetenzschwerpunkt 1
Kompetenzschwerpunkt 2
Kompetenzschwerpunkt 5

8.1 Benennen Sie die einzelnen Geräte mit Funktion, die bei einer Bauchspiegelung (Laparoskopie) verwendet werden Für endoskopische Operationen wird in der Regel eine Vielzahl an technischen Hilfsmitteln benötigt, die häufig auf sog. Gerätetürmen zusammengestellt sind.

_____

_____

_____

_____

_____

_____

8.2 Nennen Sie vier mögliche Ursachen für den Alarm „erhöhter abdominaler Druck"

_____

_____

_____

_____

_____

Druckluftbetriebene und elektrisch betriebene Bohrer

8.3 Womit können aktive Medizinprodukte wie Motorensysteme angetrieben werden? (2)

_____

_____

_____

_____

_____

8.4 Nennen und beschreiben Sie den in ◼ Abb. 6 gezeigten Vorgang

_____

_____

_____

_____

_____

Laser

8.5 Welche Gefahren bestehen bei Laseranwendungen im OP? (2)

_____

_____

_____

_____

_____

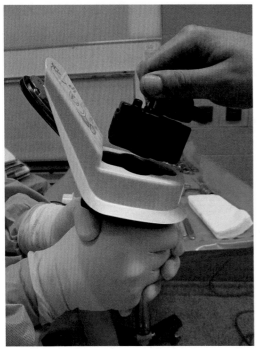

Abb. 6 Einlegen eines Akkus in eine Bohrmaschine. (Aus: Liehn et al. 2023)

8.6 Welche Aussagen zur Laseranwendung sind richtig? (2)

☐ a. Aufgrund der Gefahren dürfen nur Personen den Laser anwenden, die in das Gerät durch den Hersteller oder eine beauftragte Person eingewiesen wurden.

☐ b. Die Gefahren der Laseranwendung bestehen nur für den Patienten, weshalb die Anwender keine Schutzmaßnahmen ergreifen müssen.

☐ c. Die Anwendung eines Lasers ist erlaubt, wenn eine Person im OP-Team zuvor die Fachkunde im Strahlenschutz erworben hat.

☐ d. Der Operationssaal, in dem Laser angewendet wird, muss unbedingt mit einem dreieckigen Warnschild mit dem Lasersymbol gekennzeichnet sein.

Computernavigation

8.7 Erläutern Sie in drei bis fünf Sätzen das technische Prinzip der Computernavigation

8.8 Nennen Sie vier Vorteile der Anwendung von Computernavigation bei einer OP

OP-Mikroskop

8.9 Beschreiben Sie das Anbringen eines sterilen Bezugs am OP-Mikroskop in drei bis fünf Sätzen

8.10 Bitte kreuzen Sie die zwei richtigen Aussagen zur Instrumentation unter dem Mikroskop an

☐ a. Wird eine Operation mit OP-Mikroskop durchgeführt, so ist es sinnvoll, dass auch der Instrumentierende die Operation über die Okulare des Mikroskops aufmerksam verfolgt.

□ b. Damit sich der Operateur nicht bei jedem Instrumentenwechsel neu orientieren muss, liegt es an der OP-Pflegekraft/OTA, die Instrumente dem Operateur sicher in der Hand zu platzieren und auch sicher wieder entgegenzunehmen, damit ein reibungsloser Workflow erreicht wird.

□ c. Aufgrund der extremen Vergrößerung unter dem Mikroskop ist es unerlässlich, die Instrumente blut- und fusselfrei anzureichen.

□ d. Mikroinstrumente müssen aufgrund ihrer Feinheit ohne besondere Vorsicht behandelt werden. Bei der Entsorgung der Mikroinstrumente nach der Operation ist kein spezielles Tray zu verwenden.

Blutleere und Blutsperre

8.11 Welches ist der hauptsächliche Anwendungszweck von Blutsperren oder Blutleeren?

_____

_____

_____

_____

_____

8.12 Worauf achten Sie bei der Sicht- und Funktionsprüfung einer pneumatischen Blutsperre oder Blutleere? (5)

_____

_____

_____

_____

_____

8.13 Bitte setzen Sie die richtigen Werte des Manschettendrucks ein

Am Oberarm beträgt der Manschettendruck … mmHg über systolischen Druck und am Oberschenkel maximal … mmHg.

8.14 Welche Sicherheitsmaßnahmen sind bei der Verwendung einer pneumatischen Blutsperre bzw. Blutleere zu beachten? (5)

_____

_____

_____

_____

_____

_____

Hochfrequenzchirurgie (HF-Chirurgie)

8.15 Bitte kreuzen Sie die zwei richtigen Aussagen zur Hochfrequenzchirurgie an

□ a. Bei der HF-Chirurgie wird Wechselstrom mit einer hohen Frequenz durch den Körper geleitet, um das Gewebe gezielt zu koagulieren.

□ b. Gleichstrom ist durch periodische Veränderung seiner Polarität (Richtung) und seines Werts gekennzeichnet.

□ c. Bei der Anwendung von hochfrequentem Storm am menschlichen Körper wird elektrische Energie in thermische Energie umgewandelt

□ d. Die Frequenz gibt die Zeit an, die sich das Körpergewebe dem Angriff des elektrischen Stroms entgegensetzt.

8.16 Bitte definieren Sie den Begriff Koagulation in der Chirurgie in ein bis drei Sätzen

_____

_____

_____

_____

_____

8.17 Bitte fügen Sie die fehlenden Begriffe in den Lückentext ein Auswahl ▶ *Aktivelektrode – Koagulation – Kontaktfläche – Neutralelektrode – Stromdichte – Widerstand*

Bei der monopolaren Anwendungstechnik müssen eine … (chirurgisches Instrument) und eine … am HF-Gerät angeschlossen sein. An der Aktivelektrode kommt es zur … des Körpergewebes. Der elektrische Strom fließt nun über den geringsten … von der Aktivelektrode zur Neutralelektrode. Die Kontaktfläche zwischen der Haut und der Neutralelektrode ist sehr groß, damit die … gering bleibt. Am höchsten ist die Stromdichte an der Aktivelektrode, da dort nur eine kleine … besteht, deshalb ist dort der thermische Effekt am höchsten.

8.18 Bitte kreuzen Sie die drei richtigen Aussagen zum Umgang mit der Neutralelektrode an

☐ a. Elektrode so nah wie möglich am OP-Feld ganzflächig aufkleben.

☐ b. Möglichst kleine Elektrode zur Applikation wählen.

☐ c. Die Elektrode nicht auf Narbengewebe oder stark behaarter Haut applizieren.

☐ d. Die Vorbereitung des Patienten unterscheidet sich nicht von der Vorbereitung bei Anwendung mit einer bipolaren Technik.

☐ e. Bei Patienten mit Pacern oder Herzschrittmacherelektroden kann auf die Anwendung mit bipolarem Strom verzichtet werden.

☐ f. Der Hautkontakt des Patienten zu Metallteilen des OP-Tischs ist häufig nicht zu verhindern, der Patient ist über Risiken aufgeklärt.

☐ g. Bei Nutzung von Ultraschallgeräten zur Blutstillung kann auf die Applikation einer Neutralelektrode verzichtet werden.

9 Die zentrale Sterilgutversorgungsabteilung (ZSVA)/oder Aufbereitungseinheit für Medizinprodukte (AEMP)

Ellen Rewer und Traute Sauer

🎓 Lernziele

Kompetenzschwerpunkt 1
Kompetenzschwerpunkt 8

Rechtliche Grundlagen

9.1 Nennen Sie die drei wichtigen Gesetze/Normen/Verordnungen/Richtlinien, die eine tragende Rolle innerhalb der Aufbereitung von Medizinprodukten eine Rolle spielen

_____

_____

_____

_____

_____

Aufbereitung von Medizinprodukten

9.2 Bitte beschriften Sie ❏ Abb. 7 mit den einzelnen Prozessschritten

9.3 Welche Aussagen sind falsch? (3) Kreuzen Sie die richtigen Aussagen an und berichtigen Sie die falschen Aussagen zur Entsorgung von kontaminierten Instrumenten.

☐ a. Instrumente werden immer in einem geöffneten Zustand entsorgt, um eine effektive Reinigung zu gewährleisten.

☐ b. Instrumente sind ggf. soweit in ihre Einzelteile zu zerlegen, dass eine Reinigung und Desinfektion möglich ist.

☐ c. Ein Überladen der Entsorgungsbehältnisse ist im Hinblick auf die Wirtschaftlichkeit anzustreben.

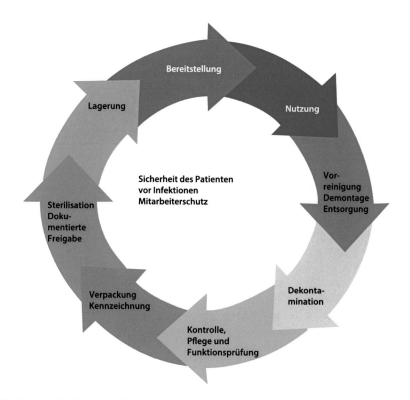

◘ Abb. 7 Qualitätskreislauf der Sterilgutversorgung der DGSV mit Abwandlung durch K. Hamel. (Aus: Liehn et al. 2023)

□ d. Abfälle, Reste von chemischen Substanzen wie Kochsalzlösung, Haut- und Schleimhautdesinfektionsmittel dürfen nicht mit in die Entsorgungsbehältnisse gelangen.

□ e. Lange Wartezeiten bis zur erneuten Aufbereitung müssen vermieden werden. Hier gilt als Zeitraum nach Empfehlung des Arbeitskreises für Instrumentenaufbereitung je nach Verschmutzungsgrad und Einsatz sowie Konstruktion des jeweiligen Medizinprodukts ein Zeitintervall von bis zu ca. 12 h als vertretbares Maß bis zur Wiederaufbereitung.

□ f. Nicht benutzte Instrumente sind nicht in gleicher Weise wie benutzte aufzubereiten, d. h. sie müssen nicht zerlegt bzw. geöffnet werden.

Prüfung auf Sauberkeit, Pflege und Instandhaltung von Medizinprodukten

9.4 Listen Sie die Anforderungen an Pflegemittel für Medizinprodukte auf

_____

_____

_____

_____

_____

_____

9.5 Was tun Sie bei der Prüfung, Pflege und Instandhaltung von Medizinprodukten?

Auswahl ▶ *achten – auszuschließen – auszusortieren – auszutauschen – ersetzen – gelten – überprüfen – überprüfen – unterzogen – vermeiden – zusammengesetzt*

Zerlegte Instrumente müssen nach Herstellerangaben … werden. Korrodierte, stumpfe, nicht funktionsfähige Instrumente sind … und zu …

Sämtliche Instrumente mit Lumina sind auf Durchgängigkeit zu … Besondere Anforderungen stellen hier die Instrumente für die minimal-invasiven Eingriffe an die Aufbereitung. Da es sich hier um lange Hohlinstrumente handelt, mit denen elektrochirurgisch gearbeitet wird, muss hier ein besonderes Hauptaugenmerk der Isolierung … Es ist darauf zu …, dass die Isolierung des Medizinprodukts keine Beschädigung aufweist, um das Risiko von Verbrennungen am Patienten bei laparoskopischen Eingriffen zu … Weiterhin sind Isolierungen und Verschleißteile wie Dichtungen, Dichtungskappen, Ventile und Ventilkappen auf Defekte zu … und bei Beschädigungen …

Alle Instrumente müssen vor der Sterilisation einer technischen, funktionellen Prüfung … werden, um das Risiko einer Patientenschädigung …

Verpackung oder das Sterilbarrieresystem (SBS)

9.6 Erklären Sie die verschiedenen Verpackungen von Medizinprodukten Mindestverpackung

_____

_____

_____

_____

Schutzverpackung:

_____

_____

_____

_____

_____

_____

Sterilgutbarrieresystem:

_____

_____

_____

_____

_____

Verpackungssystem:

_____

_____

_____

_____

9.7 Welche Informationen können Sie aus der Kennzeichnung verpackter Medizinprodukte vor der Sterilisation ablesen?

_____

_____

_____

_____

_____

_____

Sterilisation

9.8 Mit welchen Sterilisationsverfahren lassen sich Mikroorganismen eliminieren? (5)

_____

_____

_____

_____

_____

9.9 Kreuzen Sie die zwei richtigen Aussagen zur Dampfsterilisation an
- □ a. Bei der Sterilisation mit feuchter Hitze muss sichergestellt sein, dass das Medium Sattdampf alle Sterilgüter erreichen kann, sowohl die äußeren Oberflächen als auch enge Lumina.
- □ b. Bei der Dampfsterilisation werden durch gesättigten Wasserdampf Eiweiße in der Zelle koaguliert und somit abgetötet.
- □ c. Bei der Anwendung von gesättigtem Wasserdampf spielen der Betriebsdruck, die Haltezeit sowie die Temperatur keine Rolle.
- □ d. Das Sterilisiermittel Dampf darf toxisch sein, sofern es kontrollierbar und rückstandsfrei ist.

10 Röntgendiagnostik und Strahlenschutz

Ellen Rewer und Traute Sauer

🎓 **Lernziele**

Kompetenzschwerpunkt 1
Kompetenzschwerpunkt 2
Kompetenzschwerpunkt 7

10.1 Nennen und erläutern Sie die drei A des Strahlenschutzes

_____

_____

_____

_____

_____

10.2 Bitte beschreiben Sie in zwei Sätzen den Unterschied zwischen Röntgenaufnahme und Durchleuchtung

_____

_____

_____

_____

_____

_____

10.3 Bitte kreuzen Sie die zwei fehlerhaften Aussagen zur digitalen Subtraktionsangiographie (DSA) an und korrigieren Sie diese
- □ a. Die DSA ist ein spezielles Röntgenbild.
- □ b. Für das Verfahren ist die Einbringung eines Röntgenkontrastmittels in das Gefäßsystem notwendig, um die Blutgefäße besser darstellen zu können.
- □ c. Bei der DSA wird zunächst eine Gefäßdarstellung durch Kontrastmittelfül-

lung (Füllungsbild) aufgenommen, von dem dann im Bildrechner der Anlage sog. Maskenbild (Leerbild) ohne Kontrastmittel entsteht.

☐ d. Im Bildrechner des Gerätes entsteht ein Subtraktionsbild, das nur die Änderung im Bild durch das Kontrastmittel darstellt und den anatomischen Hintergrund und überlagernde Strukturen aus dem Bild entfernt.

10.4 Bitte kreuzen Sie die zwei richtigen Aussagen zu Röntgenkontrastmitteln an

☐ a. Durch den Einsatz von Kontrastmittel kann die Aussagekraft von Röntgenaufnahmen erhöht werden.

☐ b. Die typischen jodhaltigen Kontrastmittel sind wasserlöslich und werden subkutan oder intramuskulär injiziert.

☐ c. Jodhaltige Kontrastmittel beeinträchtigen die Schilddrüsenfunktion nicht.

☐ d. Wasserlösliche Kontrastmittel werden über die Niere ausgeschieden und können die Nierenfunktion bei vorgeschädigtem Organ vermindern.

11 Arzneimittellehre

Ellen Rewer und Traute Sauer

✎ Lernziele

Kompetenzschwerpunkt 1
Kompetenzschwerpunkt 5
Kompetenzschwerpunkt 8

11.1 Bitte kreuzen Sie die zwei richtigen Aussagen an

☐ a. Als Füllmittel werden Hilfsstoffe insbesondere dann benutzt, wenn die Wirkstoffmenge des Präparats in solch hoher Konzentration vorliegt, dass diese ohne das Füllmittel nicht verabreicht werden könnten.

☐ b. Die Kombination eines Wirkstoffs mit seinen Hilfsstoffen wird auch als Arzneimittelpräparat bezeichnet.

☐ c. Medikamente, die nur einen Wirkstoff enthalten, werden Monopräparate genannt.

☐ d. Bei Medikamenten mit mehreren Wirkstoffen wird nur der höher dosierte als Wirkstoff bezeichnet, alle anderen sind Hilfsstoffe.

11.2 Was ist der Unterschied zwischen der systemischen und der topischen (lokalen) Medikamentenapplikation?

_____

_____

_____

_____

_____

_____

11.3 Was beachten Sie beim Bereitstellen von Medikamenten? Nennen Sie mindestens drei Grundvoraussetzungen für das Bereitstellen von Medikamenten.

_____

_____

_____

_____

_____

_____

Welche zehn Fragen (10-R-Regel) sollten vor Bereitstellung von Medikamenten gestellt werden?

_____

_____

_____

_____

_____

11.4 Bitte kreuzen Sie die drei richtigen Aussagen zum Umgang mit Betäubungsmitteln an

☐ a. Dem Betäubungsmittelgesetz unterliegen nur Medikamente, die in den Kliniken benutzt werden wie z. B. Morphium, bestimmte Barbiturate, Methadon und Fentanyl.

☐ b. Drogen wie Cannabis, Kokain, Heroin unterliegen nicht dem Betäubungsmittelgesetz.

☐ c. Betäubungsmittel sind ausschließlich mit besonderen Rezepten erhältlich.

☐ d. Betäubungsmittel sind weder verschreibungs- noch apothekenpflichtig.

☐ e. Der klinische Betäubungsmittelverbrauch ist auf den Patienten bezogen zu dokumentieren.

☐ f. Die Aufbewahrung der Betäubungsmittel muss gesondert erfolgen. Sie sind immer in einem verschlossenen Wertschutzschrank aufzubewahren.

12 Qualitätsmanagement und Qualitätssicherung

Ellen Rewer und Traute Sauer

 Lernziele

Kompetenzschwerpunkt 1
Kompetenzschwerpunkt 5

12.1 Kreuzen Sie die richtigen Aussagen an! (3)

☐ a. Das Sozialgesetzbuch V regelt, dass jedes Krankenhaus ein internes Qualitätsmanagement etabliert und sich an Maßnahmen der vergleichenden externen Qualitätssicherung beteiligt.

☐ b. Mit der Umsetzung des Krankenhausstrukturgesetzes sind die Krankenhäuser aufgefordert, Qualitätsmanagement- und Qualitätssicherungsstrukturen zu implementieren.

☐ c. Im Gesetz wird explizit beschrieben, wie ein Qualitätsmanagementsystem gestaltet werden muss und welche Inhalte beschrieben werden müssen.

☐ d. Jedes Krankenhaus erstellt einmal pro Jahr einen strukturierten Qualitätsbericht. Dieser kann für die Öffentlichkeit zugängig gemacht werden und als Informationsquelle z. B. für Patienten über Qualität und Leistungsangebote der Kliniken, dienen. Die Veröffentlichung ist freiwillig.

☐ e. Neben den Parametern für die Leistungsfähigkeit einer Organisation, müssen auch die steigenden Ansprüche der Patienten an die Qualität und das Streben nach einer kontinuierlichen Verbesserung der Qualität mit einbezogen werden.

12.2 Ordnen Sie die Beschreibungen den Qualitätsdimensionen nach Donabedian zu und ergänzen Sie für jede Dimension eine Maßnahme aus dem Hygienemanagement!

1. Strukturqualität
2. Prozessqualität
3. Ergebnisqualität

Beschreibungen:

☐ a. Qualität des Behandlungsablaufs, z. B. Umfang und Ablauf diagnostischer, therapeutischer und operativer Maßnahmen zur definierten Leistungserbringung, zeitlicher Rahmen (z. B. Wartezeiten für Patienten)

☐ b. Messbare, objektive (z. B. verbesserter Gesundheitszustand nach einer Operation) und subjektive (z. B. Zufriedenheit des Patienten) Kriterien

☐ c. Rahmenbedingungen, Qualität der eingesetzten Mittel und Ressourcen, z. B. Personal (Anzahl) und Personalqualifikation, bauliche Infrastruktur (Räumlichkeiten, apparative Ausstattung Medizintechnik, Materialbedarf, Arbeitsablauforganisation)

Beispiele:

_____

_____

_____

_____

_____

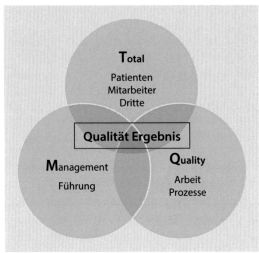

12.3 Beschriften Sie ◘ **Abb. 8 und ergänzen Sie die Legende!** Auswahl ▶ *(T)otal – (M) anagement – (Q)uality – Arbeit – Steigerung – Mitarbeiter – Patienten – Führung – Prozesse – Dritte – Ergebnisqualität*

◘ **Abb. 8**   TQM-Elemente. Das TQM bietet im Qualitätsmanagement den umfassendsten Ansatz in einem ständigen Optimierungsprozess zur … der … und betrachtet bzw. bezieht die dargestellten Grundlagen mit ein. (Aus: Liehn et al. 2023)

12.4 Was ist in den einzelnen Schritten des PDCA (Plan-Do-Check-Act)-Zyklus zu tun?

_____

_____

_____

_____

_____

_____

Diese müssen nachvollziehbar und regelhaft nachgewiesen werden. (Verfahrensanweisung)

☐ b. Diese Anweisung ist ein Instrument im sog. Weisungs- oder Direktionsrecht des Arbeitgebers, das gegenüber einem einzelnen Arbeitnehmer oder mehreren Arbeitnehmern festlegt, wann, wo und wie (Zeit, Ort und Inhalt) die Arbeitsleistung zu erbringen ist. Pflegestandards oder Organisationsstandards zählen zu den Anweisungen an Pflegepersonen, wenn die Standards dem Arbeitnehmer als verbindlich bekannt vorgegeben worden sind. (Dienstanweisung)

12.5 Was ist eine Dienst- und was eine Verfahrungsanweisung?
1. Dienstanweisung
2. Verfahrensanweisung
☐ a. Diese Anweisung ist ein Dokument, das durch verschiedene Normen gefordert und mit Hilfe dessen die Umsetzung der Anforderungen z. B. im Krankenhaus als verbindliche Vorschrift dokumentiert und festgelegt werden. Diese Anweisungen unterliegen den Arbeitsschritten „Erstellung, Freigabe, Schulung, Prüfung und Auditierung".

12.6 Ordnen Sie die hygienerelevanten Vorschriften ihren Beschreibungen zu!
1. Hygienerelevante DIN-Vorschriften:
2. Unfallverhütungsvorschriften:
3. Infektionsschutzgesetz:
4. Richtlinien für Krankenhaushygiene und Infektionsprävention:

□ a. Der Geltungsbereich bezieht sich z. B. auf die Desinfektion und Sterilisation, die Sterilgutversorgung, Abfallentsorgung wie auch für bautechnische Hygienevorgaben.

□ b. Die Erstellung erfolgt durch das Robert-Koch-Institut (RKI), sie beschreiben u. a. die Anforderungen der Händedesinfektion und der Hygiene bei Injektionen.

□ c. Ist 2001 als Ersatz für das Bundesseuchengesetz in Kraft getreten und regelt z. B. die Meldepflicht von übertragbaren Infektionserkrankungen wie z. B. Tuberkulose, Meningitis, Tollwut.

□ d. Sie dienen der Verhütung von arbeitsbedingten Unfällen und Berufserkrankungen. Darüber hinaus regeln sie das Verhalten am Arbeitsplatz, die Ausstattung und Anwendung von Schutzausrüstungen und zeigen Besonderheiten von Gefahren am Arbeitsplatz auf.

13 Risikomanagement im Krankenhaus und Patientensicherheit

Ellen Rewer und Traute Sauer

📧 Lernziele

Kompetenzschwerpunkt 1
Kompetenzschwerpunkt 5

13.1 Bitte geben Sie für jede Kategorie mögliche Risiken und unerwünschte Ereignisse im Krankenhausalltag an Organisation:

_____

_____

_____

_____

_____

_____

Personal:

_____

_____

_____

_____

_____

_____

Materialien:

_____

_____

_____

_____

_____

Medizintechnik:

_____

_____

_____

_____

_____

Arzneimittel:

_____

_____

_____

_____

13.2 Ergänzen Sie den folgenden Satz! Der Umgang mit Fehlern und Risiken im Unternehmen zu entwickeln (und aktiv zu leben) erfordert einen Lernprozess. Dabei steht nicht die Frage „Wer hat Schuld?", sondern die Analyse „   " im Vordergrund. Dieses Paradigma führt zu einer Etablierung einer unternehmensspezifischen Fehlerkultur.

13.3 Was bedeutet die Abkürzung „CIRS"? Erklären Sie die Bedeutung in ein bis zwei Sätzen

_____

_____

_____

_____

_____

_____

Patientensicherheit

13.4 Nennen Sie drei Handlungsempfehlungen, die das Aktionsbündnis Patientensicherheit formuliert hat!

_____

_____

_____

_____

13.5 Wie reagieren Sie in folgender Situation? Kreuzen Sie die richtige Aussage (1) an
Ein Patient kommt mit fehlender Markierung an die Patientenschleuse, es finden sich widersprüchliche Seitenangaben auf dem OP-Programm und in der Patientenakte. Der Patient ist schwerhörig.

□ a. Sie schleusen den Patienten ein, geben die Information an die Anästhesiepflegekraft weiter und warten ab, wie weiter verfahren wird.

□ b. Sie sprechen mit dem Operateur und markieren die Eingriffsstelle nach den erhaltenen Informationen.

□ c. Sie schicken den Patienten zurück auf Station mit Bitte um Klärung und bestellen den nächsten Patienten.

□ d. Sie schleusen den Patienten nicht ein und benachrichtigen sofort den Anästhesisten.

Zählkontrollen

13.6 Ergänzen Sie die fehlenden Begriffe im Text!
Auswahl ▶ *Folgen – Gefährdung – Hohlorganen – Infektionen – keine – Läsionen – Patientenschutz – Patientensicherheit – Sepsis – unbeabsichtigt*

Ziel der Zählkontrollen ist es, sicherzustellen, dass … Fremdkörper … im OP-Situs verbleiben. Das „Vergessen" von Fremdmaterialien im OP-Gebiet kann für den Patienten eine ernstzunehmende … seiner Gesundheit bis hin zu einer vitalen Bedrohung werden. Zu den möglichen … zählen … bis hin zu … Fistelbildungen, Perforationen von … sowie … von großen Gefäßen und Nerven. Die … und der … haben bei unseren beruflichen Handlungen oberste Priorität.

13.7 Zu welchen drei Zeitpunkten sollen Zählkontrollen durchführt werden?

_____

_____

_____

_____

_____

_____

14 Patientendaten erfassen, dokumentieren und übergeben

Ellen Rewer und Traute Sauer

🔘 **Lernziele**

Kompetenzschwerpunkt 1
Kompetenzschwerpunkt 2
Kompetenzschwerpunkt 5
Kompetenzschwerpunkt 6

Dokumentation und gesetzliche Verpflichtung

14.1 Definieren Sie den Begriff „Dokumentation"

_____

_____

_____

_____

_____

_____

14.2 Erklären Sie „Beweislastumkehr" in Zusammenhang mit der Dokumentation

_____

_____

_____

_____

_____

14.6 Ordnen Sie die einzelnen Aspekte den Dokumentationsschwerpunkten zu! Auswahl ▶ *Anzahl abgesetzter Operationen – DRG-Statistiken – Fallnummer – interne Leistungsverrechnung – Leistungscontrolling – Materialverbrauch – Notfallmanagement – Patientendaten – Patientensicherheit – OP-Planung – OP-Standards – Saalauslastung – Veränderung der OP-Reihenfolge – Zeiten*

Dokumentation:

_____

_____

_____

_____

_____

Planung:

_____

_____

_____

_____

_____

Analyse:

_____

_____

_____

_____

Controlling:

_____

_____

_____

_____

Abrechnung:

_____

_____

_____

_____

_____

_____

14.4 Nennen Sie die fünf aussagekräftigsten Standardauswertungen Ihrer täglichen Dokumentationsleistungen

_____

_____

_____

_____

_____

_____

Kostenrechnungssysteme im Krankenhaus

14.5 Welche Definition einer „Kostenträgerrechnung" ist richtig?

□ a. Unter der Kostenträgerrechnung versteht man die direkte verursacherbezogene Leistungs- und Kostenzuordnung. Im Krankenhaus bedeutet dies, dass für jeden Versorgungsbereich die angefallenen Kosten ermittelt und zugeordnet werden.

□ b. Unter der Kostenträgerrechnung versteht man die direkte verursacherbezogene Leistungs- und Kostenzuordnung. Im Krankenhaus bedeutet dies, dass für

jeden Patienten die angefallenen Kosten ermittelt und zugeordnet werden.

14.6 Nennen Sie einen Vorteil, der für die Erstellung der Kostenträgerrechnung spricht

_____

_____

_____

_____

_____

_____

14.7 Kreuzen Sie die zwei richtigen Aussagen zur Prozesskostenrechnung an

□ a. Die Prozesskostenrechnung gilt als Instrument des Qualitätsmanagements.

□ b. Hauptziel der Prozesskostenrechnung ist die qualitative Verbesserung durch Ableitung von Optimierungspotenzial

□ c. Die klassische Fragestellung der Prozessbetrachtung lautet: „Tun wir das Richtige – und wie tun wir dies besser?".

□ d. Die Betrachtung und Bewertung der Prozesse ermöglicht u. a. die Etablierung sog. Patientenpfade.

Anamnese

14.8 Kreuzen Sie die zwei richtigen Aussagen zur Anamnese an

□ a. Die Anamnese spielt im OP eher eine nebensächliche Rolle.

□ b. Mit der Anamnese beginnt der Behandlungsauftrag eines jeden Patienten.

□ c. Eine gute Anamneseerhebung dauert ca. 15 min.

□ d. Die soziale Umgebung sowie die Familie spielen für die Behandlung eine untergeordnete Rolle.

15 Wirtschaftliche und ökologische Prinzipien

Ellen Rewer und Traute Sauer

 Lernziele

Kompetenzschwerpunkt 5

Entwicklung der Krankenhäuser

15.1 Kreuzen Sie die richtigen Versorgungsaufträge (Versorgungsstufen) an. (4)
- ☐ a. Krankenhaus der Notfallversorgung
- ☐ b. Krankenhaus der Maximalversorgung
- ☐ c. Krankenhaus der Schwerpunktversorgung
- ☐ d. Krankenhaus der medizinisch-pflegerischen Versorgung
- ☐ e. Krankenhaus der Regelversorgung
- ☐ f. Krankenhaus der ambulanten Versorgung
- ☐ g. Krankenhaus der Grundversorgung

Ökonomie im Gesundheitswesen

15.2 Ergänzen Sie den Lückentext! Auswahl
► *diagnostischen – DRG-System – Fallpauschalen – Herzschrittmacherimplantation – kalkulierten – Leistung – oberen Grenzverweildauer – Sonderentgelte – Tagespauschalen – therapeutischen – unabhängig – Verweildauer – zusätzlich*

Die Vergütung der voll- und teilstationären Leistungen der allgemeinen Krankenhäuser erfolgt über das ..., d. h. die Abrechnung von ... und ... Leistungen erfolgt pauschaliert. Die sog. ... vergüten Operationsleistungen, abteilungsgebundene Leistungen und Basisleistungen innerhalb einer ... bestimmten Bandbreite der Verweildauer. Innerhalb dieser Bandbreite wird die gleiche Pauschale ... von der tatsächlichen ... des Patienten gezahlt. Bei Überschreiten der ... aus medizinischen Gründen wird dieser Zusatzaufwand mit zusätzlichen ... finanziert.

... sind zu vergütende „Festpreise" für spezielle Leistungen im Rahmen einer stationären Krankenhausbehandlung (z. B. spezielle Medikamente, ...), die nur dann ... abge-

rechnet werden, wenn die ... durch die Fallpauschale nicht abgedeckt wird.

15.3 Ergänzen Sie die ❑ Abb. 9 mit jeweils 2 Beispielen

Betriebliches Umweltmanagement

15.4 Bitte kreuzen Sie die vier richtigen Aussagen zum betrieblichen Umweltmanagement an
- ☐ a. Wenn sich durch geeignete Umweltschutzmaßnahmen Energiekosten sowie Müll- und Abwassergebühren reduziert lassen, kann sich dies positiv auf das Image des Krankenhauses und auf den Wettbewerb auswirken.
- ☐ b. Unternehmen implementieren ein fortschrittliches Umweltmanagement in der Unternehmensführung und lassen die Umweltpolitik in ihrer Organisation z. B. auf nationaler und europäischer Ebene auditieren.
- ☐ c. Das Gemeinschaftssystem für Umweltmanagement und Umweltbetriebsprüfung (EMAS: Eco-Management and Audit Scheme) ist ein Qualitätsmanagementsystem der Europäischen Union, das die Unternehmen verpflichtet, die Ablauforganisation und Umweltleistung kontrolliert zu verbessern.
- ☐ d. Die Entsorgung der Abfälle aus Einrichtungen des Gesundheitsdienstes wird ebenfalls europarechtskonform, durch die Einführung der Europäischen Abfallverzeichnisordnung (AAV), geregelt.
- ☐ e. Die „Richtlinie über die ordnungsgemäße Entsorgung von Abfällen aus Einrichtungen des Gesundheitsdienstes" der Länderarbeitsgemeinschaft Abfall (LAGA), beschreibt den einheitlichen Umgang mit Abfällen aus dem Gesundheitswesen.

15.5 Kreuzen Sie die fünf richtigen Maßnahmen im Rahmen der Abfallversorgung an!
- ☐ a. Spitze oder scharfe Gegenstände in einer verschließbaren Sammelbox entsorgen.
- ☐ b. Körperteile und Organe (sog. „ethische Abfälle"), einschließlich Blutbeutel und Blutkonserven, direkt am Entstehungsort trennen und in einem verschlosse-

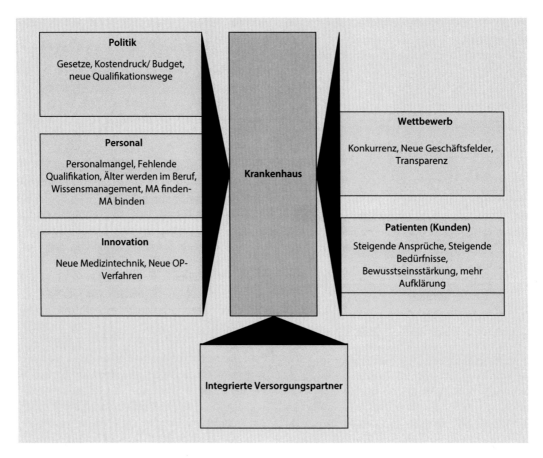

□ Abb. 9   Einflussfaktoren auf die Krankenhausorganisation. (Aus: Liehn et al. 2023)

nen Behälter der Verbrennungsanlage zuführen.

□ c. Abfälle, an die aus infektionspräventiver Sicht besondere Anforderungen gestellt werden, unmittelbar am Ort ihres Anfallens in reißfesten, feuchtigkeitsbeständigen und dichten Behältnissen sammeln und ohne Umfüllen oder Sortieren in geeignete, sicher verschlossene Behältnisse zur zentralen Sammelstelle befördern.

□ d. Abfälle wie z. B. Wund- und Gipsverbände, Wäsche, Einwegkleidung, Windeln direkt in reißfeste und feuchtigkeitsbeständige Säcke füllen.

□ e. Unbedenkliche Abfälle, wie z. B. Flüssigkeiten direkt in feuchtigkeitsbeständige Säcke entsorgen.

□ f. Chemikalien, die aus gefährlichen Stoffen bestehen oder solche enthalten, getrennt voneinander in geschlossenen Behältern entsorgen.

□ g. Alle Abfälle im OP werden grundsätzlich als potenziell infektiös betrachtet und werden deshalb einer besonderen Entsorgungsform zugeleitet

16 Betreuung, Unterstützung und Überwachung von Patienten in unterschiedlichen Lebenslagen

Ellen Rewer und Traute Sauer

🕮 **Lernziele**
   Kompetenzschwerpunkt 1
   Kompetenzschwerpunkt 3
   Kompetenzschwerpunkt 6

Das Kind im Krankenhaus (in der Funktionsabteilung)

16.1 Bitte kreuzen Sie die zwei richtigen Aussagen über Kinder in der Operationsabteilung an

- ☐ a. Die Begleitung und Betreuung von Kindern in der Operationsabteilung erfolgt durch Fachpersonal. Aus hygienischen Gründen ist es den Eltern untersagt, die Patientenschleuse zu betreten.
- ☐ b. Für die Begleitung und Betreuung von Kindern in der Operationsabteilung sind deren Alter sowie Entwicklung irrelevant.
- ☐ c. Jedes Kind ist sich auf seiner Ebene seiner Erkrankung bewusst und muss deshalb in die gesamte Therapie mit einbezogen werden.
- ☐ d. Es hat wenig Sinn, einem Kind zu erklären, dass die geplanten Maßnahmen keine Schmerzen bereiten werden, wenn das Gegenteil zu erwarten ist.

16.2 Erläutern Sie in ein bis zwei Sätzen die Rolle des Kuscheltieres bei der Betreuung von Kindern

_____

_____

_____

_____

_____

Der alte Mensch als Patient

16.3 Welche Fragen in Bezug auf altersbedingte Einschränkungen sollten Sie vor der Begleitung hochaltriger Menschen im OP klären? Nennen Sie mindestens sechs

_____

_____

_____

_____

_____

Der demenziell veränderte Mensch als Patient

16.4 Erläutern Sie in ein bis zwei Sätzen, aus welchem Grund vor allem demenziell erkrankte Patienten Angst im OP empfinden

_____

_____

_____

_____

_____

Patienten aus fremden Kulturen

16.5 Ordnen Sie die drei bedeutsamen Schritte zur Erlangung der interkulturellen Kompetenz zu
1. Kenntnis/Wissen
2. Haltung/Achtsamkeit
3. Diversität

- ☐ a. Auf interkulturelle Unterscheide soll problemorientiert reagiert werden
- ☐ b. Stile unterschiedlicher Kulturen sollen bewusst gemacht werden
- ☐ c. Stil der eigenen Kultur soll reflektiert werden

17 Patientenversorgung im stationären Bereich

Ellen Rewer und Traute Sauer

Lernziele

Kompetenzschwerpunkt 1
Kompetenzschwerpunkt 2
Kompetenzschwerpunkt 3
Kompetenzschwerpunkt 4
Kompetenzschwerpunkt 5
Kompetenzschwerpunkt 6
Kompetenzschwerpunkt 7
Kompetenzschwerpunkt 8

Aufbau und Funktion von Pflegestationen

17.1 Nennen Sie mindestens fünf Elemente und Räume, die auf einer Pflegestation zu finden sind

———————————————

———————————————

———————————————

———————————————

———————————————

Aufgaben der Pflege

17.2 Definieren Sie in drei bis vier Sätzen den Begriff Pflege nach dem International Council of Nurses

———————————————

———————————————

———————————————

———————————————

———————————————

17.3 Bitte kreuzen Sie die vier richtigen Aussagen an

☐ a. Die Beobachtung von Patienten beginnt beim Eintreten in das Patientenzimmer.

☐ b. Die Pflegeanamnese dient zur Informationssammlung und wird in den meisten Fällen nach 48 h durchgeführt.

☐ c. Der Pflegeprozess kann von jedem Mitarbeiter geplant und durchgeführt werden.

☐ d. Ein verantwortliches Handeln ist unter Benzodiazepinen nicht mehr möglich, prämedizierte Patienten sollten deswegen auf der Station und während des Transports unter pflegerischer Überwachung sein.

☐ e. Mithilfe der Pflegeanamnese werden pflegerelevante Informationen von Patienten systematisch und gezielt erfasst.

☐ f. Unterstützungs- und pflegerische Maßnahmen orientieren sich an den Aktivitäten des täglichen Lebens (ATL).

Ekel und Scham

17.4 Beschreiben Sie in zwei Sätzen den Unterschied von Ekel und Scham und nennen Sie ein Beispiel

———————————————

———————————————

———————————————

———————————————

———————————————

———————————————

18 Anästhesie

Ellen Rewer und Traute Sauer

😊 Lernziele

Kompetenzschwerpunkt 1
Kompetenzschwerpunkt 2
Kompetenzschwerpunkt 3

Anästhesiologie

18.1 Nennen Sie drei Anästhesieverfahren und beschreiben Sie ein mögliches Vorgehen

———————————————

———————————————

———————————————

———————————————

———————————————

18.2 Aus welchen Maßnahmen besteht ein Anästhesiestandardmonitoring?

_____

_____

_____

_____

_____

_____

Medikamente

18.3 Bitte kreuzen Sie die zwei richtigen Aussagen an
- ☐ a. Tranquilizer werden für die Prämedikation verwendet.
- ☐ b. Als Prämedikation werden vielfach Inhalationsanästhetika eingesetzt.
- ☐ c. Cannabinoide wirken schmerzlindernd, muskelrelaxierend und schlaffördernd, weshalb diese Medikamentenklasse ideal für die Operationsvorbereitung geeignet ist.
- ☐ d. Ein verantwortliches Handeln ist unter Benzodiazepinen nicht mehr möglich, prämedizierte Patienten sollten deswegen auf der Station und während des Transports unter pflegerischer Überwachung sein.
- ☐ e. Die Prämedikation sollte am Abend vor der geplanten Operation gegeben werden, eine aktuelle Verständigung mit dem OP ist dafür nicht notwendig.

18.4 Bitte fügen Sie die fehlenden Begriffe ein
Auswahl ▶ _Dosis – Inhalationsanästhetikum – Injektionsgeschwindigkeit – intravenös – kooperationsfähige – Kreislauferkrankungen – Medikamentenklasse – Minuten – narkosefähige Personalbesetzung – Narkosegerät – Psychosen – Sekunden – Spinnenphobie – Spritzen-phobie – Spritzenpumpe – subcutan – Tranquilizer – unerwünschten – vernachlässigbare_

Die Narkose wird fast immer ... eingeleitet. Ausnahmen sind nicht ... Patienten oder Patienten mit extremer ... Die Wirkung des Anästhetikums tritt nach 30–60 ... ein. Der Wirkungseintritt ist von der ... und der ... abhängig. Da auch die ... Wirkungen (z. B. Kreislaufdepression) stark von der Injektionsgeschwindigkeit abhängig sind, muss diese angepasst werden und bei Patienten mit ... stark vermindert werden. Nach der Einleitung wird weiter über eine Dauerinfusion per ... dosiert oder auf ein ... übergegangen.

18.5 Bitte kreuzen Sie die zwei richtigen Aussagen an
- ☐ a. Opioide sind als stark wirksame Schmerzmittel ein zentraler Bestandteil fast jeder Narkose.
- ☐ b. Die Kreislaufwirkungen von Opioiden sind generell zu vernachlässigen.
- ☐ c. Die Wirkung von Opioiden auf den Atemantrieb ist eher gering, eine vollständige Unterdrückung des Atemantriebs ist ausgeschlossen.
- ☐ d. Weitere Wirkungen von Opioiden sind Bradykardie und Myosis (Engstellung der Pupillen).

18.6 Woran erkennen Sie, ob depolarisierende und nichtdepolarisierende Muskelrelaxanzien verabreicht wurden?

_____

_____

_____

_____

_____

Notfälle und Komplikationen

18.7 Welche vier Geräte oder Materialien sollten als Notfallequipment im OP jederzeit griffbereit sein?

_____

_____

_____

_____

_____

_____

18.8 Was ist eine maligne Hyperthermie?

_____

_____

_____

_____

_____

_____

Schmerz(therapie)

18.9 Erläutern Sie drei gebräuchliche Skalen zur Schmerzerfassung

_____

_____

_____

_____

_____

_____

18.10 Bitte fügen Sie die fehlenden Begriffe ein

Auswahl ▶ _akuter – behandlungsbedürftig – chronischer – Lagerungsmaßnahmen – Medikamente_

Schmerzen sind grundsätzlich … Das Spektrum der Möglichkeiten reicht dabei von einfachen … oder Mobilisierung über medikamentöse Therapie bis zu aufwändigen chirurgischen oder radiologischen Interventionen. … sind dabei die am häufigsten eingesetzte Therapie. Weiterhin muss unterschieden werden zwischen der Therapie … Schmerzen und der Therapie … (z. B. postoperativer) Schmerzen.

19 Patientenversorgung in interventionellen Funktionseinheiten (Endoskopie)

Ellen Rewer und Traute Sauer

☺ Lernziele

Kompetenzschwerpunkt 1
Kompetenzschwerpunkt 2
Kompetenzschwerpunkt 5
Kompetenzschwerpunkt 6
Kompetenzschwerpunkt 7
Kompetenzschwerpunkt 8

19.1 Bitte erläutern Sie drei Aufgabenfelder der Administration

_____

_____

_____

_____

_____

Untersuchungsarten

19.2 Bitte definieren Sie die aufgeführten Fachbegriffe
Hämatemesis:

_____

_____

_____

_____

_____

Hämatinerbrechen:

_____

_____

_____

_____

_____

Meläna:

_____

_____

_____

_____

_____

_____

Hämatochezie:

_____

_____

_____

_____

_____

_____

Hypovolämischer Schock:

_____

_____

_____

_____

_____

19.3 Nennen Sie mindestens fünf verschiedene Blutstillungsverfahren bei einer oberen GIB

_____

_____

_____

_____

_____

Untersuchungsabläufe

19.4 Sortieren Sie den Ablauf einer Koloskopie mit Polypabtragung
- ☐ a. Inspektion der Darmschleimhaut
- ☐ b. Endoskop bis in das Caecum/terminales Ileum vorschieben
- ☐ c. Kompression der Bauchdecke
- ☐ d. Rückzug des Koloskops
- ☐ e. Effektive Darmreinigung

19.5 Bitte kreuzen Sie die drei richtigen Aussagen zur ERCP an

☐ a. Bei der ERCP handelt es sich um eine endoskopisch retrograde Cholangiopankreatikografie.

☐ b. Stents werden eingesetzt, um den Sekretabfluss aus den Sphinktersystems zu gewährleisten.

☐ c. Eine Papillotomie ist die Eröffnung des Ductus Choledochus.

☐ d. Die Choledocholithiasis gehört zu den häufigsten Erkrankungen im Gallenwegsystem.

☐ e. Durchgeführt wird die Untersuchung unter Röntgendurchleuchtung.

☐ f. Die Spiegelung erfolgt mit einer Koloskopie

20 Patientenversorgung in der zentralen Notaufnahme

Ellen Rewer und Traute Sauer

☺ Lernziele

Kompetenzschwerpunkt 1
Kompetenzschwerpunkt 2
Kompetenzschwerpunkt 3
Kompetenzschwerpunkt 5
Kompetenzschwerpunkt 6
Kompetenzschwerpunkt 7
Kompetenzschwerpunkt 8

20.1 Ordnen Sie die nachstehenden Aufgaben den einzelnen Phasen des Stufenkonzepts der Notfallbehandlung in einer logischen Reihenfolge zu

1. Klinische Phase der Aufnahme, Weiterverlegung, Entlassung
2. Präklinische Phase
3. Klinische Phase der Untersuchung und Behandlung

☐ a. Administrative Aufnahme und Kostensicherung

☐ b. Korrekte Zuordnung und Weiterleitung zu der verantwortlichen Fachabteilung bzw. Entlassung

☐ c. Beurteilung und Hinzuziehung der erforderlichen Fachdisziplinen

☐ d. Qualitätsmanagement, Beschwerdemanagement, Kennzahlerhebung

☐ e. Kommunikation mit Haus- und/oder Notärzten, Besatzung des Rettungswagens, usw.

☐ f. Korrekte medizinische und abrechnungsrelevante Dokumentation

☐ g. Einstufung der Behandlungsdringlichkeit

☐ h. Bettenmanagement mit der Intensivstation, den Normalstationen, dem Kurzliegerbereich

☐ i. Erstbehandlung, Diagnostik und Monitoring der Notfälle

☐ j. Adäquate Versorgung und Aufklärung des Patienten und seiner Angehörigen

☐ k. Patientenankündigung im Krankenhaus: Ärzte, Administration, ggf. Archiv

☐ l. Therapeutisches Konzept nach Notfallbehandlung

20.2 Orden Sie dem Triageverfahren die Kategorien Farbcode, Dringlichkeitsstufe und maximale Wartezeit zu

1. Grün
2. Orange
3. Blau
4. Gelb
5. Rot

☐ a. Nicht dringend
☐ b. Normal
☐ c. Sehr dringend
☐ d. Dringend
☐ e. Sofort
☐ A. 30 min
☐ B. 90 min
☐ C. 0 min
☐ D. 10 min
☐ E. 120 min

21 Arbeitsplatz OP-Bauliche Gegebenheiten einer OP-Abteilung

Ellen Rewer und Traute Sauer

☺ Lernziele

Kompetenzschwerpunkt 5

21.1 Bitte kreuzen Sie jeweils die drei richtigen Aussagen an

☐ a. Die OP-Abteilung ist nur über entsprechende Schleusen zugänglich, was daran liegt, dass sie OP-Abteilung räumlich vom übrigen Krankenhaus getrennt ist.

☐ b. Neben den Personalschleusen, welche nur für OTA sind, werden Patientenschleusen, Materialschleusen und Schleusen für das ärztliche Personal unterschieden.

□ c. Die OP-Abteilung liegt meist nah bei den anderen diagnostischen und therapeutischen Einheiten eines Krankenhauses, wie Notaufnahme, Radiologie oder Intensivstation.

□ d. Die Entwicklungen im Krankenhausbau gehen weg von zentralen Operationseinheiten, hin zur Nutzung von dezentralen einzelnen speziellen Operationseinheiten.

□ e. Das Kernstück einer OP-Abteilung wird durch den OP-Saal gebildet, welcher auch als zentraler Bereich bezeichnet wird.

21.2 Ordnen Sie die Räumlichkeiten im OP den Beschreibungen zu!
1. Zentraler OP-Bereich
2. OP-naher Bereich
3. OP-ferner Bereich

□ a. Aufwachraum, Notaufnahme und weitere diagnostische und funktionale Abteilungen.

□ b. Bereich für Händewaschung und -desinfektion, Sterilgutlagerräume und Narkose Ein-/Ausleitung.

□ c. Personalschleuse, Aufenthaltsraum und Reinigungsraum.

22 Aufgaben der unsterilen Saalassistenz

Traute Sauer und Ellen Rewer

🔵 **Lernziele**
Kompetenzschwerpunkt 1
Kompetenzschwerpunkt 2
Kompetenzschwerpunkt 5
Kompetenzschwerpunkt 6

Einschleusen des Patienten in den OP

22.1 Welche vier Maßnahmen unterstützen den Einschleusvorgang für den Patienten?
□ a. Der OP-Tisch wird den Bedürfnissen des Patienten angepasst, z. B. Kopfteil erhöhen oder Knierolle platzieren

□ b. Die Patienten befinden sich in einer Ausnahmesituation, die u. a. durch Angst und Unsicherheit gekennzeichnet ist. Deshalb ist der Einschleusvorgang zügig und effizient vorzunehmen.

□ c. Beim Übernahmegespräch zwischen Stationspersonal und OP-Pflegekraft/ OTA kann die OP-Pflegekraft/OTA den Patienten in das Gespräch mit einbeziehen; dabei kann ein erster Eindruck, u. a. über die Wahrnehmungsfähigkeit und das Hörvermögen des Patienten gewonnen werden.

□ d. Patienten, die mit Verwirrtheitszuständen oder Unruhe auf die Prämedikation reagieren, muss insbesondere die Atmung sorgfältig überwacht und adäquat auf Verhaltensauffälligkeiten reagiert werden.

□ e. Bei jeglicher Einschleusmethode ist die Intimsphäre der Patienten zu wahren und das Wärmemanagement mit Hilfe von vorgewärmten Tüchern einzuleiten.

22.2 Welche drei Daten müssen beim Einschleusen des Patienten abgeglichen werden? (3)

_____

_____

_____

_____

_____

22.3 Welche drei Elemente gehören zur Standardausstattung eines OP-Tischs?
□ a. Zwei Armstützen
□ b. Kopfring, -kissen bzw. -schale
□ c. OP-Haube und Wärmedecke für den Patienten
□ d. Für die OP geeigneter Tisch in Trendelenburg-Stellung
□ e. Zwei Beinstützen mit aufliegenden Gelkissen

22.4 Vervollständigen Sie folgenden Text!

Auswahl ▶ *alleine – Anästhesieeinleitung – Füßen – Gurt – informiert – mechanische – offene – Patientenunterlagen – Tätigkeiten – Transports – Übergabegespräch*

Nachdem die Patienteneinschleusung über die

oder … Schleuse stattgefunden hat, wird der Patient auf dem OP-Tisch mit einem … fixiert, damit er während des … in den betreffenden Saal vor dem Herunterfallen gesichert ist. Nun wird der Patient mit den … voran in den Einleitungsraum der Anästhesie gefahren. Die … begleiten den Patienten bis zur Übergabe an die Kollegen der Anästhesieabteilung. In der … findet u. U. ein weiteres … statt. Der Patient wird im OP-Bereich nicht … gelassen und über alle geplanten … an ihm …

Vermeidung von Eingriffsverwechslungen

22.5 Ordnen Sie die Aussagen dem 4-stufigen Konzept zur sicheren Patientenidentifikation zu

1. Aufklärungsgespräch
2. Markierung des Patienten
3. Narkoseeinleitung
4. Team-Time-Out

☐ a. wird im besten Fall außerhalb des OP am Vorabend des Eingriffs vom Operateur, dem aufklärenden Arzt oder einem erfahrenen Arzt des Behandlungsteams durchgeführt.

☐ b. wird im besten Fall mithilfe der aktiven Befragung des Patienten vom Operateur oder einem Facharzt durchgeführt.

☐ c. Überprüfung der Patientenidentität unmittelbar vor Schnitt und wird im besten Fall durch den Operateur initiiert.

☐ d. Überprüfung der Patientenidentität unmittelbar vor Eintritt in den OP-Saal und wird durch den Arzt oder Pflegepersonal/ATA durchgeführt.

Katheterisieren der Harnblase

22.6 Kreuzen Sie die zwei richtigen Aussagen zur Katheterisierung der Harnblase an!

☐ a. Je nach Indikation wird entweder ein Einmalkatheter oder ein Dauerkatheter gelegt.

☐ b. Der Blasenkatheter wird erst gelegt, wenn der Patient narkotisiert ist. Auf die Intimsphäre des Patienten ist Rücksicht zu nehmen.

☐ c. Die Wahl des Katheterdurchmessers (Charrière) hängt ausschließlich vom Geschlecht des Patienten ab und ist dementsprechend standardisiert.

☐ d. Die weiblichen Patienten werden zur Katheterisieren in Steinschnittlage gelagert.

☐ e. Die chirurgische Händedesinfektion erfolgt vor Beginn des Katheterisierens.

22.7 Welche Handlungsabfolge ist richtig? Bringen Sie die Schritte für das Legen des Harnblasenkatheters bei der Frau in die richtige Reihenfolge!

☐ a. Reinigung des Genitalbereichs.

☐ b. Das sterile Gleitgel vorsichtig instillieren und die Katheterspitze ebenfalls mit dem Gleitmittel benetzen.

☐ c. Desinfektion der großen Schamlippen (Labien) vom Schambein ausgehend in Richtung des Anus, mittels Pinzette und je einem Tupfer.

☐ d. Kontrolle der Blockung durch vorsichtiges Zurückziehen des Katheters.

☐ e. Aufnehmen des Blasenkatheters je nach gewählter Verfahrensweise.

☐ f. Desinfektion der kleinen Schamlippen auf dieselbe Art mit je einem Tupfer. Desinfektion der Harnröhreneinmündung.

☐ g. Anschluss des Katheters an einen sterilen Katheterbeutel.

☐ h. Einführen des Katheters in die Harnröhrenöffnung und langsames, vorsichtiges Vorschieben, bis der Urin abfließt.

☐ i. Ein Tupfer wird auf den Vaginaeingang gelegt und verbleibt dort während des Katheterisierens.

☐ j. Nach nochmaligem Vorschieben des Katheters wird der Katheterballon mit Blockungsflüssigkeit aufgefüllt.

22.8 Harnblasenkatheter beim Mann: Ergänzen Sie folgenden Text Auswahl ▶ *12 Uhr – Absenken – gebogenen – gedreht – Harnröhre – Krümmungen – Paraphimose – Strecken – Tiemann*

Die ... durch leichten Zug am Penis strecken und die Spitze des Katheters vorsichtig einführen. Wird ein ...-Katheter verwendet, muss darauf geachtet werden, dass die Spitze nach oben in Richtung ... zeigt. Weiteres langsames Vorschieben, wobei die beiden physiologischen ... der männlichen Harnröhre einmal durch ... und dann durch ... des Penis überwunden werden. Nach der Katheterisierung des Mannes ist darauf zu achten, dass die Vorhaut wieder über die Eichel geschoben wird, um eine ... zu vermeiden. Tiemann- und Mercier-Katheter dürfen wegen der ... Spitze nicht ... werden.

23 OP-Tische und Patientenpositionierung auf dem Operationstisch

Ellen Rewer und Traute Sauer

🔊 Lernziele

Kompetenzschwerpunkt 1
Kompetenzschwerpunkt 3
Kompetenzschwerpunkt 5
Kompetenzschwerpunkt 6
Kompetenzschwerpunkt 8

Operationstische

23.1 Welche vier Anforderungen muss ein OP-Tisch erfüllen?

☐ a. OP-Tische lassen sich mittels Fernbedienung flexibel in der Höhe, der Seitenneigung, der Neigung der Beine oder des Oberkörpers verstellen.

☐ b. Die Liegefläche ist in Segmente eingeteilt, die entsprechend verändert und für entsprechende Lagerungen genutzt werden können.

☐ c. Zur Vermeidung von Lagerungsschäden sind die Auflagen der OP-Tische mit speziellen nicht elektrisch leitfähigen weichen Matten oder Gelkissen gepolstert.

☐ d. OP-Tische unterliegen nicht dem Medizinproduktegesetz.

☐ e. Alle OP Tische sind für Körperlasten bis zu 360 kg Körpergewicht geeignet und zugelassen.

☐ f. Jeder OP-Tisch benötigt entsprechendes Zubehör, um die gewünschte Lagerung optimal durchführen zu können. Hier wird unterschieden in fest installierbare und flexibel einsetzbare Hilfsmittel.

23.2 Nennen Sie je drei Beispiele für fest installierbare und flexibel einsetzbare Hilfsmittel!

Fest installierbare Hilfsmittel:

_____

_____

_____

_____

_____

_____

Flexibel einsetzbare Hilfsmittel:

_____

_____

_____

_____

_____

_____

Operationslagerungen

23.3 Welche zwei Aussagen zu Operationslagerungen sind falsch?

☐ a. Die Lagerung dient dazu, dem Operateur einen optimalen Zugang zum Operationsgebiet zu gewährleisten. Dabei spielen die anatomischen und physiologischen Voraussetzungen des Patienten eine untergeordnete Rolle.

☐ b. Die Operationslagerung ist eine ärztliche Aufgabe, die nicht an ausgebildetes OP-Pflegepersonal delegiert werden darf.

☐ c. Die Lagerung muss so erfolgen, dass intraoperativ Lageveränderungen, Wechsel einer Operationstechnik (z. B. von einem laparoskopischen zu einem offenen Eingriff oder eine Schnitterweiterung) problemlos möglich sind.

□ d. Die Lagerung, Abweichungen vom Standard und deren Begründung werden dokumentiert.

23.4 Ordnen Sie die Lagerungen den Beschreibungen zu!

1. Bauchlagerung
2. Extensionslagerung
3. Halbsitzende Lagerung
4. Rückenlagerung
5. Seitenlagerung
6. Steinschnittlagerung

□ a. Anwendung bei vielen Baucheingriffen, im Bereich der Unfallchirurgie und Neurochirurgie und Operationen am Thorax mit Eröffnung des Brustkorbs. Im Bedarfsfall kann der Tisch seitlich und in seiner Längsachse gedreht und die Höhe des Tisches eingestellt werden.

□ b. Anwendung bei Eingriffen an der Schulter, an der Mamma oder an der Schilddrüse.

□ c. Anwendung bei Operationen in der Unfallchirurgie und Orthopädie am Hüftgelenk und Oberschenkel, z. B. bei Schenkelhalsfrakturen.

□ d. Anwendung bei Eingriffen am Rücken und am Gesäß. Das Drehen des Patienten erfolgt nach der Narkoseeinleitung.

□ e. Anwendung bei Eingriffen am Thorax, an den Nieren oder in der Endoprothetik beim Hüftgelenk.

□ f. Anwendung bei gynäkologischen, urologischen und proktologischen Eingriffen. Der Patient liegt auf dem Rücken und die Beine sind gespreizt mit ca. 45°- bzw. 90°-Beugung im Hüft- und Kniegelenkbereich.

23.5 Welche Lagerung ist hier beschrieben? Bei einer … wird der Patient achsengerecht unter Stabilisation der Wirbelsäule gedreht. Tubus und venöse Zugänge werden gesichert oder ggf. diskonnektiert. Der Kopf wird in der Kopfschale oder in einem Kopfring so platziert, dass kein Druck auf Auge, Nase, Ohr und N. facialis ausgeübt und die Halswirbelsäule nicht überstreckt wird. Es muss ein freier Zugang zu den Atemwegen bestehen. Die Arme werden auf Armauslegern seitlich neben dem Kopf oder am Körper mit einem Ulnarisschutz angelagert werden. Die Unterschenkel werden unterpolstert, zur Entlastung der Patellae (Kniescheiben) und unter die Fußgelenke wird eine Rolle geschoben. Die Füße rotieren leicht nach außen, so wird der Druck auf Nerven und Sehnen im Fußrücken vermieden. Bei Männern muss darauf geachtet werden, dass der Penis und das Skrotum frei und weich gelagert sind. Bei Frauen muss die Brust gepolstert sein.

23.6 4.26 Welche Nerven sind bei einer Steinschnittlagerung besonders gefährdet?

_____

_____

_____

_____

_____

_____

24 Prophylaxen

Ellen Rewer und Traute Sauer

🔄 **Lernziele**

Kompetenzschwerpunkt 1
Kompetenzschwerpunkt 2
Kompetenzschwerpunkt 3
Kompetenzschwerpunkt 5
Kompetenzschwerpunkt 7
Kompetenzschwerpunkt 8

24.1 Definieren Sie den Begriff „Dekubitus"!

Feuchtigkeit, Gewicht, Medikamente, Scher- und Reibungskräfte, Vorerkrankungen

Extrinsische Faktoren:

24.2 Bitte kreuzen Sie jeweils die drei richtigen Aussagen an

□ a. Ein hoher Druck in kurzer Zeit bewirkt eine größere Schädigung als ein niedriger Druck über einen langen Zeitraum.

□ b. Der Schweregrad 1 kennzeichnet die nicht ablassende, umschriebene Hautrötung bei intakter Haut.

□ c. Die Stadieneinteilung nach NPUAP beschreibt 4 Grade.

□ d. Im Hinblick auf die Entstehung von Dekubitus sind die Flächen am Körper, an dem der Druck von innen (Knochen, Knorpel) durch Druck von außen (Falten in Unterlagen, Einschnürungen) verstärkt wird, wesentlich gefährdeter.

Intrinsische Faktoren:

24.3 Welche Körperstellen sind besonders dekubitusgefährdet? (4)

24.5 Nennen Sie vier Möglichkeiten zur Dekubitusprophylaxe

24.4 Ordnen Sie die einzelnen Risikoelemente für eine Dekubitusentstehung den u. g. Faktoren zu
Risikoelemente: Auswahl ▶ _Alter, Bewegungseinschränkungen, Druck und Zeit,_

24.6 Bitte kreuzen Sie die zwei richtigen Aussagen zu prophylaktischen Thrombosemaßnahmen an

□ a. Venenkompressionssysteme (IPK, „intermittierende pneumatische Kompression"), deren Beinmanschetten sich an die Beine anmodellieren lassen, eignen sich nur für alte und immobile Patienten.

☐ b. Extrem harte oder falsch platzierte Rollen unter den Kniegelenken erhöhen den Druck auf die Gefäße und können diese komprimieren.

☐ c. Medizinische Thrombosestrümpfe erzielen auch bei korrektem Sitz keine positive Wirkung und dürfen aus hygienischen Gründen nicht im OP verwendet werden.

☐ d. Frühmobilisation und ausreichende Flüssigkeitsgabe reduzieren die Gefahr einer Thrombose.

24.7 Nennen Sie vier Aspekte des patientenorientierten Wärmemanagements und warum es unerlässlich ist

_____

_____

_____

_____

_____

_____

25 Präoperative Saalvorbereitung

Ellen Rewer und Traute Sauer

🎯 **Lernziele**

Kompetenzschwerpunkt 1
Kompetenzschwerpunkt 3
Kompetenzschwerpunkt 6
Kompetenzschwerpunkt 8

25.1 Welche Tätigkeit gehört nicht zum Gerätecheck? (1)

☐ a. Das HF-Gerät wird eingeschaltet und der Funktionstest durchgeführt.

☐ b. Der Sauger wird getestet.

☐ c. Die Operationssatelliten werden angestellt und auf ihre Funktion getestet.

☐ d. Alle zusätzlich benötigten Geräte werden in den Saal geschoben, positioniert und gemäß MPDG auf ihre Funktion getestet.

☐ e. Alle verwendeten Geräte werden mit ihrer Gerätenummer in der OP-Dokumentation des Patienten eingetragen.

25.2 Welche vier Aussagen über das Öffnen von Sterilgut und Verbrauchsmaterialien sind richtig?

☐ a. Öffnung der sterilen Sets erfolgt in hygienisch sinnvoller Reihenfolge und ohne über die Sterilfläche zugreifen.

☐ b. Sterilgut und Verbrauchsmaterialien werden auf ihre Unversehrtheit überprüft.

☐ c. Zum Öffnen einer Peelpackung werden die Ränder vorsichtig auseinandergezogen, sodass die Packung an den Schweißnähten geöffnet werden kann.

☐ d. Material wird nicht über sterilen Flächen angereicht, notfalls wird es mit genügend Abstand zum steril abgedeckten Tisch darauf geworfen.

☐ e. Implantate werden grundsätzlich erst nach Aufforderung des Operateurs und der visuellen Überprüfung auf die richtige Größe kurz vor Implantation geöffnet.

25.3 Worauf ist bei der präoperativen Kürzung von Körperbehaarung zu achten? (2)

☐ a. Die Rasur erfolgt mit Clippern (elektrische Rasierer), bei dem die Haare nicht rasiert, sondern auf wenige Millimeter gekürzt werden.

☐ b. Auf eine Rasur im Gesichtsbereich kann aus kosmetischen Gründen nicht verzichtet werden.

☐ c. Behaarte Knochenkanten und Sehnen sind ebenfalls von der Rasur ausgenommen, da das Rasieren direkt auf Knochenvorsprüngen zu Verletzungen führen kann und damit das Infektionsrisiko steigt.

☐ d. Faltenreiche Hautareale werden für die Haarkürzung gestrafft.

☐ e. Die Rasur erfolgt immer sehr großzügig, damit eine Erweiterung des Operationsgebietes jederzeit möglich ist.

25.4 Was ist bei der Versorgung von Gewebeproben zu beachten? (2)

☐ a. Die Versorgung der Operationspräparate und der Untersuchungsmaterialien werden grundsätzlich vom Operateur versorgt und für die entsprechenden Untersuchungen vorbereitet.

☐ b. Das Untersuchungsmaterial wird entweder von dem Instrumentierenden direkt in den Behälter gefüllt oder in einer sauberen Nierenschale mit Springer abgegeben, sodass dieser auf Handschuhe verzichten kann.

☐ c. Gewebeproben werden in passende Behältnisse gegeben und sicher verschlossen. Die Beschriftung erfolgt immer auf dem Behälter sein, niemals auf dem Deckel des Gefäßes. Bei mehreren Gewebeproben ist auf eine korrekte Nummerierung der Proben auf dem Gefäß und dem Begleitschein zu achten.

☐ d. Die zu verwendenden Fixier- und Transportlösungen sowie das Vorgehen sind von der Abteilung für Pathologie als Richt- und Leitlinie bzw. Standard festgelegt.

25.5 Nennen Sie drei Gründe, warum Formalin für die Fixierung von Präparaten geeignet ist

_____

_____

_____

_____

_____

25.6 Was ist der Unterschied zwischen einem Fixierschnitt und einem Schnellschnitt?

_____

_____

_____

_____

_____

25.7 Um welche Untersuchungsart handelt es sich? Ziel einer … ist die Diagnostik einzelner herausgelöster Zellen. Vorgehen: Öffnen der sterilen Verpackung und Annahme des Trägers durch den Instrumentierenden – Entnahme des Untersuchungsmaterials – Rückführen des Watteträgers in das Transportröhrchen. Verschluss und Beschriftung durch den Springer.

25.8 Bitte kreuzen Sie die vier richtigen Aussagen zur postoperativen Springertätigkeit und Saalaufbereitung an

☐ a. Der Springer unterstützt beim Anlegen des Wundverbandes, z. B. durch Hochhalten der Extremität, durch Vorbereiten von Pflasterstreifen oder des anzulegenden Gips.

☐ b. Während des Wundverbands wird die Lagerung aufgehoben und die Lagerungshilfsmittel entfernt und zur Desinfektion bereit gelegt.

☐ c. Im Rahmen der Übergabe an den Aufwachraum erfolgt die abschließende Kontrolle auf Lagerungsschäden und ggf. die Dokumentation in der Patientenakte.

☐ d. Untersuchungsmaterial für die Histologie und Bakteriologie werden abschließend dokumentiert und für den Versand bzw. die Abholung vorbereitet.

☐ e. Das Reinigungspersonal wird benachrichtigt, alle verwendeten Lagerungshilfsmittel, Geräte und Gegenstände zur Desinfektion bereitgelegt.

☐ f. Parallel zur Saalreinigung wird die Pfle-
gedokumentation wird überprüft, abgeschlossen und der nächste Eingriff vorbereitet.

**25.9 Mit welchen Maßnahmen kann die Wechsel-
zeit so kurz wie möglich gehalten werden? (3)**

_____

_____

_____

_____

_____

_____

26 Der Managementbegriff im OP-Bereich

Ellen Rewer und Traute Sauer

🔓 **Lernziele**

Kompetenzschwerpunkt 1
Kompetenzschwerpunkt 3
Kompetenzschwerpunkt 7

**26.1 Welche zwei Kernziele gehören nicht zu ei-
ner DRG-konformen OP-Organisation?**

☐ a. Kostenreduktion

☐ b. Reduktion von Personal

☐ c. Produktivitätssteigerung

☐ d. Einhaltung von Qualitätsvorgaben

☐ e. Imagesteigerung durch gezielte Marke-
tingstrategien

☐ f. Erhöhung der Patienten- und Mitarbeiterzufriedenheit

**26.2 Erklären Sie Begriffe „OP-Statut" und „OP-
Plan". Nennen Sie einen elementaren Unterschied**

_____

_____

_____

_____

_____

**26.3 Nennen Sie die drei Basisinformationen, die
ein OP-Plan enthalten sollte!**

_____

_____

_____

_____

_____

**26.4 Begründen Sie in einem Satz den Vorteil ei-
ner Holding Area!**

_____

_____

_____

_____

_____

27 Aufgaben des Instrumentierdienstes

Ellen Rewer und Traute Sauer

🔵 Lernziele

Kompetenzschwerpunkt 1
Kompetenzschwerpunkt 2
Kompetenzschwerpunkt 3
Kompetenzschwerpunkt 5
Kompetenzschwerpunkt 8

Operationsvorbereitung

27.1 Beantworten Sie bitte Warum hängen Kenntnisse über den OP-Plan und die Zusammenstellung der Instrumentensiebe und der Einmalmaterialien eng zusammen?

_____

_____

_____

_____

_____

_____

27.2 Erklären Sie den Begriff „sterile Zone"!

_____

_____

_____

_____

_____

_____

27.3 Zwei Prinzipien der Instrumentenanordnung auf den steril bezogenen Instrumentiertischen sind?

☐ a. Der Tischaufbau sollte übersichtlich sein. Je mehr Instrumente auf dem In-

strumentiertisch liegen, umso schwieriger ist es den Überblick zu behalten.

☐ b. Jedes, nach der Testung, funktionsuntüchtige Instrument wird aussortiert – der Operateur wird über die nicht vorhandenen Instrumente informiert und kann seine Technik darauf abstimmen.

☐ c. Um den Überblick über die Anzahl der Instrumente auf dem Instrumentier- und Beistelltisch zu behalten, sollten nur paarige bzw. Instrumentarium in einer geraden Anzahl bereitgelegt werden. Ausnahmen werden durch Standards geregelt.

☐ d. Die Skalpelle liegen aufgrund der Perforationsgefahr des Abdeckmaterials nicht ungeschützt auf der einlagigen Abdeckung des Instrumentiertischs. Mehrlagiges Abdeckmaterial stellt kein Hinderungsgrund dar.

Zählkontrollen

24.4 Warum hat aus juristischer Sicht die Zählkontrolle für OTA eine hohe Bedeutung?

_____

_____

_____

_____

_____

_____

27.5 Kreuzen Sie die drei richtigen Aussagen an!

☐ a. In Deutschland existiert bisher keine bundeseinheitliche Regelung zur Standardisierung und Dokumentation der Zählkontrolle im OP-Saal.

☐ b. Die Arbeitsgruppe Aktionsbündnis Patientensicherheit propagiert in ihrer Handlungsempfehlung eine interdisziplinäre und berufsgruppenübergreifende Erarbeitung und schriftliche Festlegung von Standards der Zählkontrollen, deren Dokumentation und die Erarbeitung entsprechender Ablaufprotokolle.

☐ c. Die Zählkontrolle wird bei kleinen (z. B. ambulanten und MIC) Eingriffen aufgrund des geringen Risikos nicht notwendig.

☐ d. Laut Aktionsbündnis Patientensicherheit e. V. stellen Notfalleingriffe, der Wechsel des Pflegepersonals, Patienten mit hohem Blutverlust oder starken Übergewicht ein erhöhtes Risiko dar. Aus diesem Grund wird die Zählkontrolle hier unbedingt empfohlen.

27.6 Welche Prinzipien sind bei der Durchführung der Zählkontrolle unbedingt zu beachten? (3)

☐ a. Der Instrumentierende und der Springer sind dazu angehalten alle zusätzlich angereichten Materialien (z. B. Kompressen, Tupfer, Bauchtücher, Nadel-Faden-Kombinationen usw.) nach dem Vier-Augen-Prinzip zu zählen.

☐ b. Alle Materialien, welche durch den Operateur und/oder seinen Assistenten während der Operation zurückgegeben worden sind, sind auf Vollständigkeit zu überprüfen.

☐ c. Offizielle Zählkontrollen erfolgen grundsätzlich rechtzeitig vor dem Ende der Operation, damit dem Operateur während der Zählkontrolle genügend Zeit für den Wundverschluss bleibt.

☐ d. Der Operateur informiert über die Art, die Anzahl und die Lokalisation von allen vorübergehend und/oder dauerhaft beabsichtigt in den OP-Situs eingebrachten Materialien und dokumentiert diese.

☐ e. Eventuelle Zweifel an der Zählkontrolle werden vom OP-Team dokumentiert und in der Teambesprechung thematisiert.

Instrumentation

27.7 Über welche Fähigkeiten sollte die sterile Assistenz zur Instrumentation verfügen? (4)

☐ a. Kenntnisse über chirurgisch relevante Anatomie und Operationsabläufe sind Voraussetzungen, um die Instrumente und Materialien für die jeweiligen Eingriffe zielgerichtet vorbereiten zu können.

☐ b. Der Einblick in den Operationssitus ist Voraussetzung, um übersichtlich instrumentieren und jederzeit das benötigte Instrument anreichen zu können.

☐ c. Können die Größenverhältnisse der Teammitglieder nicht ausgeglichen werden, ist der Operateur aufgefordert jedes benötigte Instrument mit der genauen Bezeichnung anzusagen.

☐ d. Die Standardisierung der Instrumente auf dem Instrumentiertisch ist Voraussetzung um ein schnelles übersichtliches Instrumentieren zu gewährleisten und unnötige Verzögerungen zu vermeiden.

☐ e. Fähigkeit des konzentrierten Arbeitens ist Voraussetzung, um rechtzeitig Abweichungen vom geplanten OP-Verfahren zu erfassen bzw. um zügig auf Komplikationen reagieren zu können.

☐ f. Fähigkeit zur Kommunikation mit dem Springer, um laut und deutlich anzuordnen, dass rechtzeitig weitere Materialien beschafft oder angereicht werden.

27.8 Was muss im Umgang mit den Instrumenten introperativ beachtet werden? (3)

☐ a. Kenntnisse über die verschiedenen Grund- und Zusatzinstrumente und deren Funktion in den einzelnen chirurgischen Disziplinen.

☐ b. Forderungen alle Instrumente mit Namen zu kennen, ist aufgrund der Abteilungsgrößen und Vielzahl der Instrumente nicht mehr durchsetzbar.

☐ c. Instrumente müssen korrekt entsprechend ihrer Funktion eingesetzt und sorgfältig behandelt werden, um einen vorzeitigen Verschleiß oder sogar Beschädigungen zu vermeiden.

☐ d. Das korrekte und zügige Anreichen der unterschiedlichen Instrumente, damit diese vom Operateur und dessen Assistenten sofort einsatzbereit sind.

Regeln und Maßnahmen des Arbeitsschutzes

27.9 Zu welchen Tätigkeiten gehört das Arbeiten in einer Operationsabteilung?

_____

_____

_____

_____

_____

_____

27.10 Um welche Vorschrift handelt es sich? Festlegung von Maßnahmen, die im Umgang mit infektionserregenden und schädlichen Stoffen ergriffen werden müssen. Konkret sind dort Regeln und Anweisungen hinterlegt, um im Fall einer Verletzung korrekt reagieren zu können.
- ☐ a. Infektionsschutzgesetz (IfSG)
- ☐ b. Technische Regel für Biologische Arbeitsstoffe 250
- ☐ c. Medizinproduktegesetz
- ☐ d. Kommission für Krankenhaushygiene und Infektionsprävention (KRINKO)

27.11 Bitte kreuzen Sie die vier richtigen Aussagen zu den Schutzmaßnahmen im OP an
- ☐ a. An Händen und Unterarmen darf kein Schmuck getragen werden, um eine hygienische Händedesinfektion zu gewährleisten.
- ☐ b. Das Tragen von Schutzkleidung und Mundschutz ist obligat.
- ☐ c. Bei der Gefahr von Tröpfcheninfektion (z. B. Spülungen beim Sägen und Bohren in der Traumatologie, bei Gefäßoperationen, beim Ablassen des Gases im Rahmen der MIC) stellt der Arbeitgeber ausreichend Schutzbrillen zur Verfügung. Ein Visier am Mundschutz gilt ebenfalls als Schutz.
- ☐ d. Scharfe Gegenstände werden schon während der OP in einer dickwandigen Plastiktüte direkt am Instrumentiertisch entsorgt.

- ☐ e. Das Recapping von gebrauchten Kanülen zurück in die Plastikhülle vermindert die Verletzungsgefahr.
- ☐ f. Flüssigkeitsdichte Handschuhe müssen zur Verfügung stehen und getragen werden. Sie können zwischendurch mit Händedesinfektionsmittel desinfiziert werden.
- ☐ g. Bei Eingriffen mit hohem Verletzungs- und Perforationsrisiko empfehlen verschiedene Fachgesellschaften das Tragen von zwei Paar Handschuhen übereinander („double gloving").

27.12 Welche Maßnahmen werden bei einer Stichverletzung unverzüglich ergriffen? (3)
- ☐ a. Tätigkeit sofort unterbrechen und die Wunde ausbluten lassen sowie desinfizieren.
- ☐ b. Die Verletzung dokumentieren und dem Arbeitgeber bei der zuständigen Stelle (z. B. Betriebsarzt) gemeldet.
- ☐ c. Eine prophylaktische Krankschreibung von 14 Tagen beugt der Ausbreitung und Ansteckung von Personal und Patienten mit den Infektionserregern vor.
- ☐ d. Bei hoher Infektionsgefahr werden dann die entsprechenden Therapien und Prophylaxen eingeleitet

28 Grundlagen der Chirurgie

Ellen Rewer und Traute Sauer

🔄 **Lernziele**
> Kompetenzschwerpunkt 1
> Kompetenzschwerpunkt 2
> Kompetenzschwerpunkt 3
> Kompetenzschwerpunkt 5
> Kompetenzschwerpunkt 6
> Kompetenzschwerpunkt 8

Wunden

28.1 Ordnen Sie die mechanischen Wunden den jeweiligen Entstehungen zu
  1. Schnittwunden
  2. Platzwunden
  3. Schürfwunden
  4. Stichwunden
  5. Quetschwunden

6. Risswunden
7. Skalpierungsverletzung
8. Amputation
9. Bisswunden
10. Schusswunden

☐ a. entwickeln sich durch stumpfe Gewalt, die zur ausgeprägten Zerstörung verschiedener Hautschichten führen kann. Die Wundränder sind unregelmäßig.

☐ b. entstehen durch scharfe, schneidende Gegenstände (z. B. Skalpell) und haben glatte, leicht klaffende Wundränder. Sie bluten meist stark und heilen in der Regel primär bei chirurgischer Wundversorgung.

☐ c. sie entstehen nach Gewalteinwirkung durch einen spitzen Gegenstand (z. B. Messer). Von außen ist der entstandene Schaden oft aufgrund der kleinen, glattrandigen Öffnung nicht zu erkennen. Diese Wunden können in der Tiefe stark bluten und neigen zu Infektionen.

☐ d. können durch stumpfe Gewalteinwirkung hervorgerufen werden. Ausgedehnte Gewebezerstörungen, unregelmäßige Wundränder und auch tiefe Wundtaschen können vorhanden sein.

☐ e. entstehen durch Gewalteinwirkung unterschiedlich scharfer Gegenstände (z. B. Stacheldraht), bluten stark und sind sehr infektionsgefährdet. Die Wundränder sind häufig zerfetzt, unscharf begrenzt und müssen meist ausgeschnitten werden.

☐ f. Die Abtrennung einer Gliedmaße, verursacht durch scharfe Gewalt oder stumpfes Aus- bzw. Abreißen des Körperteils.

☐ g. Es handelt sich bei diesen Wunden um eine Kombination aus Stich- und Risswunde, die Wundränder sind gequetscht.

☐ h. Hier wird die Kopfschwarte durch stumpfe oder scharfe Gewalt teilweise abgerissen und nach genauer Untersuchung primär reimplantiert.

☐ i. Hier ist die Gewebezerstörung abhängig von der Art, Geschwindigkeit und Größe.

☐ j. sind oberflächliche Hautschichten betroffen. Diese Wunden bluten diffus,

sind schmerzhaft und oft stark verschmutzt. Sie heilen nach einer gründlichen Wundreinigung unter Schorf ab.

28.2 Nennen Sie die typischen fünf Zeichen für eine lokale Wundinfektion (5)

_____

_____

_____

_____

_____

Verbandlehre

28.3 Was wissen Sie über die Anlage eines Hartverbandes? Bringen Sie die Begriffe für die Anlage eines Hartverbandes in eine richtige Reihenfolge (von innen nach außen) und ordnen Sie die nachstehenden Erklärungen zu.

1. Hartmaterial
2. Fixierung
3. Unterzug
4. Überzug
5. Polsterung

☐ a. Um direkten Haut-Gips-Kontakt zu verhindern, überlappt die Polsterschicht den Gips an den Enden und wird anschließend um den Gipsrand geschlagen und ggf. mit Schlauchverband fixiert.

☐ b. Es werden Wattebinden angebracht, um Druckstellen zu vermeiden. Das muss insbesondere an Knochenvorsprüngen (Caput fibulae, Epikondylen etc.) und Nervenpartien sowie in den Zwischenfinger- bzw. Zwischenzehenräumen beachtet werden.

☐ c. Die Binden oder Longuetten werden kurz in kaltes Wasser getaucht, ausgedrückt und feucht anmodelliert. Jede einzelne Schicht wird mit der Hand glattgestrichen.

☐ d. Es wird eine feingekreppte und in Längsrichtung dehnbare Papierbinde (Krepppapierbinde) zirkulär von distal nach proximal um die Extremität gewickelt. Diese verhindert ein Durchnässen der darunterliegenden Schichten.

☐ e. Gipsverbände dürfen nicht direkt auf der Haut angelegt werden, daher wird zum Hautschutz ein Schlauchverband über die betroffene Extremität gezogen

Tumor-Klassifikationen

28.4 Welchen drei Aspekten muss eine Tumorklassifikation zugrunde liegen?

_____

_____

_____

_____

_____

_____

28.5 Die TNM – Klassifikation ist die gebräuchlichste international gültige Klassifikation maligner Tumore. Was beschreiben die einzelnen Buchstaben?

_____

_____

_____

_____

_____

Anatomie und Physiologie des Blutes

28.6 Bitte fügen Sie die fehlenden Begriffe ein Auswahl ▶ _4–6 Litern – Blutplättchen (Thrombozyten) – Elektrolyte – Glukose – Hormone – Kohlendioxid – rote Blutkörperchen (Erythrozyten) – Sauerstoff – Stoffwechselprodukte – Wärme – weiße Blutkörperchen (Leukozyten)_

Blut ist eine undurchsichtige Flüssigkeit, bestehend aus zellulären und frei gelösten Bestandteilen. Die zellulären Bestandteile

sind zum größten Teil …, des Weiteren … und … Der Anteil des Bluts beträgt beim Erwachsenen ca. 7 % des Körpergewichtes, das entspricht …

Mit dem Blut werden als Trägermedium für den Stoffwechsel notwendige Substrate zu den Organen transportiert und im Gegenzug … entfernt. Dazu gehört der Transport von … von den Lungen zu den Zellen und in der Gegenrichtung das produzierte …, das über die Lungen abgeatmet wird. Weitere Substanzen sind …, …, etc. Im Körper gebildete … werden an die spezifischen Wirkorte transportiert. In den Muskeln und Organen produzierte … wird aufgenommen und über die Lungen und die Hautoberfläche abgegeben.

28.7 Bitte kreuzen Sie die drei richtigen Aussagen zu Blutprodukten an

☐ a. Die Transfusion von Blutbestandteilen ist mit erheblichen Risiken behaftet und die Indikation muss in jedem Fall kritisch gestellt werden, d. h. Transfusionen sind nach Möglichkeit zu vermeiden.

☐ b. Die Indikation zur Transfusion kann auch durch den Laien gestellt werden.

☐ c. Die Blutgruppenbestimmung muss nicht zwingend beim aktuellen Krankenhausaufenthalt bestimmt werden, ein Nachweis, dass die Blutgruppe bereits von einer anderen Institution oder bei früheren Aufenthalten ermittelt wurde, ist ausreichend.

☐ d. Blutprobenabnahme für das Labor/die Blutbank, für die Verträglichkeitsprüfung („Kreuzprobe").

☐ e. Wenn die Kreuzprobe im Labor bzw. in der Blutbank durchgeführt wurde, ist eine Kontrolle mit dem „Bedside-Test" direkt am Patienten nicht erforderlich.

☐ f. Blutprodukte werden unter Überwachung transfundiert

29 Allgemein und Viszeralchirurgie

Ellen Rewer und Traute Sauer

🔄 **Lernziele**

Kompetenzschwerpunkt 1
Kompetenzschwerpunkt 2
Kompetenzschwerpunkt 3

Kompetenzschwerpunkt 5
Kompetenzschwerpunkt 6
Kompetenzschwerpunkt 7
Kompetenzschwerpunkt 8

Zugangswege der Chirurgie

29.1 Welche Kriterien sind bei der Schnittführung von operativen Eingriffen zu beachten?
☐ a. Bester Weg für den Patienten und für den Operateur den bekanntesten Weg.
☐ b. Gutes kosmetisches Ergebnis für den Patienten
☐ c. Genügend Platz, um schonend am Zielorgan arbeiten zu können.
☐ d. Offenes oder minimalinvasives Verfahren.

29.2 Ordnen Sie die Schnittführungen entsprechend den Markierungen zu! ◨ Abb. 10

_____

_____

_____

_____

_____

_____

29.3 Welcher Zugangsweg wird im Folgenden beschrieben? Benennen Sie für den Zugangsweg einen Vorteil! Zugangsweg wird für Eingriffe im Ober- und Unterbauch gewählt. Da die Rektusmuskulatur durchtrennt wird, ist die Blutstillung wichtig und die Narbenherniengefahr zu bedenken.

_____

_____

_____

_____

_____

29.4 Welche zwei Kriterien sind für die Zugangswege bei der minimal-invasiven Chirurgie zu berücksichtigen?
☐ a. In jedem Fall muss ein Pneumoperitoneum angelegt werden.
☐ b. Der Optiktrokar sollte möglichst dezentral positioniert werden, um hervorragende Lichtverhältnisse zu erreichen.
☐ c. Die Arbeitstrokare sollten Trinagulationsprinzip platziert werden, sodass sich

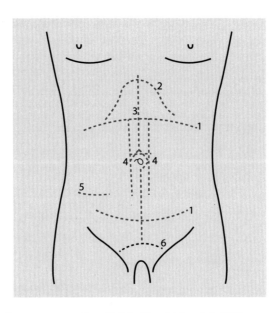

◨ **Abb. 10**   Gebräuchliche Zugangswege zur Bauchhöhle. (Aus: Liehn et al. 2023)

alle verwendeten Instrumente an einem Punkt treffen können.

- ☐ d. Die Anlage eines Pneumoperitoneums ist obligat, der Sicherheitstest ist nur bei Verwendung der Veress-Nadel erforderlich.

29.5 Ordnen Sie die drei Techniken der minimal-invasiven Chirurgie zu
1. Single-Port-Technik
2. Hasson-Technik:
3. NOTES-Technik:
- ☐ a. Zugang zum Erfolgsorgan erfolgt über eine natürliche Körperöffnung
- ☐ b. Optik- und Arbeitstrokare können über einen einzigen Trokar im Bereich des Nabels bedient werden
- ☐ c. Zugang und Einbringen des Trokars über eine Minilaparotomie

Hernien

29.6 Ordnen Sie die jeweiligen Bruchpforten in der Leistenregion ◻ Abb. 11 **den Hernien zu**

29.7 Warum stellt eine inkarzerierte Hernie eine Notfallindikation für eine Operation dar? (2)
- ☐ a. Unsachgemäße En-bloc-Reposition.

- ☐ b. Gefahr von Durchblutungsstörungen, wenn der Bruchinhalt aus Darmschlingen oder Darmwandabschnitten bestehen.
- ☐ c. Gefahr des Darmverschlusses sowie Nekrose der Darmwand und Peritonitis.

29.8 Ergänzen Sie die Aussagen zur Anatomie des Leistenkanals Auswahl ▶ *kaudal – kranial – Lig. teres uteri – medial – lateral – Leistenring – Samenstrang – 4–5 cm.*

Der Leistenkanal ist … lang und verläuft von … nach … und von … nach … Er umgibt beim Mann den … und bei der Frau das … Begrenzungen stellt der innere und äußere … dar.

29.9 Welche der folgenden vier Merkmale kennzeichnen den Samenstrang? (4)
- ☐ a. Ductus deferens
- ☐ b. Lig. sacrouterinum
- ☐ c. M. obturatorius
- ☐ d. M. cremaster
- ☐ e. A. spermatica
- ☐ f. V. obturatoria
- ☐ g. Urethra
- ☐ h. Plexus pampiniformis

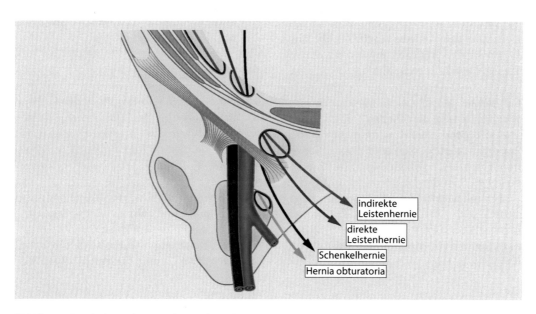

◻ **Abb. 11**   Bruchpforten in der Leistenregion. (Aus: Liehn, Sauer, Lengsdorf (Hrsg): OP-Pflege Prüfungswissen. 2. Aufl., 2016, Springer, Heidelberg)

29.10 Orden Sie die Beschreibungen der direkten oder indirekten Hernie zu

1. Indirekte Hernien:
2. Direkte Hernien:
- ☐ a. Senkrechter, innerer oder medialer Bruch
- ☐ b. Schräger, äußerer oder lateraler Bruch
- ☐ c. Treten „direkt" auf halber Strecke und damit medial der epigastrischen Gefäße in den Leistenkanal ein
- ☐ d. Treten am inneren Leistenring und damit lateral der epigastrischen Gefäße in den Leistenkanal ein

29.11 Ordnen Sie die Besonderheiten des Bruchpfortenverschlusses den verschiedenen Techniken zu

1. Laparoskopische Hernioplastik:
2. Shouldice:
3. Lichtenstein:
- ☐ a. Spannungsfreier Bruchpfortenverschluss und Verstärkung der Hinterwand des Leistenkanals durch Implantation eines Kunststoffnetzes
- ☐ b. Anatomische Rekonstruktion der Hinterwand des Leistenkanals durch die Doppelung der Fascia transversalis
- ☐ c. Die Bruchpforte wird immer mit einem resorbierbaren oder teilresorbierbaren Kunststoffnetz weiträumig abgedeckt. Dadurch wird die gesamte schwache Fascia transversalis verstärkt. Die Hinterwandverstärkung erfolgt im Bereich der Fascia transversalis

29.12 Welche endoskopische Versorgung einer Leistenhernie wird beschrieben? Die Bauchhöhle wird bei diesem Zugang nicht eröffnet. Über einen kleinen paraumbilikalen Schnitt wird ein spezieller Dilatationstrokar in einen Raum zwischen der Hinterwand des M. rectus abdominis und dem Peritoneum eingebracht. Durch Auffüllen des Ballons entsteht ein präperitonealer Raum, der so groß sein muss, dass ein die Bruchpforte weit überra- gendes Kunststoffnetz eingebracht werden kann.

_____

_____

_____

_____

_____

29.13 Welche zwei Aussagen zur Versorgung von Narbenhernien sind falsch?

- ☐ a. Intakte Faszienränder müssen für die Rekonstruktion dargestellt werden.
- ☐ b. Die Eröffnung des Bruchsacks erschwert die Rekonstruktion und birgt die Gefahr eines erneuten Rezidivs.
- ☐ c. Die Versorgung erfolgt standardmäßig mit nichtresorbierbaren Kunststoffnetzen.
- ☐ d. Das Netz muss breitflächig an den Bruchrändern fixiert werden. Dabei wird der Kontakt zur Darmoberfläche vermieden.
- ☐ e. Sowohl die Platzierung des Netzes auf dem hinteren Blatt der Rectusscheide und der Faszia transversalis als auch auf der Faszie sind möglich.

Ösophagus

29.14 Bitte fügen Sie die Begriffe in den Lückentext ein! Auswahl ▶ *Bifurkation – Diaphragma – Divertikel – engste – erste – Halswirbels – hinter – Killian-Dreieck – Laimer-Dreieck – linken – Speiseröhre – Zwerchfellenge*

Die Speiseröhre (Ösophagus) beginnt auf Höhe des 6. … und führt … der Trachea hinab durch das … in den Magen.

Der Ösophagus verläuft durch drei Engstellen: Die … und zudem … Stelle befindet sich im Bereich des Ringknorpels und wird als Ringknorpelenge bezeichnet. In Höhe der … der Trachea wechselt die Aorta ihren Verlauf um den Ösophagus herum und verursacht zusammen mit dem … Hauptbronchus die zweite Enge, die sog. Aortenenge. Die dritte Enge befindet sich im Durchtritt des Ösophagus durch das Diaphragma und wird deshalb als … bezeichnet.

Darüber hinaus gibt es muskuläre Schwachstellen, das … und das …, an denen sich … bilden können. Besondere Aufmerksamkeit bei Operationen am Ösophagus gilt dem V. vagus der mit beiden Ästen auf der Vorder- und Hinterseite der … verläuft.

29.15 Bitte kreuzen Sie die drei richtigen Aussagen (3) an

□ a. Das Zenker-Divertikel entsteht am häufigsten am Killian-Dreieck.
□ b. Die Entfernung des Divertikels erfolgt entweder durch eine Abtragung mit einem Klammernahtinstrument oder durch eine endoskopische Durchtrennung der Scheidewand.
□ c. Bei Fehlfunktion des unteren Ösophagusspinkters entsteht oftmals eine Refluxösophagitis, die bei längerer Dauer die Entstehung eines Ösophaguskarzinoms begünstigt.
□ d. Die Therapie der Refluxösophagitis erfolgt ausschließlich konservativ.

29.16 Welche vier Aussagen treffen für die operative Versorgung eines Ösophaguskarzinoms zu?

□ a. Nur durch eine radikale Entfernung des tumortragenden Abschnittes der Speiseröhre mit den dazugehörigen Lymphknoten kann bei einem Ösophaguskarzinom eine dauerhafte Heilung erzielt werden.
□ b. Die Lage des Tumors entscheidet über die operative Vorgehensweise.
□ c. Die subtotale Entfernung des Ösophagus wird in der Regel von links über einen abdominalen und einen thorakalen Zugang durchgeführt.
□ d. Die Ernährung des Magenschlauchs wird durch die A. gastrica dextra und A. gastrica sinsitra gewährleistet.

□ e. Die Wiederherstellung der Passage erfolgt über eine Ösophagogastrostomie.
□ f. Die Ösophagogastrostomie kann sowohl per Hand- als auch per Stapleranastomose erfolgen.

Zwerchfell

29.17 Welche vier Strukturen ziehen durch das Zwerchfell?

□ a. Aorta descendens
□ b. Rechter Hauptbronchus
□ c. Ductus thoracicus
□ d. V. pulmonalis dextra inferior
□ e. Ductus thoracicus
□ f. Ösophagus
□ g. R. phrenicoabdominalis sinister des N. phrenicus
□ h. N. vagus
□ i. V. cava inferior
□ j. V. cava superior

29.18 Welche Operation gilt als die typische operative Versorgung einer Hiatushernie?

_____

_____

_____

_____

_____

Magen

29.19 Nennen Sie die fünf Abschnitte des Magens

_____

_____

_____

_____

_____

29.20 Die Lage des Magens ist durch verschiedene Gewebestrukturen sichergestellt. (5)
Fixierung der Kardia am …

- Fixierung mit der kleinen Kurvatur durch das …
- Fixierung mit der großen Kurvatur durch das …, … und …

29.21 Fügen Sie bitte in der ◼ Abb. 12 **die folgenden fehlenden Gefäßbezeichnungen ein!** Auswahl ▶ *A. gastrica dextra – A. gastrica sinistra – A. splenica – Tr. coeliacus – A. gastromentalis dextra – A. gastroomentalis sinsistra – A. hepatica communis*

29.22 In welches Gefäß erfolgt die venöse Drainage des Magens? Die venöse Drainage erfolgt in die
- □ a. V. portae
- □ b. V. cava inferior

29.23 Bitte kreuzen Sie die drei richtigen Aussagen an Ein Ulkus
- □ a. wird je nach Lokalisation zwischen Ulcus ventriculi und dem Ulcus duodeni unterschieden.
- □ b. erfordert einen operativen Eingriff, wenn es in die freie Bauchhöhle perforiert.
- □ c. wird je nach Größe des Defekts chirurgisch mittels Exzision und anschließender Übernähung therapiert.
- □ d. wird chirurgisch mittels Quadrantenumstechung und Ligatur der A. gastrica dextra therapiert.

29.24 Beschriften Sie die folgende ◼ Abb. 13 **zum Resektionsausmaß beim Magenkarzinom** Auswahl ▶ *erweiterte totale Gastrektomie mit Pankreaslinksresektion und Splenektomie – subtotale Magenresektion – totale Gastrektomie – transhital erweiterte totale Gastrektomie unter Mitnahme des distalen Ösophagus*

29.25 Ordnen Sie die beschriebenen OP-Techniken bzw. Prinzipien der Rekonstruktion nach Billroth I oder Billroth II zu
- □ a. Duodenalblindverschluss
- □ b. Rekonstruktion der gastrointestinalen Passage als Gastrojejunostomie
- □ c. Braun-Fußpunktanastomose
- □ d. Rekonstruktion der gastrointestinalen Passage als Gastroduodenostomie

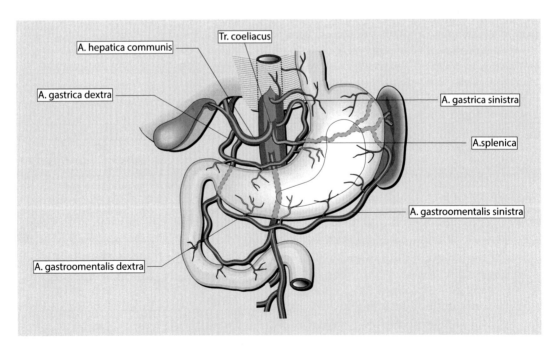

◼ **Abb. 12** Arterielle Gefäßversorgung des Magens. (Aus: Liehn et al. 2023)

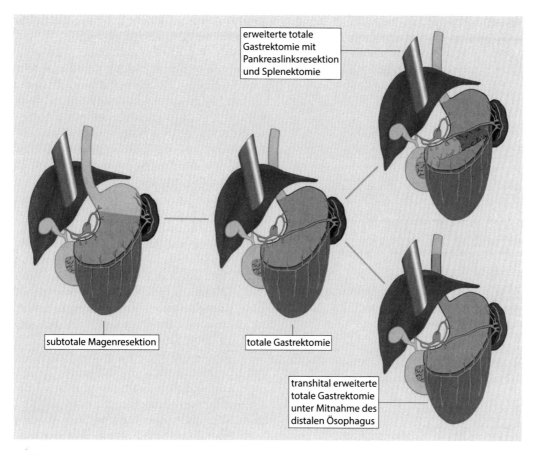

□ Abb. 13 Resektionsausmaß beim Magenkarzinom. (Aus: Liehn et al. 2023)

Billroth I:

Billroth II:

Adipositaschirurgie

29.26 Nennen Sie drei OP-Verfahren in der bariatrischen Chirurgie (Adipositaschirurgie)!

_____

_____

_____

_____

_____

_____

29.27 Auf welche zwei Effekte basieren die unterschiedlichen Operationsverfahren zur Behandlung der Fettleibigkeit?

_____

_____

_____

_____

_____

29.28 Warum stellt die Lagerung in der Adipositaschirurgie eine Herausforderung für die Mitarbeiter dar?

_____

_____

_____

_____

_____

Dünn- und Dickdarm

29.29 Ergänzen Sie die richtigen Aussagen für die Anatomie des Dünn- und Dickdarms!

Auswahl ▶ _1,5 – 3 – 3 – Bauhin-Klappe – Duodenum – Ileozäkalklappe – Ileum – Jejunum – Kolon – Pylorus – Rektum – Zäkum_

Der Dünndarm ist mehr als … Meter lang und gliedert sich in folgende … Abschnitte: …, …, … Er beginnt am … und endet an der … (   ). Der Dickdarm hat eine Länge von ca. … Meter und gliedert sich in folgende 3 Abschnitte: …, …, …

29.30 Bitte kreuzen Sie die vier richtigen Aussagen zum Krankheitsbild Appendizitis an

☐ a. Eine Appendizitis kann akut oder in rezidivierender chronischer Form auftreten.

☐ b. Ursache für eine Infektion kann u. a. der Verschluss des Appendixlumens durch Kotsteine oder Narbenstränge sein.

☐ c. Ziehender Schmerz im Oberbauch gilt als hinweisendes Zeichen.

☐ d. Sichere Krankheitszeichen sind der Loslassschmerz, McBurney- und Lanz-Zeichen. Daher ist eine Sonographie nicht indiziert.

☐ e. Komplikationen einer Appendizitis sind: Perforation, Peritonitis, Abzessbildung oder Entwicklung eines appendikularen Infiltrats.

29.31 Ordnen Sie die Ursachen und Therapien den Ileusformen zu!

1. Mechanischer Ileus
2. Paralytischer Ileus

☐ a. Entstehung durch ein Hindernis, z. B. bei Verlegung durch Polypen, Kotballen, Würmer, Fremdkörper, Gallensteine oder Kompression durch z. B. Verwachsungen, Abknickungen, Tumoren von Nachbarorganen oder durch Strangulation

☐ b. Entstehung durch Darmlähmung, häufig als Folge von Entzündungen (z. B. Divertikulitis), reflektorisch bei anderen Organleiden (z. B. Nierenkolik, Gallenkolik, Blutung), metabolisch oder vaskulär (z. B. Mesenterialinfarkt)

☐ A. Primäre konservative Therapie unter Berücksichtigung der Grunderkrankung. Eine operative Therapie nur bei einer Darmperforation.

☐ B. Schnellstmögliche Operation mit dem Ziel, das Hindernis zu beseitigen und die Darmpassage wiederherzustellen.

29.32 Bitte kreuzen Sie die vier richtigen Aussagen für die Colitis ulcerosa an Die Colitis ulcerosa ist eine chronische Entzündung, die sich im Gegensatz zum Morbus Crohn auf folgende Struktur(en) beschränkt:
☐ a. Dünndarm
☐ b. Dickdarm
☐ c. Duodenum

Durch Vernarbungen und Verdickungen der befallenen Darmabschnitte kann es zu folgenden Komplikationen kommen
☐ d. massive Dilatation
☐ e. Sepsis und Schockzustand
☐ f. Stenosen
☐ g. Erhöhtes Risiko eines Cholangiokarzinoms

29.33 Nennen Sie das Prinzip der chirurgischen Therapie beim Morbus Crohn

_____
_____
_____
_____
_____
_____
_____

29.34 Warum ist der Verschluss der Mesenterialschlitzes nach einer Darmresektion unbedingt erforderlich?

_____
_____
_____
_____
_____
_____

29.35 Bitte kreuzen Sie die eine richtige Aussage zu einem doppelläufigen und endständigen Anua praeter (AP) an
☐ a. Ein protektives, doppelläufiges Stoma wird z. B. zum Schutz angelegt, besteht aus zwei Schenkeln, dient zur Schonung der dahinterliegenden Anastomose und kann zurückverlegt werden.
☐ b. Ein endständig angelegter AP ersetzt den natürlichen Darmausgang und kann nicht zurückverlegt werden.
☐ c. Ein doppelläufiges Stoma kann nur mit einem Dünndarmabschnitt gebildet werden.
☐ d. Bei der Anlage eines doppelläufigen Stomas muss ein Reiter verwendet werden, um eine Fixierung des Stomas an der Bauchdecke sicherzustellen.

29.36 Ergänzen Sie den Halbsatz Die beim Dünndarmstoma ausgeleiteten Darmschlingen müssen über dem Bauchdeckenniveau liegen, weil.

_____
_____
_____
_____
_____

Proktologie

29.37 Welche zwei Aussagen zum Hämorrhoidalleiden sind falsch?
☐ a. Hämorrhoiden sind arterielle Gefäße oberhalb des Schließmuskels und verschließen den Darmausgang.
☐ b. Das Gefäßgeflecht kann sich aufgrund von Stauungen oder Erschlaffung des Bindegewebes erweitern und dann nach unten sinken.
☐ c. Hämorrhoidalleiden wird in fünf Stadien eingeteilt.
☐ d. Behandlungsmethoden bis einschließlich Grad III sind in aller Regel Sklero-

sierung, Injektionen und Gummibandligaturen.

☐ e. Operationen werden in segmentale und
zirkuläre Verfahren unterteilt.

☐ f. Zu den segmentalen Verfahren gehören
die Techniken nach Milligan-Morgan
bzw. Ferguson. Bei den zirkulären Verfahren gilt die Staplerhämorrhoidopexie nach Longo bzw. Whitehead
als Methode der Wahl.

Leberchirurgie

**29.38 Ergänzen Sie für die Anatomie der Le-
ber folgenden Text** Auswahl ▶ *äußerliche –
A. hepatica – Gallensystems – Lebervenen –
Lig. falciforme hepatis – linken – Pfortader –
rechten – V. cava inferior – zwei – Zwerchfell*

Die Leber liegt im rechten Oberbauch unter dem … Bindegewebige Bänder, sog. Ligamente, fixieren sie dort. Die Leber ist ein großer Bestandteil des …und das größte parenchymatöse (drüsige) Organ des menschlichen
Körpers. Die …Unterteilung der Leber in
…Lappen wird durch das … dargestellt. Innerlich unterteilt sich die Leber in acht Segmente: die Segmente 2–4 befinden sich im …
Leberlappen und die Segmente 5–8 befinden
sich im … Leberlappen. Die arterielle Blutversorgung erfolgt über die … und der …
Der venöse Abfluss erfolgt über die …, die in
die … münden.

**29.39 Ergänzen Sie die folgenden Aussa-
gen!** Auswahl ▶ *30 – 50 – anatomische Resektionen – atypischen Resektionen – Gefäßklemme – HF-Chirurgie – Hochdruckwasserstrahl – Klammernahtinstrument – Pringle-Manöver – Resektionen – Schere – Skalpell – Tourniquet – Ultraschall*

In der Leberchirurgie werden grundsätzlich zwei Resektionstechniken unterschieden:
…, die sich an der Lokalisation einer Läsion
orientieren, bezeichnet man als … …berück-
sichtigen dagegen die anatomischen Grenzen.

Die häufigsten Präparationsmethoden
sind die selektive Dissektion, die durch …
oder … vorgenommen wird oder die nichtselektive mit …, …, … oder mit …

Von der Leber können bis zu …% des Lebergewebes entfernt werden, ohne dass eine
Einschränkung der Funktion zu erwarten ist.

Um den Blutverlust zu minimieren, kann
das „ “ durchgeführt werden. Der Leberhilus wird mit Hilfe einer … oder einem … abgeklemmt. Somit ist die Blutzufuhr unterbunden.
Das kann bis zu … Minuten toleriert werden.

Gallenblase

**29.40 Ergänzen Sie für die Anatomie der Gallen-
blase und -wege den folgenden Lückentext**
Auswahl ▶ *birnenförmige – choledochus – cy-
stica – cysticus – eingedickt – Gallenflüssigkeit – Infundibulum – intraperitoneal – Leber*

Die … Gallenblase wird in Fundus, Korpus und … eingeteilt. Sie ist bindegewebig
mit der … verwachsen und liegt … In der
Gallenblase wird die … gespeichert und …
Über den Gallenblasengang, den Ductus …,
erfolgt auch die Entleerung der Gallenblase
bei Nahrungsaufnahme. Der Gallenblasengang und der gemeinsame Lebergang münden in den Ductus … Die Gallenblase wird
arteriell über die A. …versorgt.

**29.41 Was ist mit dem Begriff „Gallengangrevi-
sion" gemeint? (1)**

☐ a. Anlage einer biliodigestiven Anastomose nach Durchtrennung des Gallen-
gangs.

☐ b. Operative Eröffnung des Ductus choledochus und Darstellung mit Kontrastmittel und ggf. Entfernung von Steinen
und Anlage eines T-Drains.

☐ c. Versorgung eines Gallelecks nach Cho-
lezystektomie.

☐ d. Anlage einer perkutanen Drainage der
Gallenblase.

☐ e. Umstieg vom laparoskopischen zum of-
fen-chirurgischen Vorgehen bei Chole-
zystektomie.

Milz

**29.42 Bitte kreuzen Sie die zwei richtigen Aussa-
gen an**

☐ a. die Milz hat die Form einer Kaffee-
bohne, ist ca. 4 cm dick, 7 cm breit,

11 cm lang und hat ein Gewicht von ca. 150 g.

☐ b. Das Milzparenchym besteht aus der weißen und roten Pulpa (Mark): In der roten Pulpa findet ein Teil der Lymphozytenbildung sowie deren Speicherung statt. In der weißen Pulpa werden Erythrozyten gespeichert sowie veraltete aus dem Blut gefiltert und abgebaut (sog. Blutmauserung).

☐ c. Bis zum 9. Lebensjahr ist die Milz an der Blutproduktion beteiligt.

☐ d. Sie liegt im linken Oberbauch und grenzt nach oben an die linke Zwerchfellkuppe, den Magen, die linke Kolonflexur, dem Pankreasschwanz und nach unten an die Niere.

29.43 Bitte kreuzen Sie jeweils die drei richtigen Aussagen an!

☐ a. Man unterscheidet zwischen einer ein- und zweizeitigen Milzruptur: Bei einer zweizeitigen Milzruptur kommt erst nach Wochen zu einer Blutung, da die Kapsel vorerst stand hält und es zeitverzögert zu einer Perforation kommt.

☐ b. Bei kleineren Verletzungen ist eine milzerhaltende Operation nur möglich, wenn 30–50 % des Parenchyms erhalten werden können.

☐ c. Operationen an der Milz werden aufgrund der besseren Übersicht immer laparoskopisch durchgeführt.

☐ d. Bis Typ 3 ist es möglich, laparoskopisch zu operieren, in Notfallsituationen bleibt die konventionelle offene Splenektomie Mittel der Wahl.

29.44 Warum wird bei einer Milzruptur versucht möglichst organerhaltend zu operieren?

_____

_____

_____

_____

_____

Pankreas

29.45 Bitte kreuzen Sie die fünf richtigen Aussagen zur Anatomie der Bauchspeicheldrüse an

☐ a. Die Bauchspeicheldrüse liegt retroperitoneal.

☐ b. Die Bauchspeicheldrüse liegt intraperitoneal.

☐ c. Das Pankreas ist ein exokrines Organ und ist von zahlreichen Ausführungsgängen durchzogen.

☐ d. Das Pankreas ist ein endokrines Organ.

☐ e. Der Pankreaskopf wird rechts vom Duodenum umschlossen. Beide Organbereiche haben eine gemeinsame Blutversorgung.

☐ f. Der Pankreaskopf wird von einer festen bindegewebigen Kapsel umschlossen.

☐ g. Der Ductus choledochus und der Pankreasgang münden über die Papilla Vateri ins Duodenum.

☐ h. Der Ductus choledochus und der Pankreasgang münden über die Papilla Vateri in den Pylorus.

29.46 Welche Indikation liegt einer „Whipple-Operation" zugrunde?

_____

_____

_____

_____

_____

_____

29.47 Partielle Pankreatikoduodenektomie ◙ Abb. 14 Ordnen Sie die beiden heute üblichen Operationsverfahren einer partiellen Pankreatikoduodenektomie in ◙ Abb. 14 zu und beschreiben Sie den Unterschied dieser OP-Verfahren!

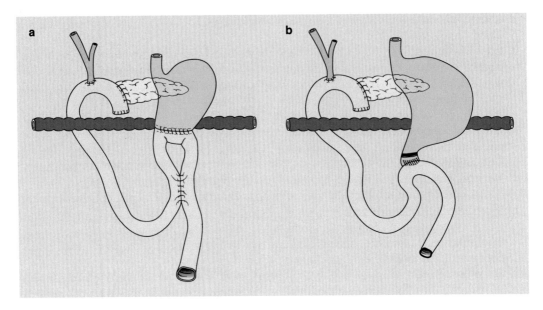

Abb. 14   Partielle Pankreatikoduodenektomie. (Aus: Liehn et al. 2023)

a:

_____

_____

_____

_____

_____

_____

b:

_____

_____

_____

_____

_____

_____

29.48 Ergänzen Sie den Lückentext zu den Operationsprinzipien bei fortgeschrittenen Tumoren

Auswahl ► *Dünndarmschlinge – Gallengangssystem – Gastroenterostomie – Hepaticojejunostomie – Ikterus – Magens – Magenausgang – Pankreaskopf*

Bei einem fortgeschrittenen Tumor kann es zu einer Stenose am … kommen, die die Magenpassage behindert. Die … stellt eine palliative Variante zur Wiederherstellung der Magenpassage dar. Hierbei wird eine Verbindung mit einer … mit der Vorder- oder Hinterwand des … hergestellt. Bei inoperablen, ausgeprägten Tumoren im … kann es aufgrund einer Stenose im … zu einem … kommen. Als Therapie stellt die … den Fluss der Gallenflüssigkeit her und behandelt den symptomatischen Ikterus.

Akutes Abdomen

29.49 Ordnen Sie die Begriffe ihren Beschreibungen zu!
1. Unklares Abdomen
2. Akutes Abdomen

☐ a. Symptomkomplex aus starken abdominellen Schmerzen und einer potenziellen Lebensbedrohung

☐ b. Krankheitsbild des Abdomens, das nicht mit einer potenziellen Lebensbedrohung einhergeht

Schilddrüse

29.50 Ergänzen Sie die Angaben zur Anatomie der Schilddrüse Auswahl ▶ *20–30 – A. carotis externa – A. subclavia – A. thyreoidea inferior – A. thyreoidea superior – endokrine – Isthmus – N. recurrens – N. vagus*

Die Schilddrüse ist eine … Drüse und hat ein Gewicht von … g. Die Schilddrüse besteht aus einem rechten und linken Lappen, verbunden durch eine Gewebsbrücke, dem … Die Blutversorgung der beiden Schilddrüsenlappen erfolgt durch die beiden Arterien … (abgehend von …) und der … (abgehend aus dem kurzen Truncus thyreocervicalis, der aus der … hervorgeht). Auf den … und den … muss während der Operation besonders geachtet werden.

29.51 Welche zwei Aussagen sind richtig?
☐ a. In der Nähe der Schilddrüsen liegen Epithelkörperchen, die Parathormon produzieren.
☐ b. In der Nähe der Schilddrüsen liegen Epithelkörperchen, die Glukagon produzieren.
☐ c. Das Parathormon steuert den Kaliumstoffwechsel.
☐ d. Das Parathormon steuert den Kalziumstoffwechsel.
☐ e. Das Parathormon steuert den Natriumstoffwechsel.
☐ f. Das Glukagon steuert den Kaliumstoffwechsel.
☐ g. Das Glukagon steuert den Kalziumstoffwechsel.
☐ h. Das Glukagon steuert den Natriumstoffwechsel.

29.52 Bei Entfernung der Epithelkörperchen sind folgende zwei Maßnahmen möglich
☐ a. Kurzzeitige Substitution, danach spielt sich der Kalziumhaushalt automatisch ein.

☐ b. Bei älteren Patienten stellt die Substitution gleichzeitig auch eine Osteoporoseprophylaxe dar.
☐ c. Parathormon muss lebenslang substituiert werden.
☐ d. Die Nebenschilddrüse wird in eine Gewebetasche des Oberarms oder Unterschenkels replantiert und kann die Hormonproduktion wieder aufnehmen.
☐ e. Nebenschilddrüsen werden als autologes Gewebe transplantiert und können nach einer kurzen Substitutionszeit die normale Funktion übernehmen.

29.53 Wodurch ist eine Hyperthyreose gekennzeichnet? (5)
☐ a. Stark erhöhtes TSH im Blut
☐ b. Erniedrigtes TSH im Blut
☐ c. Starke Erhöhung der Schilddrüsenhormone im Blut
☐ d. Hervorstehende Augen
☐ e. Schlaflosigkeit
☐ f. Gewichtszunahme
☐ g. Motorische Unruhe
☐ h. Starkes Schlafbedürfnis
☐ i. Konzentrationsschwäche

29.54 Warum ist bei einer Schilddrüsenoperation das Neuromonitoring wichtig?

_____

_____

_____

_____

_____

Nebenniere

29.55 Bitte kreuzen Sie Sie die vier richtigen Aussagen zur Nebenniere an
☐ a. Die Nebenniere ist von einer Kapsel umgeben.
☐ b. Die Nebenniere liegt am unteren Nierenpol.
☐ c. Das Nebennierenmark produziert Stresshormone.

☐ d. Die Nebennierenrinde gehört zum sympathischen Nervensystem.

☐ e. Kortisol und Aldosteron werden im Nebennierenmark produziert.

☐ f. Testosteron und Aldosteron werden in der Nebennierenrinde produziert.

☐ g. Kortisol wird in der Nebennierenrinde produziert.

30 Traumatologie und Orthopädie

Ellen Rewer und Traute Sauer

☉ Lernziele

Kompetenzschwerpunkt 1
Kompetenzschwerpunkt 2
Kompetenzschwerpunkt 3
Kompetenzschwerpunkt 5
Kompetenzschwerpunkt 6
Kompetenzschwerpunkt 7
Kompetenzschwerpunkt 8

Grundlagen

30.1 Definieren Sie den Begriff „Fraktur"

_____

_____

_____

_____

_____

_____

30.2 Beschreiben Sie die anatomischen Begriffe „Spongiosa" und „Kortikalis"

_____

_____

_____

_____

_____

Osteosynthesemöglichkeiten

30.3 Was ist unter einer Cerclage zu verstehen?

_____

_____

_____

_____

_____

_____

30.4 Welche zwei Aussagen zur Zuggurtung sind richtig?

☐ a. Bei einer Zuggurtung halten zwei starre Kirschner-Drähte die Reposition der Knochenfragmente, dienen als innere Gleitschienen und als Rotationssicherung.

☐ b. Bei einer Zuggurtung werden mit verschiedenen Kirschnerdrähten Scherkäfte, die auf die Fraktur einwirken, in Zugkräfte umgewandelt.

☐ c. Bei einer Zuggurtung wird ein Cerclagedraht bogen- oder achtförmig um die Kirschnerdrähte gelegt und die beiden Enden des biegsamen Drahtes werden mit einer Flachzange oder Drahtspannzange unter Zug verzwirbelt.

☐ d. Die Cerclage-Drähte halten die Reposition der Knochenfragmente, dienen als äußere Gleitschienen und als Supinationssicherung.

Implantate

30.5 Benennen Sie die in ◪ Abb. 15 abgebildeten Schrauben

_____

_____

_____

_____

_____

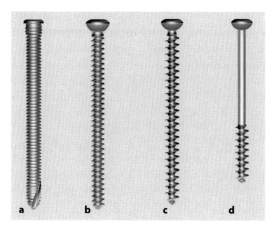

Abb. 15 Schrauben. (Aus: Liehn et al. 2023; Mit freundl. Genehmigung der Fa. Stryker GmbH & Co. KG)

30.6 Bringen Sie die Operationsschritte zum Einbringen einer Kortikalisschraube in die richtige Reihenfolge
- a. Mit dem Gewindeschneider und der Schutzbüchse ein Gewinde schneiden (außer die Schraube ist selbstschneidend)
- b. Schraubenlänge mit dem Tiefenmesser bestimmen
- c. Schraube aussuchen und Länge kontrollieren
- d. Bohren mit der passenden Bohrbüchse
- e. Schraube mit dem passenden Schraubendreher eindrehen

30.7 Beschreiben Sie das Verfahren der Zugschraubenosteosynthese mit einer Kortikalisschraube

_____

_____

_____

_____

_____

_____

Schulter

30.8 Ordnen Sie bitte die Fachbegriffe zu
1. Sternoklavikulargelenk

2. Akromioklavikulargelenk
3. Skapula
- a. Schulterblatt
- b. Brustbein-Schlüsselbein-Gelenk
- c. Schultereckgelenk

30.9 Ordnen Sie bitte die Einteilung nach Tossy den jeweiligen Aussagen zu
1. Tossy I
2. Tossy II
3. Tossy III
- a. Die Kapsel des AC-Gelenks ist zerrissen. Die korakoklaviculären Bänder sind gedehnt
- b. Ruptur der korakoklavikulären Bänder, Höhertreten der lateralen Klavikula um eine Schaftbreite
- c. Die Gelenkkapsel ist überdehnt, ggf. teilweise zerrissen

30.11 Erklären Sie in zwei Sätzen den Begriff „Klaviertastenphänomen"

_____

_____

_____

_____

_____

Obere Extremität

30.12 Nennen Sie mindestens fünf Vorteile einer Marknagelung gegenüber einer anderen Osteosynthese

_____

_____

_____

_____

_____

_____

30.12 Sortieren Sie die Operationsschritte für eine Marknagelung des Humerus

☐ a. Ansatzpunkt für Pfriem bestimmen, Eröffnung des Nageleintrittpunktes mit Pfriem

☐ b. Proximale Verriegelung mit Verriegelungsschrauben unter Verwendung des Zielgeräts und der Bohrführungshülse einbringen, distale Verriegelung erfolgt freihändig

☐ c. Hautschnitt 8 cm seitlich der Schulterhöhe, spalten des M. deltoideus

☐ d. Aufbohren des Markraums, Führungsspieß mit Olive gegen Spieß ohne Olive tauschen (bei der unaufgebohrten Technik wird der Marknagel über den Führungsspieß ohne Olive eingebracht.)

☐ f. Führungsspieß mit Olive unter Bildwandlerkontrolle in Metaphysenbereich vorschieben

☐ g. Distale Verriegelung, erfolgt meist in Freihand

☐ h. Länge und Breite des Nagels über vorhandene Röntgenschablone und das Lineal bestimmen

☐ i. Nagel mit Humerusnagelhalteschraube und Schraubendreher am Zielgerät befestigen, durch Eintrittspunkt über Frakturspalt bis zu gewünschter Position einbringen

☐ e. Röntgenkontrolle und schichtweiser Wundverschluss

30.13 Welche zwei Aussagen zu distalen Radiusfrakturen sind falsch?

☐ a. Frakturen am körperfernen Unterarmende sind die häufigsten Frakturen im Kindes- und Erwachsenenalter.

☐ b. Radiusfrakturen entstehen durch einen Sturz auf die gestreckte oder gebeugte Hand.

☐ c. Eine Fehlstellung des Handgelenks ist immer sichtbar.

☐ d. Röntgenaufnahmen sichern die klinische Diagnose.

☐ e. Offene Frakturen mit Weichteilschädigung, begleitende Gefäß- und Nervenverletzungen und Frakturen, die geschlossen nicht reponiert werden können, können in vielen Fällen auch konservativ behandelt werden.

☐ f. Je nach Fraktur ist eine Schraubenosteosynthese, Plattenosteosynthese oder Versorgung mit Kirschner-Drähten möglich.

30.14 Bitte fügen Sie die fehlenden Begriffe ein Die wichtigsten Nerven, die am Ellbogen verlaufen, sind lateral …, dorsal … und medial …

Becken und Hüftgelenk

30.15 Was gehört zu einer Totalendoprothese des Hüftgelenks und welche Befestigungsmöglichkeiten gibt es?

▬ Bestandteile:

_____

_____

_____

_____

_____

▬ Verankerung:

dylus lat.) – Schenkelhals (Collum ossis femoris)

Kniegelenk

30.18 Ordnen Sie die folgenden Abkürzungen den richtigen Begriffen zu und erklären Sie diese
1. ASK
2. OD
3. AMIC
4. ACT
5. MPFL
6. PCL
7. VKB

☐ a. Osteochondrosis dissecans
☐ b. Vordere Kreuzbandplastik
☐ c. Autologe Chondrozytentransplantation
☐ d. Mediale patellofemorale Ligament
☐ e. Arthroskopie
☐ f. Autologe matrixindizierte Chondrogenese
☐ g. Posterior cruciate ligament

30.16 Bitte fügen Sie die fehlenden Begriffe ein
Auswahl ▶ *Führungsdraht mit Olive – Madenschraube – Nagel – Pfriem – Stufenbohrer – Schenkelhalsschraube – Verriegelungsschraube – Zielgerät*

Osteosynthese einer pertrochantären Fraktur mit einem Gamma-Nagel: Über den Hautschnitt wird mit einem … das proximale Ende des Oberschenkelknochens eröffnet. Ein … wird in das Femur eingebracht und die Fraktur aufgefädelt. Der Knochen wird über den Draht aufgebohrt und der …, an dem das Zielgerät angebracht ist, eingebracht. Der Führungsdraht wird entfernt. Für die … wird ein weiterer Hautschnitt gesetzt und über das Zielgerät mit einer Bohrhülse ein kurzer Führungsdraht mit Gewinde in den Hüftkopf eingebracht. An diesem Draht wird mit einem Messinstrument die Länge der Schenkelhalsschraube ermittelt. Mit einem … wird der Schenkelhals eröffnet. Der Bohrer wird entfernt, die Schenkelhalsschraube und die … eingedreht. Abschließend wird die … im distalen Teil des Nagels eingeschraubt, in dem über eine Stichinzision die Bohrhülse durch das … bis vor den Knochen geschoben wird. Das Verriegelungsloch wird gebohrt, die Länge der Schraube ermittelt und die Schraube eingebracht.

30.17 Beschriften Sie ❏ Abb. 16 **mit den vorgegebenen Begriffen** Auswahl ▶ *Gelenkkopf (Caput ossis femoris) – großer Rollhügel (Trochanter major) – kleiner Rollhügel (Trochanter minor) – mittiger Gelenkknorren (Condylus med.) – Oberschenkelschaft (Corpus femoris) – seitlicher Gelenkknorren (Con-*

30.19 Was ist eine Gonarthrose und welche Therapiemöglichkeiten es gibt?

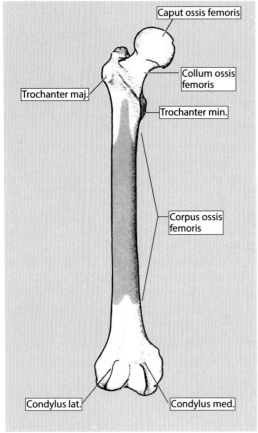

◘ Abb. 16   Rechtes Femur, Ansicht von vorne. (Aus: Liehn et al. 2023)

Tibia und Fibula

30.20 Was ist ein Kompartmentsyndrom und welche Maßnahme ist zu ergreifen?

_____

_____

_____

_____

_____

_____

30.21 Was ist eine „Pilon-Tibial-Fraktur"?

_____

_____

_____

_____

_____

_____

30.22 Ordnen Sie die Tibiakopffrakturen den drei Typen der AO (Arbeitsgemeinschaft für Osteosynthese) zu

1. Typ A
2. Typ B
3. Typ C
□ a. Vollständige Gelenkfraktur.
□ b. Extraartikuläre Fraktur.
□ c. Partielle Gelenkfraktur.

Verletzungen des OSG (oberen Sprunggelenks)

30.23 Benennen und definieren Sie die Einteilung von Sprunggelenkfrakturen nach Weber

_____

_____

_____

_____

_____

_____

30.24 Beschreiben Sie bitte die Merkmale einer Maisoneuve-Fraktur und deren operative Versorgung

ten Halswirbel wird durch straffe Bänder gewährleistet.

☐ f. Die Verbindung der Wirbel untereinander wird durch die Flügelbänder (Ligg. Alaria) und der Densspitze erreicht.

31 Handchirurgie

Ellen Rewer und Traute Sauer

Ⓛ Lernziele

Kompetenzschwerpunkt 1
Kompetenzschwerpunkt 2
Kompetenzschwerpunkt 3
Kompetenzschwerpunkt 5
Kompetenzschwerpunkt 6
Kompetenzschwerpunkt 7
Kompetenzschwerpunkt 8

31.1 Was ist bei Operationen in Lokal-/Regionalanästhesie hinsichtlich der Betreuung des Patienten im OP zu beachten?

30.25 Welche Indikationen zur Arthrodese des oberen Sprunggelenks kennen Sie? (3)

☐ a. Zerstörung der Gelenkflächen von Tibia und Fibula durch Rheumaerkrankung und nach Frakturen
☐ b. Schmerzen
☐ c. Alter des Patienten über 55 Jahre
☐ d. Vorherige Operation einer 3-teiligen Prothese ohne dauerhaften Erfolg
☐ e. Bewegungseinschränkungen

Wirbelsäule und degenerative Erkrankungen

30.26 Welche drei Aussagen zur Anatomie der Wirbelsäule treffen zu?

☐ a. Die Wirbelsäule (Columna vertebralis) besteht aus insgesamt 24 Wirbeln und dem Kreuz- und Steißbein.
☐ b. Das untere Kopfgelenk zwischen dem ersten und zweiten Halswirbel (**Atlas und Axis**) besteht aus zwei Gelenkanteilen.
☐ c. Die enorme Beweglichkeit des Kopfes wird durch das obere und untere Kopfgelenk (Articulatio atlantooccipitalis und Articulatio atlantoaxialis) ermöglicht.
☐ d. Das obere Kopfgelenk ist die Verbindung zwischen dem Stirnbein (Os frontale) und den Gelenkflächen des ersten Halswirbels (Axis).
☐ e. Die Stabilität der gelenkigen Verbindungen zwischen dem ersten und zwei-

31.2 Welche Betäubungsarten werden hauptsächlich in der Handchirurgie angewendet? Nennen Sie mindestens fünf

Erkrankungen

**31.3 Nennen Sie die Grundsätze der Infektbe-
handlung an der Hand**

_____

_____

_____

_____

_____

_____

**31.4 Welche anatomischen Strukturen verlaufen
im Karpaltunnel? Welche Ursache für ein Karpaltunnelsyndrom (KTS) gibt es?**

_____

_____

_____

_____

_____

**31.5 Um welches Krankheitsbild handelt es
sich?** Eine Zyste mit gallertartigem Inhalt,
die sich aus der Gelenkkapsel oder der Sehnenscheide entwickelt und in jedem Alter
auftreten kann. Häufig tritt diese nicht sichtbar auf und führt zu einem Nervenkompressionssyndrom oder es zeigt sich eine erkennbare Schwellung.

_____

_____

_____

_____

_____

_____

Tumore

31.6 Welche Tumoren an der Hand kennen Sie?
➡ Knochentumore:

_____

_____

_____

_____

_____

➡ Tumore des Gefäßsystems:

_____

_____

_____

_____

_____

➡ Nerventumore:

_____

_____

_____

_____

_____

– Haut- und Weichteiltumore:

_____

_____

_____

_____

_____

_____

31.7 Definieren Sie das Krankheitsbild „Lipom". Welches OP-Verfahren wird angewendet?

_____

_____

_____

_____

_____

_____

_____

Verletzungen

31.8 Beschreiben Sie bitte kurz, wie Beugesehnen genäht werden

_____

_____

_____

_____

_____

_____

31.9 Definieren Sie die AO-Klassifikation einer Radiusfraktur

_____

_____

_____

_____

_____

_____

32 Gefäßchirurgie

Ellen Rewer und Traute Sauer

🕿 Lernziele
Kompetenzschwerpunkt 1
Kompetenzschwerpunkt 2
Kompetenzschwerpunkt 3
Kompetenzschwerpunkt 5
Kompetenzschwerpunkt 6
Kompetenzschwerpunkt 7
Kompetenzschwerpunkt 8

32.1 Kreuzen Sie die eine falsche Aussage zum venösen System an

- ☐ a. Venen arbeiten gegen die Schwerkraft, wenn z. B. das Blut aus den Beinen in das Herz geführt wird.
- ☐ b. Der venöse Rücktransport des Blutes zum Herz wird durch die Mechanismen der sog. Muskelpumpe und durch die Pulswelle der benachbarten Arterie gewährleistet.
- ☐ c. Der Wandaufbau besteht im Gegensatz zu den Arterien nur aus zwei Schichten, weil die Venen zum Niederdrucksystem

gehören, das ohne Muskelarbeit arbeitet.

☐ d. Venenklappen sind segelartige Ventile, die vermeiden, dass das Blut der Schwerkraft folgt, und die helfen, die korrekte Strömungsrichtung des Bluts zu gewährleisten.

☐ e. Die Venenklappen sind in den peripheren Gefäßen zu finden.

32.2 Ergänzen Sie die richtigen Aussagen zur Vorbereitung von Gefäßoperationen

Bei der Lagerung von Patienten mit Gefäßerkrankungen ist Aufmerksamkeit nicht nur auf die zu operierenden Körperregionen zu richten, sondern diese muss ganzheitlich betrachtet und sorgfältig ausgeführt werden. Begründen Sie die Aussage!

_____

_____

_____

_____

_____

Bei den Eingriffen ist eine Durchleuchtung obligat. Welches Ziel wird damit verfolgt?

_____

_____

_____

_____

_____

Welche Schutzmaßnahmen sind mit einer Durchleuchtung verbunden?

_____

_____

_____

_____

_____

_____

_____

32.3 Ergänzen Sie die Einsatzgebiete der gefäßchirurgischen Instrumente

☐ a. Dissektoren

☐ b. Atraumatische Gefäßklemmen

☐ c. Chirurgische Pinzetten und Klemmen

☐ d. Spitze und/oder abgewinkelte Scheren

☐ e. Rongeure

_____

_____

_____

_____

32.4 Ist folgende Aussage richtig?

Kontrastmittel ist in der Menge und Konzentration der Nierenfunktion, dem Kreatininwert und evtl. vorhandenen Allergien des Patienten anzupassen.

_____

_____

_____

_____

32.5 Was bedeutet „interventioneller Eingriff" in der Gefäßchirurgie?

_____

_____

_____

_____

_____

_____

32.6 Wo werden interventionelle Eingriffe durchgeführt?

_____

_____

_____

_____

_____

32.7 Nennen Sie Beispiele für gefäßchirurgische Implantate

Autologes Material:

_____

_____

_____

_____

_____

Homologes Material:

_____

_____

_____

_____

_____

Heterologes Material:

_____

_____

_____

_____

Alloplastisches Material:

_____

_____

_____

_____

_____

32.8 Ordnen Sie die Aussagen der Prothesenform zu

1. Gewebte Polyesterprothese
2. Geköperte (kettengewirkte) Polyesterprothese
3. Teflonprothesen

□ a. Prothesen sind sowohl beschichtet als auch unbeschichtet erhältlich.

□ b. Prothesen werden vom Hersteller imprägniert, damit ein infektionsfreies Einheilen sicherer wird.

☐ c. Prothesen haben eine glatte Oberfläche
☐ d. Die Herstellung erfolgt mit vielen Fäden und mindestens ebenso vielen Nadeln. Beim Kettenwirken laufen die Fäden vertikal. Die Maschen laufen nicht gerade, sondern leicht schräg.
☐ e. Lumina der Gefäßprothesen sind durch eingebrachte Ringe verstärkt.
☐ f. Verarbeitung des Polyesters erfolgt mit mehreren Fäden in mehreren Schichten zu einer besonders engen Webstruktur.
☐ g. Prothesen sind elastisch und bleiben formstabil.
☐ h. Diese Gefäßersatzprothesen sind primär dicht, d. h. aus dem Lumen kann kein Blut entweichen.

32.9 Bitte kreuzen Sie die eine richtige Aussage zur Resterilisation von Gefäßprothese an
☐ a. Vom technischen Aspekt kann jede Prothese resterilisiert werden.
☐ b. Beschichtete Prothesen können ebenfalls ohne Funktionsbeeinträchtigungen resterilisiert werden.

32.10 Ordnen Sie die Antwortmöglichkeiten den beiden Verfahren zu
1. Desobliteration
2. Retrograde Desobliteration
☐ a. Die Methode wird angewendet, wenn der Verschluss über eine längere Strecke vorliegt. Ein Ringstripper in die Arterie distal des Verschlusses eingeführt.
☐ b. Eine sog. TEA (Thromb-End-Arteriektomie) erfolgt direkt über dem Verschluss statt und gilt als Methode der Wahl.
☐ c. Die Entfernung der Ablagerung wird entgegen dem Blutfluss vorgenommen.

32.11 Welche drei Aussagen zur Therapie einer A. carotis-Stenose sind richtig?
☐ a. Bei einer Karotisstenose sind die A. carotis communis oder A. carotis externe arteriosklerotisch verändert
☐ b. Zur Operation liegt der Patient auf dem Rücken, der Kopf wird in einer Kopfschale oder einem Kopfring auf der Seite gelagert, auf der nicht operiert wird. Der Kopf wird leicht rekliniert (überstreckt). Der Oberkörper ist leicht erhöht. Eine andere Möglichkeit ist die „Beach-chair-Lagerung".
☐ c. OP Prinzip besteht darin, die betroffene A. carotis wird eröffnet, desobliteriert und ein Patch erweitert das Lumen, um optimale Flussbedingungen herzustellen.
☐ d. Karotisdesobliterationen können auch nur mit einem Neuromonitoring oder in Lokalanästhesie durchgeführt werden.
☐ e. Da die A. carotis während der Desobliteration abgeklemmt werden muss, kann ein Shunt (ein hohles Röhrchen, durch das beim geöffneten Gefäß das Blut fließen kann) eingelegt werden, der die Blutversorgung des Gehirns währenddessen sicherstellt. Die Materialien für den Erweiterungspatch liegen im Saal. Heparin und Kontrastmittel werden angereicht und nach Standard verdünnt.
☐ f. Mit dem Dissektor und Ringstripper wird der Kalkplaque ausgeschält, um auch das distale Ende zu erreichen. Sollte die Intima dabei verletzt werden, muss eine Stufennaht mit einer 7-0 monofilen nichtresorbierbaren Naht erfolgen.

32.12 Bitte kreuzen Sie die drei richtigen Aussagen an
☐ a. Ein Aneurysma kann angeboren oder erworben sein und ist an allen Arterien möglich
☐ b. Bei einem dissezierenden Aneurysma reißen die Gefäßwände ein und es kommt zur Blutung
☐ c. Bei einem dissezierenden Aneurysm reißt nur die Intima ein und es entwickelt sich eine Blutung, die von den umgebenden Organen tamponiert wird.
☐ d. Bei einem dissezierenden Aneurysm kommt es zwischen den Gefäßschichten zu einer Blutung.
☐ e. Wenn eine Aortenprothese auf dem OP-Programm steht, ist für die

OP-Vorbereitung folgendes relevant: Alter und Vorerkrankungen der Patienten.

☐ f. Wenn eine Aortenprothese auf dem OP-Programm steht, ist für die OP-Vorbereitung folgendes relevant: Kompetenzen der OP-MA.

☐ g. Wenn eine Aortenprothese auf dem OP-Programm steht, ist für die OP-Vorbereitung folgendes relevant: Verfügbarkeit des Instrumentariums.

☐ h. Wenn eine Aortenprothese auf dem OP-Programm steht, ist für die OP-Vorbereitung folgendes relevant: Lage des Befunds.

☐ i. Wenn eine Aortenprothese auf dem OP-Programm steht, ist für die OP-Vorbereitung folgendes relevant: Röntgengerät verfügbar.

32.13 Zwei wesentliche Behandlungsmethoden des Bauchaortenaneursymas sind

_____

_____

_____

_____

_____

_____

33 Thoraxchirurgie

Ellen Rewer und Traute Sauer

🔵 **Lernziele**

Kompetenzschwerpunkt 1
Kompetenzschwerpunkt 2
Kompetenzschwerpunkt 6
Kompetenzschwerpunkt 7
Kompetenzschwerpunkt 8

33.1 Beschriften Sie die ◼ Abb. 17

33.2 Ordnen Sie die Zugangswege in der Thoraxchirurgie ihren Beschreibungen zu

1. Mediane Sternotomie
2. Anterolaterale Thorakotomie
3. Posterolaterale Thorakotomie

☐ a. Der Hautschnitt führt entlang des unteren Rands des großen Brustmuskels (M. pectoralis major) und verläuft bogenförmig bis zur Axilla. Wenn die Präparation bis zur Rippe erfolgt ist, kann der 3., 4. oder 5. ICR eröffnet werden.

☐ b. Der Schnitt beginnt unterhalb des Jugulums (und reicht bis zum Xiphoid).

☐ c. Hautschnitt verläuft bogenförmig über dem 5. ICR vom seitlichen Rand des Schulterblatts ausgehend bis zur Mammilarlinie.

33.3 Begründen Sie, warum die Bilobektomie nur rechts-pulmonal möglich ist

_____

_____

_____

_____

_____

33.4 Welche zwei Aussagen zur Lungenresektion sind richtig?

☐ a. Bei einer Segmentresektion werden die verbleibenden Bronchien miteinander anastomosiert.

☐ b. Lungenresektionen richten sich nach vorgegebenen anatomischen Strukturen.

☐ c. Die Lungenkeilresektion kann mit Klemme und Skalpell, aber auch mittels eines linearen Staplers durchgeführt werden.

☐ d. Bei einer Lungenresektion ist eine gleichzeitige Pleuraresektion obligat.

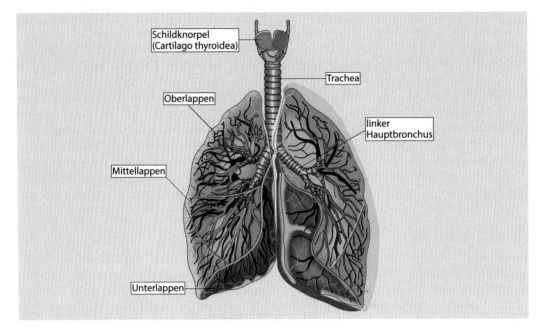

◘ Abb. 17   Vorderansicht der Lunge. (Aus: Liehn et al. 2023)

☐ e. Nach einer Pneumonektomie wird eine Thoraxdrainage ohne Sogwirkung angeschlossen.

33.5 Welche drei Aussagen zur thorakalen Erkrankungen und deren Behandlung sind richtig?

☐ a. Bei einem anhaltenden Spontanpneumathorax wird eine Thoraxdrainage zum Ableiten der Flüssigkeiten gelegt.

☐ b. Eine Pleurodese dient dazu die beiden Pleuraschichten miteinander zu verkleben, damit weder Luft noch Flüssigkeit im Pleuraspalt die Atmung behindern.

☐ c. Eine Pleurodesebehandlung durch Talkuminstillation wird aufgrund der hohen Partikelaufwirbelungen innerhalb des OP-Felds nicht empfohlen.

☐ d. Die videoassistierte Thorakoskopie (VATS) zur operativen Revision eines Pneumothorax ist Standard.

☐ e. Die Behandlung eines Pneumothorax durch eine partielle Pleurektomie oder durch eine ausgedehnte Adhäsiolyse der Pleurablätter erreicht werden.

☐ f. Ein Hämatothorax ist meistens mit einem Pneumothorax kombiniert und ist eine Indikation für eine Notoperation.

33.6 Welche zwei Aussagen zu Thoraxdrainagen sind falsch?

☐ a. Thoraxdrainagen werden an einen Überdruck von in der Regel 20 mbar angeschlossen.

☐ b. Die Drainagen werden an ein vakuum- oder druckbetriebenes Thoraxsogsystem angeschlossen.

☐ c. Der Sog ermöglicht der Lunge die Ausdehnung und Anpassung an die Thoraxhöhle.

☐ d. Die Lunge kann sich aktiv entfalten, ein Verkleben der Lungenoberfläche mit der Thoraxwand wird trotzdem verhindert.

☐ e. Der Sog sorgt für eine Blut- und Sekretentlastung.

33.7 Ergänzen Sie die Aussagen zur Mediastinoskopie

Auswahl ▶ *am Mediastinum – biopsierenden Lymphknoten – diagnostische – Entfernung – Entnahme – gefährlich – Gefäßen – Lymphgefäßen – Lymphknotengewebe – oberhalb – therapeutische – Tumoren – unproblematisch – unterhalb* (Mehrfachnennung erforderlich) (überflüssige Begriffe vorhanden).

Dieser … Eingriff dient in der Regel der … von … Der Zugang erfolgt chirurgisch über eine Inzision … des Jugulums. Eine Notfallsternotomie muss mit eingeplant bzw. vorbereitet werden, weil, die zu … liegen sehr nah an den großen …, was die Operation … macht.

34 Herzchirurgie

Ellen Rewer und Traute Sauer

🔘 Lernziele

Kompetenzschwerpunkt 1
Kompetenzschwerpunkt 2
Kompetenzschwerpunkt 6
Kompetenzschwerpunkt 7
Kompetenzschwerpunkt 8

34.1 Ergänzen Sie die Lücken zu HLM-Kanülen

Auswahl ▶ *distalen – rechten Vorhof – untere – Venenkanülen –Zweistufenkanüle – Kardioplegiekanülen – linken Herzkammer – Ventrikeldrainage – Aortenwurzelkanüle – linken Vorhof.*

Mit den unterschiedlichen Kanülen wird der Anschluss an die HLM gewährleistet. Die Drainage des sauerstoffarmen Bluts erfolgt je nach Operation mittels zwei einstufigen … für die obere und untere Hohlvene oder einer …, die über den … bis in die … Holvene geschoben wird. Die Aortenkanüle wird im …, bogennahen Bereich der Aorta

ascendens platziert und ebenfalls dicht angeschlossen.

Zusätzlich werden … benötigt. Für die Entlastung der …bei einer abgeklemmten Aorta wird eine … benötigt. Diese kann entweder über die …oder direkt über eine Drainage über die rechte obere Lungenvene und den …erfolgen.

34.2 Benennen Sie die eingezeichneten Zugangswege zum Herzen in ◨ Abb. 18

a:

_____

_____

_____

_____

_____

_____

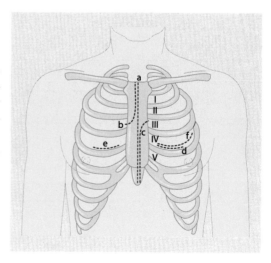

◨ **Abb. 18** Chirurgische Zugangswege. (Aus: Liehn et al. 2023)

b:

_____

_____

_____

_____

_____

_____

c:

_____

_____

_____

_____

_____

_____

d:

_____

_____

_____

_____

_____

_____

_____

e:

_____

_____

_____

_____

_____

_____

_____

f:

_____

_____

_____

_____

_____

_____

34.3 Was bezeichnen die Abkürzungen ACVB, OP-CAB, MIDCAP und TECAB und nennen Sie geeignete Gefäße, die sich als Bypassmaterial eignen!

_____

_____

_____

_____

_____

34.4 Kreuzen Sie die vier richtigen Aussagen zur Aortenklappenchirurgie an!

☐ a. Eine Aortenklappenstenose liegt vor, wenn sich die Klappe nicht dicht schließen kann.

☐ b. Die Aortenklappe kann über einen konventionellen Zugang, eine Sternotomie ersetzt werden.

☐ c. Die Aortenklappe kann minimal-invasiv über eine partielle Sternotomie oder anterolaterale Thorakotomie ersetzt werden.

☐ d. TAVI bedeutet, dass die Aortenklappe in die bestehende Klappe implantiert wird.

☐ e. TAVI-Eingriffe werden heute primär transapikal durchgeführt.

☐ f. TAVI-Eingriffe werden heute primär transfemoral durchgeführt.

34.5 Benennen Sie Vor- und Nachteile unterschiedlicher Materialien bei Klappenprothesen

1. Alloplastische Prothesen (aus Kunststoff oder Metall)

_____

_____

_____

_____

_____

_____

2. Klappen aus biologischen Materialien (heterologe Klappen aus Schweine- bzw. Rinderperikard), teilweise gestentet

_____

_____

_____

_____

_____

_____

34.6 Was ist die „Mitralklappe" und welche Funktionsstörungen dieser Klappe kennen Sie?

_____

_____

_____

_____

_____

_____

34.7 Welche drei Aussagen zur Mitralklappenchirurgie sind richtig?

☐ a. Hauptursache einer Mitralklappenstenose ist eine vorangegangene rheumatische Erkrankung.

☐ b. Bei der Mitralklappenstenose kommt es zur Vergrößerung des Klappenapparates (Segel und Sehnenfäden) und zur Verklebung der Kommissuren.

☐ c. Im Rahmen der Stenose es kommt es zur Vorhofüberdehnung mit Entstehung von Vorhofflimmern sowie Thrombenbildung im linken Herzohr.

☐ d. Die operative Behandlung erfolgt durch einen Mitralklappenersatz mit einer biologischen oder mechanischen Herzklappe.

☐ e. Als Zugangswege haben sich die mediane Sternotomie und die minimal-invasive rechtsanteriore Thorakotomie bewährt.

☐ f. Bei einer Mitralklappenrekonstruktion werden die Sehnenfäden als sog. Neochordae ersetzt. Dabei ist der minimal-invasiver Zugang obligat.

34.8 Ergänzen Sie den Text zu Herzschrittmachern! Auswahl ▶ _Batterie – Einkammerschrittmacher – Elektronik – Herzfrequenz – Kammer – Sensoren – Sonden – subkutan – unter – unterhalb – Wirkungsort – zwei – Zweikammerschrittmacher._

Je nach … wird zwischen Ein-, Zwei- und Dreikammerschrittmacher unterschieden. Ein Schrittmacher besteht aus … Teilen: den … und einem Aggregat, das eine … sowie die gesamte benötigte … enthält. Das Aggregat ist etwa streichholzschachtelgroß und wird … der Klavikula entweder … oder submuskulär … dem M. pectoralis in eine sog. Schrittmachertasche eingesetzt.

Der DDD- (   ) und der VVI-Schrittmacher (   ) sind die am häufigsten eingesetzten Schrittmacher. Moderne Schrittmacher arbeiten über … und passen die … an den Zustand des Patienten an (R = adaptiv).

34.9 Bitte kreuzen Sie die zwei richtigen Aussagen zum Defibrillator an

- ☐ a. Ein ICD (implantierbarer Kardioverter-Defibrillator) ist ein Elektroschockgerät und ein Schrittmacher in einem.
- ☐ b. Die Koronarelektrode überwacht die Herztätigkeit und gibt bei lebensbedrohlichem Kammerflimmern einen elektrischen Stromstoß ab und normalisiert so die Herzfrequenz.
- ☐ c. Bei Rhythmusstörungen reagiert das Gerät automatisch und behebt diese wie ein normaler Schrittmacher.
- ☐ d. ICD werden wie der Herzschrittmacher in Lokalanästhesie implantiert.
- ☐ e. Die Wirksamkeit des Defibrillators wird im Rahmen eines Belastungs-EKG getestet.

35 Gynäkologie, Geburtshilfe und Mammachirurgie

Ellen Rewer und Traute Sauer

🔒 **Lernziele**

Kompetenzschwerpunkt 1
Kompetenzschwerpunkt 2
Kompetenzschwerpunkt 6
Kompetenzschwerpunkt 7
Kompetenzschwerpunkt 8

Gynäkologie

35.1 Ordnen Sie die Aussagen den unterschiedlichen Lagerungen zu!

1. Steinschnittlagerung mit hochgestellten Beinen:
2. Steinschnittlagerung mit abgesenkten Beinen:
3. Laparotomien:
4. Laparoskopien:

- ☐ a. Die Oberschenkel werden in Verlängerung des Körpers gelagert.
- ☐ b. Das Gesäß schließt mit der Tischkante ab.
- ☐ c. Unterschenkel liegen in 160°-Kniebeugung in Goepel-Stützen.
- ☐ d. Der Winkel der Oberschenkel zum Körper beträgt ca. 15–20°.
- ☐ e. Das Gesäß ragt etwas über das Tischende.
- ☐ f. Die Hüftbeugung beträgt knapp 90°, die Unterschenkel liegen in 100°. Kniebeugung in Goepel-Schalen.
- ☐ g. Die Beine sind 40–45° gespreizt.

35.2 Ordnen Sie die Medikamente ihrem Einsatz zu

1. Lokalanästhetikum (z. B. Xylonest, Scandicain)
2. Antibiotikahaltige Lösungen (z. B. Gentamycin)
3. Bakterielle Neurotoxine (z. B. Botulinumtoxin)

- ☐ a. Gemischt mit NaCl zur Behandlung von Erkrankungen der überaktiven Blase mit und ohne Inkontinenz.
- ☐ b. Für die Vorbereitung des Netzes zur Implantation und geschmeidige Konsistenz.
- ☐ c. Verdünnt mit Ringer-Lösung zur besseren räumlichen Darstellung und für verminderte Blutung in der Beckenbodenchirurgie geeignet.
- ☐ d. Geeignet zur lokalen Injektion, um postoperativem Schmerz vorzubeugen.
- ☐ e. Verdünnt mit Ringer-Lösung zur Vorbeugung einer postoperativen Infektion bei der Implantation von Bio-Meshs.
- ☐ f. Wird in einer kurzen Vollnarkose zystoskopisch über die ganze Blase verteilt in den Blasenmuskelgespritzt.

35.3 Bitte kreuzen Sie die zwei richtigen Aussagen an

- ☐ a. Der Begriff Bio-Mesh bezeichnet ein gefriergetrocknetes Netz aus Schweinedarmserosa.
- ☐ b. Das sog. TVT-Band ist synthetisch hergestellt, also nicht resorbierbar.
- ☐ c. Das synthetische nichtresorbierbare Dyna-Mesh wird von vaginal unter der Portio fixiert und in den Douglas-Raum eingebracht wird. Über eine Laparoskopie. wird das Netz dann am Promontorium (ein Knochenvorsprung am Kreuzbein) über einen Einwegapplikator mit leichter Spannung mit Titanspiralen fixiert.

□ d. Bulkamid-Hydrogel wird als Kombinationsverfahren mit einem Bio-Mesh in die Wand der Urethra mittels einer Urethrozystoskopie injiziert und laparoskopisch platziert.

35.4 Welche vier Aussagen zur Marsupialisation sind richtig?

□ a. Der Eingriff ist bei der Verstopfung des Ausführungsgangs der Marsolin-Drüsen notwendig.

□ b. Die Verstopfung tritt meist einseitig auf und führt zur massiven Schwellung der Labie.

□ c. Aus einer schmerzlosen Zyste kann sich ein Abszess entwickeln.

□ d. Das Prinzip der OP beruht auf der Öffnung und Entleerung des Abszesses/der Zyste sowie der Schaffung eines neuen Drüsenausführungsgangs.

□ e. Eine minimale Abdeckung der Patientin und das Tragen von Handschuhen sind ausreichend.

□ f. Das entnommene Material wird zur histologischen Untersuchung geschickt.

□ g. Der Abszess wird digital ausgeräumt.

35.5 Bitte kreuzen Sie die zwei richtigen Aussagen zum Genitaldeszensus an

□ a. Durch die Erschlaffung der hinteren Scheidenwand entstehen Rektozelen.

□ b. Durch die Erschlaffung der hinteren Scheidenwand entsteht eine Zystozele.

□ c. Durch die Erschlaffung der hinteren Scheidenwand entsteht eine Enterozele.

35.6 Bringen Sie die Operationsschritte bei der vaginalen Hysterektomie in die richtige Reihenfolge

□ a. Entfernen des Uterus.

□ b. Hinterer Scheidenschnitt = hintere Kolpotomie.

□ c. Verschluss des Peritoneums.

□ d. Vorderer Scheidenschnitt = vordere Kolpotomie.

□ e. Zirkuläres Umschneiden der Portio mit dem Skalpell.

□ f. Darstellung der Adnexe (Entfernung oder Absetzen mit Umstechung).

□ g. Absetzen der Parametrien.

□ h. Absetzen der uterinen Gefäße

□ i. Einstellen und Anhaken der Portio mit Spekula und Hakenzangen.

□ j. Verschluss der Scheidenwunde.

□ k. Eröffnung des Douglas-Raums (hintere Kolpozöliotomie).

35.7 Welche zwei Aussagen zu Uterusmyomen sind falsch?

□ a. Bei der Abtragung von intramuralen Myomen wird der Uterus eröffnet und das Myom mit der Schere oder einem elektrischen Myommesser enukleiert.

□ b. Subseröse Myome liegen nicht in der Uteruswand, sind meistens gestielt, sodass nach Darstellung und bipolarer Koagulation des Gefäßstiels das Myom entfernt werden kann.

□ c. Große Myome werden mit einem Morcellator vor dem Entfernen zerkleinert.

□ d. Die Bergung erfolgt wegen des hohen Entartungsrisiko und Vermeidung von Zellaussaat („spilling") mit Hilfe eines Bergebeutels.

35.8 Was bedeuten die Abkürzungen? Ordnen Sie die Operationstechniken den Beschreibungen zu

1. LASH
2. TLH
3. LAVH

_____

_____

_____

_____

_____

_____

□ a. Nach dem Absetzen der Adnexe und der Parametrien bis zum zervikalen Übergang wird der Uterus von der Restzervix abgetrennt. Das Präparat kann sowohl über einen Trokar als auch über die Scheide entfernt werden.

□ b. Ein Uterusmanipulator wird in den Uterus eingebracht, darüber wird nach komplettem Absetzen der Gebärmutter das gesamte Präparat von vaginal geborgen.

□ c. Zur optimalen Führung der Gebärmutter werden von vaginal zwei Kugelzangen und eine kleine Kurette als Manipulator angebracht werden.

□ d. Nach Entfernung des Uterus und der Zervix wird die Scheide luftdicht mit einem Streifen verschlossen oder mit einem Ballonkatheter geblockt.

□ e. Die Operation wird vaginal beendet, nachdem sie laparoskopisch begonnen hat.

35.9 Nennen Sie zwei Indikationen zur erweiterten Hysterektomie und erläutern Sie das Prinzip der Wertheim-Operation

_____

_____

_____

_____

_____

_____

35.10 Um welche Operationstechnik handelt es sich? Ordnen Sie zu

1. Mittels einer nicht resorbierbaren subkutanen Naht, die 4-mal ausgestochen wird, wird der Muttermund eingeengt oder verschlossen.
2. Mit resorbierbaren Einzelknopffäden wird die vordere und hintere Muttermundlippe im zweischichtigen Verfahren aufeinander genäht.
3. Ein nicht resorbierbarer Faden mit stumpfer Nadel wird mittels Einstich bei 12 h und Ausstich bei 6 h um die Zervix herumgeführt.

□ a. Cerclage nach McDonald

□ b. Cerclage nach Shirodkar

□ c. Muttermundverschluss nach Szendi

35.11 Ergänzen Sie die mütterlichen, kindlichen sowie mütterlichen und kindlichen Indikationen für einen Kaiserschnitt!

_____

_____

_____

_____

_____

35.12 Beschreiben Sie das Phänomen des V.-cava-Syndroms und die Maßnahme, die Sie zur Verhinderung ergreifen!

_____

_____

_____

_____

_____

Geburtshilfe

35.13 Welche zwei Aussagen treffen auf eine Sectio caesarea zu?

- □ a. Der Kaiserschnitt kann sowohl in Rückenlagerung als auch in Steinschnittlagerung durchgeführt werden.
- □ b. Zur Verhinderung des V.-cava-Syndroms wird der OP-Tisch leicht nach rechts gekippt.
- □ c. Die Sectio ist eine Notfallindikation. Abdeckung und Desinfektion sind immer zweitrangig, es wird direkt aus dem Sieb instrumentiert.
- □ d. Die Operation muss bis zur Entwicklung des Kindes so rasch wie möglich verlaufen, um eine kurze Narkosedauer für das Kind zu gewährleisten, insofern erfolgt der Kaiserschnitt nicht in Peridural- oder Spinalanästhesie.
- □ e. Bei einer Mehrlingssectio müssen die Kocher-Klemmen zum Abnabeln gekennzeichnet werden.
- □ f. Auf eine intraoperative Nachkürettage und eine Dilatation der Zervix mit Hegar-Stiften ist aufgrund des weichen Uterus zu verzichten.

35.14 Ordnen Sie die Stadien des Aborts den richtigen Aussagen zu

1. Beginnende Fehlgeburt.
2. Unvollständige Fehlgeburt.
3. Verhaltene Fehlgeburt.
4. Drohende Fehlgeburt.
- □ a. Abortus imminens
- □ b. Abortus incipens
- □ c. Abortus inclompetus
- □ d. d.Missed abortion

35.15 Bringen Sie den OP-Ablauf einer Sectio caeserea in die richtige Reihenfolge!

- □ a. Desinfektion Abdomen und Scheide.
- □ b. Weiterer schichtweise Wundverschluss und Verband.
- □ c. Quere und leicht bogenförmige Eröffnung des unteren Uterinsegment scharf oder digital.
- □ d. Abschieben der Harnblasenumschlagsfalte
- □ e. Verschluss des Blasenperitoneums.
- □ f. Manuelle Entwicklung der Plazenta und ggf. Nachkürettage
- □ g. Verschluss des Uterus

- □ h. Eröffnung der Fruchtblase und Entwicklung des Kindes.
- □ i. Die Eröffnung des Abdomens durch einen Pfannenstiel-Schnitt.

Mammachirurgie

35.16 Ergänzen Sie den Text zur Anatomie der Mamma Auswahl ▶ *Drüsen – Fett – Interkostalarterien – Milchgangsystem – M. pectoralis major — vier*

Die weibliche Brustdrüse liegt auf der Faszie des … Unterteilt wird sie in den …- und …körper sowie in das …

Die arterielle Versorgung der Mamma entspringt aus medialen Ästen der 2.–4. ….

Der Brustdrüsenkörper wird zur genaueren Beschreibung eines tumorösen Geschehens in … Quadranten eingeteilt.

35.17 Ordnen Sie die Beschreibungen den Levelstufen 1–3 zu Aufgrund chirurgischer Gesichtspunkte wird der Lymphabfluss der Brust, der axillären Lymphknoten in drei Etagen (Level) aufgeteilt.

- □ a. Axilläre Gruppe dorsal des M. pectoralis minor und unterhalb der V. subclavia.
- □ b. Obere infraklavikuläre, medial des M. pectoralis minor gelegene Gruppe, oberhalb der V. subclavia.
- □ c. Untere axilläre Gruppe bis zum lateralen Rand des M. pectoralis minor.

35.18 Welche drei Aussagen zur Markierung des Wächterlymphknotens sind richtig?

- □ a. Der Wächterlymphknoten ist der erste Lymphknoten im Lymphabfluss eines Mammakarzinoms mit der höchsten Wahrscheinlichkeit für einen metastatischen Befall.
- □ b. Haben sich im Wächterlymphknoten Tumorzellen angesiedelt, so befinden sich mit hoher Wahrscheinlichkeit keine weiteren Metastasen in den Lymphknoten der Umgebung.
- □ c. Die selektive Entfernung des Wächterlymphknotens kann ausreichend sein, auf eine axilläre Lymphadenektomie kann dann verzichtet werden.

☐ d. Eine radioaktive Substanz, die unter die Haut der Brust injiziert wird, reichert sich im Wächterlymphknoten an und kann so intraoperativ mittels Gammakamera identifiziert werden.

☐ e. Der Wächterlymphknoten ist der zweite Lymphknoten im Lymphabfluss eines Mammakarzinoms mit einer geringen Wahrscheinlichkeit für einen metastatischen Befall.

35.19 Ordnen Sie die Antwortmöglichkeiten den Krankheitsbildern zu

1. Duktales Karzinom in situ
2. Lobuläres Karzinom in situ

☐ a. entartete, meist nicht-metastasierte Zellen in den Milchgängen der weiblichen Brust.

☐ b. tritt in den meisten Fällen multizentrisch und bilateral in den Läppchen der Brustdrüse auf.

35.20 Bitte kreuzen Sie die sechs richtigen Aussagen zur Mammachirurgie an

☐ a. Die Beach-Chair-Lagerung ist Mittel der Wahl in der Mammachirurgie.

☐ b. Auf ein „Anklemmen" des Tumors bei einer Tumorektomie sollte nicht verzichtet werden.

☐ c. Bei einer totalen Mastektomie erfolgt eine spindelförmige Umschneidung der Haut unter Einschluss der Mamille.

☐ d. Die Entfernung des Drüsenkörpers erfolgt unter Mitnahme der Pektoralisfaszie.

☐ e. Ein Handschuhwechsel vor Beginn der Axillaausräumung ist nicht obligat.

☐ f. Die Lymphknoten des Levels III können ohne die Resektion des M. pectoralis minor nicht entfernt werden.

☐ g. Fibroadenome sind gutartige tumorartige Neubildungen der Brustdrüse und werden chirurgisch entfernt.

☐ h. Die Resektion des axillären Lymphfettgewebes erfolgt En-bloc, der Nn. intercostobrachialis wird möglichst erhal-

ten, da dieser die Innenhaut des Oberarms sensibel versorgt.

☐ i. Für die postoperative Messung der Radioaktivität, nach Identifikation des Wächterlymphknotens, sind ein Geigerzähler und ein Messprotokoll erforderlich.

36 Urologie

Ellen Rewer und Traute Sauer

😊 Lernziele

Kompetenzschwerpunkt 1
Kompetenzschwerpunkt 2
Kompetenzschwerpunkt 3
Kompetenzschwerpunkt 5
Kompetenzschwerpunkt 6
Kompetenzschwerpunkt 7
Kompetenzschwerpunkt 8

Prostata

36.1 Ergänzen Sie die Lücken Auswahl ▶
Apex prostatae – Blasengrund – Beckenboden – Colliculus seminalis – Denonvillier-Faszie – Muskelfasern – periphere Zone – rechten – Rektum – Spitze – Transitionalzone – Urethra – zentrale Zone

Die Prostata ist ein kastaniengroßes, prall-elastisches, von … durchzogenes Drüsenorgan, das in jeweils einen … und linken Lappen unterteilt ist. Die Prostata umgibt die Urethra unterhalb des Ostium urethrae internum bis hin zum … Ihre Basis liegt am …, die … (Apex) zeigt zum Diaphragma urogenitale. Hinten liegt sie dem … an, getrennt durch die … Der kaudale Anteil der Prostata liegt nahe dem …

Die Prostata wird in drei Zonen unterteilt:

- Die …, sie liegt zum Rektum und zum … hin und umfasst bei jüngeren Männern ca. 75 % des Organs;
- die …, unter dem Trigonum der Blase;
- und die …, der Innenbereich der Prostata, er umgreift die …

36.2 Welche operative Behandlung gilt bei der benignen Prostatahyperplasie (BPH) als ungeeignet?

☐ a. Transurethrale Resektion der Prostata (TUR-P)

☐ b. OP nach Millin

☐ c. Radikale Prostatektomie

☐ d. OP nach Freyer

36.3 Was ist ein „TUR-Syndrom" und wie kann es vermieden werden?

_____

_____

_____

_____

_____

_____

36.4 Welche drei Aussagen zur Prostatektomie bei Prostatakarzinom sind richtig?

☐ a. Das lokal begrenzte Prostatakarzinom wird kurativ (heilend) operativ mit der radikalen Prostatektomie behandelt.

☐ b. Die nervschonende radikale Prostatektomie ist für das organbegrenzte Karzinom der therapeutische Standard. Dabei werden die Prostata mit den Samenblasen und die Lymphknoten im kleinen Becken entfernt. Der Blasenhals wird mit dem Harnröhrenstumpf neu verbunden und die Nn. erigentes erhalten.

☐ c. Durch die radikale Entfernung des Tumors wie in b beschrieben, kann die Kontinenz und die Potenz nicht erhalten werden.

☐ d. Als Komplikation kann es zu größeren Blutungen und insbesondere zu einer Verletzung des Colon descendens kommen.

☐ e. Die radikale Prostatektomie kann auch laparoskopisch oder mit Nutzung eines

OP-Roboters, z. B. DaVinci, durchgeführt werden.

Harnblase

36.5 Ergänzen Sie den Lückentext Auswahl ▶
Blasenboden – Blasendach – Blasenhals – Blasenhinterwand – Harnleiter – Harnröhre – Ostien – Trigonum vesicae – verschieben

Die Blase wird vom …, rechter und linker Seitenwand, der … und dem Blasenboden gebildet. Am … liegt das Trigonum vesicae mit den beiden … Das … ist ein in Form eines Dreiecks am Blasenboden liegendes Feld, das im Gegensatz zur übrigen Schleimhaut keine Falten hat und sich nicht … lässt. An dessen Eckpunkten münden die beiden … sowie die … Der …bezeichnet den Übergang von der Blase in die Harnröhre.

36.6 Ergänzen Sie den Lückentext Auswahl ▶
Ausbreitung – Frau – Harnableitung – heterotope – kontinente – männlichen Patienten – ortotope – Prostata – stadiengerecht – Tuben

Die Therapie des Blasenkarzinoms erfolgt … Je nach Tumorausbreitung gehören dazu beim …die Entfernung der Blase, der …, der distalen Ureteren, der Samenblasen, bei Tumorbefall evtl. der Harnröhre sowie eine Ausräumung der Lymphknoten und bei der … die Entfernung der Blase, der Gebärmutter samt vorderem Vaginaldach, evtl. der …, der distalen Ureteren, evtl. der Urethra sowie der regionären Lymphknoten.

Nach der Zystektomie muss eine neue … geschaffen werden. Die Auswahl der neuen Harnableitung richtet sich nach … des Tumors, Lebenserwartung des Patienten und dessen Wunsch. Prinzipiell unterscheiden wir die … (anstelle der Harnblase), … (an einer anderen Stelle), … und inkontinente („nasse") Harnableitung.

36.7 Benennen Sie die Harnableitungsform in ◘ Abb. 19

_____

_____

_____

_____

_____

_____

36.8 Was ist der Unterschied von einer Uretero-kutaneostomie zum Ileum- bzw. Kolonkonduit?

_____

_____

_____

_____

_____

_____

Hoden

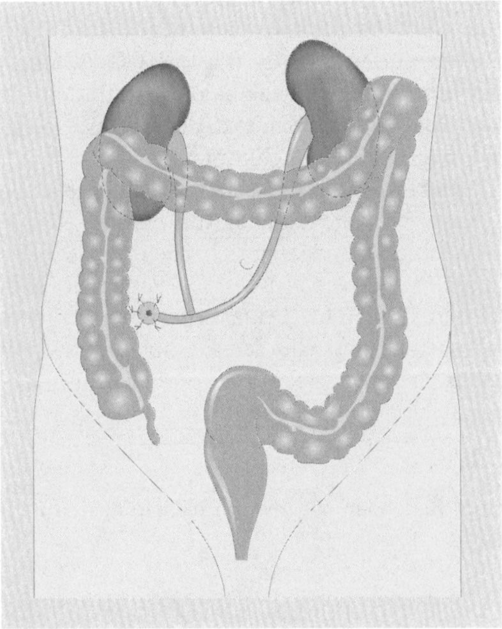

◘ Abb. 19   (Aus: Liehn et al. 2023)

36.9 Beschriften Sie bitte ◘ Abb. 20
Auswahl ► *Nebenhodenkopf – derbe Binde-gewebekapsel – Scheidewand zwischen Hoden-läppchen – ableitendes Kanälchen – Hoden-läppchen – Samenleiter – Nebenhodengang*

36.10 Bitte kreuzen Sie die fünf richtigen Aussa-gen zur Varikozele an

☐ a. Bei der Varikozele handelt es sich um eine Krampfaderbildung im Bereich Plexus pampiniformis.

☐ b. Durch den Rückstau des Blutes kommt es zu einer Überwärmung des Hodens, dieses kann zu einer Verminderung der Samenqualität führen.

☐ c. Durch den Rückstau des Blutes kommt es zu einer Unterkühlung des Hodens, dieses kann zu einer Verminderung der Samenqualität führen.

☐ d. Eine Varikozele kann sehr schmerzhaft sein und zu einer Hodenhypertrophie führen.

☐ e. Eine Varikozele kann sehr schmerzhaft sein und zu einer Hodenhypotrophie führen.

☐ f. Ein übliches Operationsverfahren ist die antegrade Sklerosierung nach Tau-ber.

☐ g. Ein übliches Operationsverfahren ist die hohe Ligatur nach Bernardi.

☐ h. Ein übliches Operationsverfahren ist die antegrade Sklerosierung nach Ber-nardi.

☐ i. Ein übliches Operationsverfahren ist die hohe Ligatur nach Tauber.

36.11 Was ist unter einer akuten Hodentorsion zu verstehen?

_____

_____

_____

_____

_____

_____

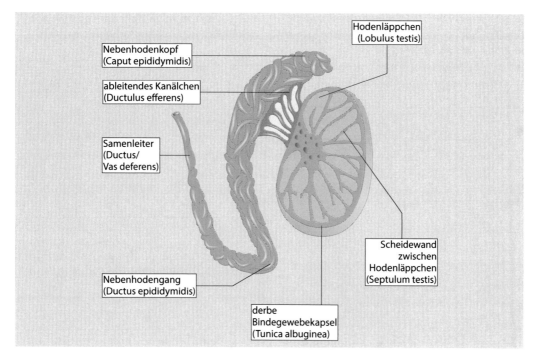

Abb. 20 Hoden mit Nebenhoden. Die Ductuli efferentes leiten die Spermien aus dem Hoden in den Nebenhoden. (Aus: Liehn et al. 2023)

36.12 In welchem Zeitraum muss eine akute Hodentorsion operiert werden?

_____

_____

_____

_____

_____

_____

36.13 Benennen Sie die OP-Technik einer akuten Hodentorsion!

_____

_____

_____

_____

_____

_____

36.14 Ergänzen Sie das OP-Verfahren und begründen, warum intraoperativ eine kontralaterale Biopsie empfohlen wird

Die OP-Methode der Wahl bei einem nachgewiesenen Hodentumor ist die …

_____

_____

_____

_____

_____

_____

36.15 Nennen Sie mindestens zwei Ziele der radikalen retroperitonealen Lymphadenektomie (RLA)

_____

_____

_____

_____

_____

Penis

36.16 Definieren Sie die Begriffe Phimose und Paraphimose

_____

_____

_____

_____

_____

36.17 Wovon hängt die Wahl der operativen Therapiemöglichkeiten beim Peniskarzinom ab?

_____

_____

_____

_____

_____

36.18 Benennen Sie mindestens zwei operative Therapiemöglichkeiten bei dem Peniskarzinom

_____

_____

_____

_____

_____

Andrologie

36.19 Nennen Sie zwei Gründe, warum einen Vasektomie durchgeführt wird!

_____

_____

_____

_____

_____

Niere

36.20 Nennen Sie Indikation und das OP-Prinzip der radikalen Nephrektomie
 ▬ Radikale Nephrektomie:

_____

_____

_____

_____

_____

_____

36.21 Warum wird bei Patienten mit nur einer Niere versucht nur den Tumor zu entfernen?

_____

_____

_____

_____

_____

Fehlbildungen der Urogenitalorgane

36.22 Nennen Sie die drei physiologischen Engen des Ureters

_____

_____

_____

_____

_____

36.23 Beschreiben Sie kurz das Prinzip der Nierenbeckenplastik nach Anderson-Hynes

_____

_____

_____

_____

_____

_____

36.24 Nennen Sie das Prinzip der Antirefluxplastik und zwei der bekanntesten OP-Verfahren

_____

_____

_____

_____

_____

Harninkontinenz

36.25 Welche drei Aussagen zu Inkontinenz der Frau sind richtig?
 □ a. Inkontinenzoperationen werden ausschließlich von den Gynäkologen durchgeführt.
 □ b. Die Therapie ist abhängig von Form und Ausprägung der Inkontinenz. Operative Maßnahmen sollten erst erfolgen, wenn die konservative Therapie, wie z. B. Gewichtsabnahme, Beckenbodengymnastik oder Medikamente keinen Erfolg hatte.
 □ c. Die spannungsfreien Kunststoffschlingen (z. B. TVT = „tensionfree vaginal tape") werden nicht fixiert, sie verankern sich durch Gewebeeinsprossung.
 □ d. Das TVT-Band wird vaginal und das TVT-O-Band wird transobturatorisch eingelegt.

☐ e. Bei einer OP nach Burch wird im Rahmen eines laparoskopischen Verfahrens, ein resorbierbares Netz an der Scheidenfaszie am Becken fixiert.

36.26 Nennen Sie Ursachen für die Harninkontinenz des Mannes und ein therapeutische OP-Verfahren

▬ Mögliche Ursachen:

_____

_____

_____

_____

_____

_____

▬ Operatives Verfahren:

_____

_____

_____

_____

_____

_____

_____

Endoskopische Operationen in der Urologie

36.27 Nennen Sie drei Kontraindikationen für die laparoskopische Vorgehensweise in der Urologie!

_____

_____

_____

_____

_____

_____

37 Mund-Kiefer-Gesichtschirurgie

Ellen Rewer und Traute Sauer

🔄 **Lernziele**

Kompetenzschwerpunkt 1
Kompetenzschwerpunkt 2
Kompetenzschwerpunkt 3
Kompetenzschwerpunkt 6
Kompetenzschwerpunkt 7
Kompetenzschwerpunkt 8

Lippen-Kiefer-Gaumenspalten

37.1 Nennen Sie mindestens zwei Ausprägungen von Lippen-Kiefer-Gaumenspalten

_____

_____

_____

_____

_____

37.2 Geben Sie vier Ziele beim operativen Verschluss von Lippen-Kiefer-Gaumenspalten an

_____

_____

_____

_____

_____

_____

37.3 Wofür und wo erfolgt die Entnahme körpereigenen Knochens in der MKG-Chirurgie?

_____

_____

_____

_____

_____

Unterkieferfraktur

37.4 Ergänzen Sie den Lückentext zur Osteosynthese einer Unterkieferfraktur Auswahl ▶
Bohrhülse – intermaxilläre Fixation (IMF) – intraoral – Inzision – Osteosynthese – Periost – Raspatorium – Schrauben – transbukal – Trigeminusast

In den meisten Fällen wird eine Unterkieferfraktur operativ behandelt. Bevor die … erfolgen kann, muss jedoch eine … durchgeführt werden, damit die regelrechte Stellung der Zähne zueinander gewährleistet wird. Die Fraktur wird vom Innenraum des Mundes (   ) aus freigelegt, die Bruchkanten mit einem … vom … befreit, die Fragmente werden reponiert. Die Miniplatte wird angepasst und mit … fixiert. Manchmal muss eine Schraube, v. a. wenn sie als Zugschraube angebracht wird, durch die Wange von außen (   ) eingebracht werden. Dafür wird eine … benötigt, die über eine kleine … bis auf den Unterkiefer gebracht wird. Besonderer Wert muss auf die Schonung der Zahnhälse gelegt werden, wie auch auf den …, den N. alveolaris inferior.

38 HNO-Heilkunde

Ellen Rewer und Traute Sauer

🔁 **Lernziele**
Kompetenzschwerpunkt 1
Kompetenzschwerpunkt 2

Kompetenzschwerpunkt 6
Kompetenzschwerpunkt 7
Kompetenzschwerpunkt 8

Ohr

38.1 Bitte beschriften Sie ◨ Abb. 21

Nasen- und Nasennebenhöhlen

38.2 Bitte ergänzen Sie die fehlenden anatomischen Strukturen und Funktionen Auswahl ▶
Anfeuchten – Erwärmen – Flimmerhärchen – Hauptnasenhöhlen – knöchernen – knorpeligen – Nasenscheidewand – Reinigen – Schleimhaut – Venengeflecht

Die Nase besteht aus einem … und einem … Anteil, die … unterteilt die beiden … Die Funktionen der Nase sind …, … und … der Atemluft. Die Nase ist mit … und … ausgekleidet, hier wird die Einatmungsluft angewärmt und sie ist der Sitz des Riechsinns. Im vorderen Bereich liegt in der Nasenschleimhaut ein …, der sog. „Locus Kiesselbachii".

38.3 Um welche Operation handelt es sich im nachfolgenden Satz? Eine wiederherstellende Operation am Trommelfell mit oder ohne Rekonstruktion der Gehörknöchelchenkette. Sie dient der Hörverbesserung. Voraussetzung für diesen Eingriff sind eine durchgängige Tube und ein funktionierendes Innenohr.

_____

_____

_____

_____

_____

Rachenraum

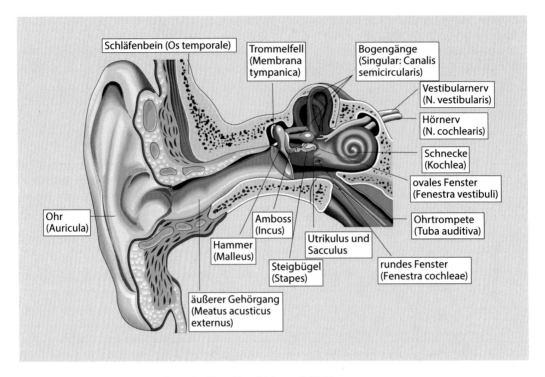

Abb. 21   Anatomische Darstellung des Ohrs. (Aus: Liehn et al. 2023)

38.4 Bitte kreuzen Sie die fünf richtigen Aussagen an

☐ a. Die Gaumenmandeln (Tonsillen) sind paarig angelegt.

☐ b. Die Gaumenmandeln (Tonsillen) sind unpaarig angelegt.

☐ c. Sie zählen zu den Schluckorganen.

☐ d. Sie zählen zu den Lymphorganen.

☐ e. Die Rachenmandeln sind paarig angelegt.

☐ f. Die Rachenmandeln sind unpaarig angelegt.

☐ g. Werden sie zu groß, behindern sie die Nasenatmung.

☐ h. Werden sie zu groß, behindern sie den Schluckakt.

☐ i. Werden sie zu groß, behindern sie die Belüftung des Mittelohrs.

38.5 Bitte beschriften Sie ◨ Abb. 22

Kehlkopf

38.6 Bitte beschriften Sie ◨ Abb. 23

38.7 Bitte ergänzen Sie die fehlenden Begriffe Auswahl ▶ *Halslymphknoten – Klavikula – Lokalisation – Neck-Dissection – Primärtumors – Schädelbasis*

Eine … ist eine Ausräumung der Halslymphknoten, die, je nach Tumorstadium, einseitig oder beidseits in einer Sitzung erfolgt. Eine Kombination der Operation mit anderen Eingriffen ist je nach Ausbreitung des … möglich.

Das Prinzip der Operation ist die Entfernung der … Das Ausmaß der Operation ist abhängig von der … und der Ausdehnung der Grunderkrankung und kann von der … bis zur … reichen.

38.8 Ordnen Sie die Formen der Neck-Dissektion und den nachfolgenden Aussagen zu

1. Radikale Neck-Dissektion
2. Funktionelle Neck-Dissektion
3. Selektiv modifizierte Neck-Dissektion

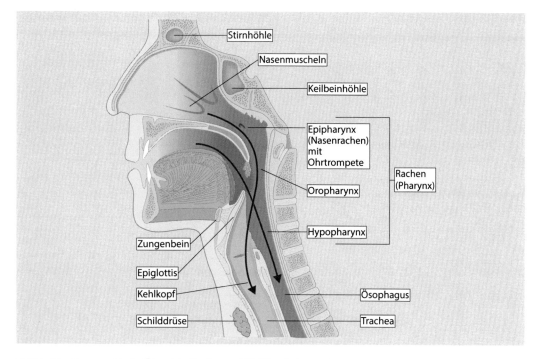

⬛ Abb. 22　Topographische Übersicht Rachen und Kehlkopf. (Aus: Liehn et al. 2023)

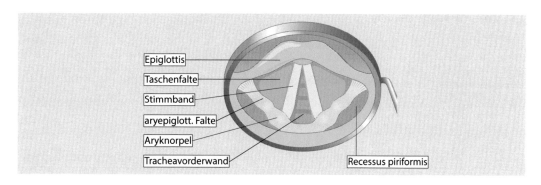

⬛ Abb. 23　Blick in das Kehlkopfinnere. (Aus: Liehn et al. 2023)

☐ a. Entfernung der Lymphknoten mit umgebendem Fett- und Bindegewebe.

☐ b. Entfernung der Lymphknoten je nach Staging.

☐ c. Lymphknotenausräumung mit umgebendem Fett sowie der Resektion des N. accessorius, des M. sternocleidomastoideus, der V. jugularis interna, der Glandula submandibularis und evtl. der A. carotis externa.

39 Neurochirurgie

Ellen Rewer und Traute Sauer

🔒 Lernziele

Kompetenzschwerpunkt 1
Kompetenzschwerpunkt 2
Kompetenzschwerpunkt 3
Kompetenzschwerpunkt 5
Kompetenzschwerpunkt 6

Kompetenzschwerpunkt 7
Kompetenzschwerpunkt 8

Anatomie

39.1 Bitte beschriften Sie ◨ Abb. 24   Auswahl
▶ *Balken – Großhirn – Hirnstamm – Hypo-*
thalamus – Kleinhirn – Mandelkern – Thala-
mus – verlängertes Rückenmark – Zwischen-
hirn

39.2 Nennen Sie die anatomischen Schichten von
Schädeleröffnung bis zum Gehirn

_____

_____

_____

_____

_____

_____

Operative Besonderheiten

39.3 Beschreiben Sie Funktion und Besonderheit
eines „Trepan"

_____

_____

_____

_____

_____

_____

39.4 Was ist in ◨ Abb. 25 darstellt und wie
kommt es zum Einsatz?

Neurochirurgische Erkrankungen

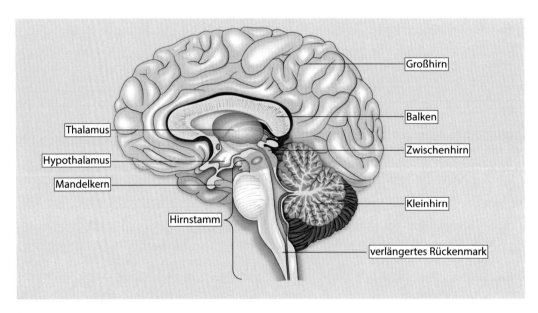

◨ Abb. 24   Aufbau des Gehirns. (Aus: Liehn et al. 2023)

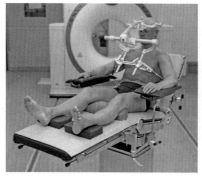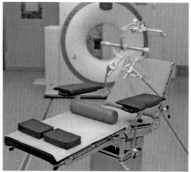

Abb. 25 (Aus: Larsen et al. 2021)

39.5 Definieren Sie die unterschiedlichen Formen eines Schädel-Hirn-Trauma (SHT)

39.7 Was ist ein Aneurysma und welche operative Therapie ist empfohlen?

39.6 Was sind epidurale bzw. subdurale Blutungen und welche Maßnahmen sind indiziert?

39.8 Welche der folgenden vier Aussagen treffen auf Hirntumoren zu?

☐ a. Hirntumore sind Geschwulste, die innerhalb des Gehirns oder der Hirnhäute entstehen.

☐ b. Hirntumore wirken nur selten verdrängend, sie beanspruchen kaum Raum.

☐ c. Die am häufigsten auftretenden Gehirntumore sind Gliome.

☐ d. Das Hypophysenadenom ist eine meist bösartige Geschwulst der Hirnanhangsdrüse.

☐ e. Symptome eines Gehirntumors sind sehr vielfältig, abhängig von der unterschiedlichen Lokalisation.

☐ f. Meningiome wachsen verdrängend und können in den Schädelknochen einwachsen. Sie entstehen aus Zellen der weichen Hirnhaut und können gut- aber auch bösartig sein.

39.9 Erläutern Sie mögliche Ursachen für einen Hydrozephalus

_____

_____

_____

_____

_____

_____

39.10 Nennen Sie zwei Behandlungsmöglichkeiten für einen Hydrozephalus

_____

_____

_____

_____

_____

40 Augenheilkunde (Ophtalmologie)

Ellen Rewer und Traute Sauer

🔵 **Lernziele**

Kompetenzschwerpunkt 1
Kompetenzschwerpunkt 2
Kompetenzschwerpunkt 3
Kompetenzschwerpunkt 5
Kompetenzschwerpunkt 6
Kompetenzschwerpunkt 7
Kompetenzschwerpunkt 8

Anatomie

40.1 Bitte beschriften Sie ❏ Abb. 26 **Auswahl**
▶ _äußere Augenhaut – Augennerv (N. opticus) – Bindehaut (Konjunktiva) – hintere Augenkammer – Hornhaut (Kornea) – innere Augenhaut – Linse – mittlere Augenhaut – Öffner der Pupille (M. dilatator pupillae) – Regenbogenhaut (Iris) – Schließmuskel der Pupille (M. sphincter pupillae) – vordere Augenkammer – Zentralgefäße der Netzhaut – Ziliarkörper – Ziliarmuskel – Zonulafasern_

40.2 Aus was besteht der Tränenapparat?

_____

_____

_____

_____

_____

Besonderheiten

40.3 Nennen Sie Indikation und Nebenwirkungen folgender Medikamente

Neosynephrin:

_____

_____

_____

_____

_____

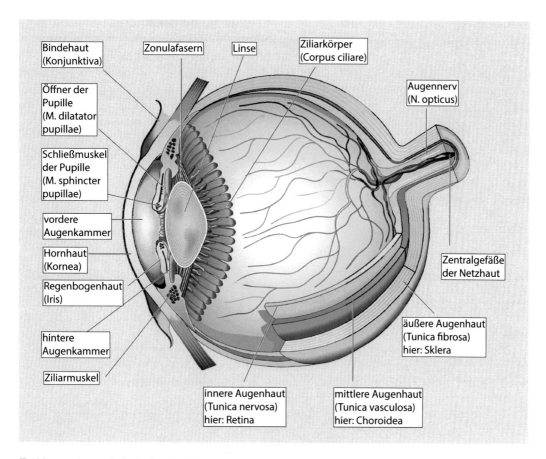

◘ Abb. 26 Anatomische Aufbau des Auges. (Aus: Liehn et al. 2023)

Suprarenin: Atropin:

_____   _____

_____   _____

_____   _____

_____   _____

_____   _____

_____   _____

Azetylcholin:

_____

_____

_____

_____

_____

_____

Erkrankungen des Auges

40.4 Was ist eine „Katarakt"?

_____

_____

_____

_____

_____

_____

40.5 Was bedeutet „Schielen"? Nennen Sie zwei Formen

_____

_____

_____

_____

_____

41 Plastische Chirurgie

Ellen Rewer und Traute Sauer

🎓 Lernziele
Kompetenzschwerpunkt 1
Kompetenzschwerpunkt 2
Kompetenzschwerpunkt 3
Kompetenzschwerpunkt 5
Kompetenzschwerpunkt 6
Kompetenzschwerpunkt 7
Kompetenzschwerpunkt 8

41.1 Welche zwei Kategorien von Eingriffe in der plastischen Chirurgie gibt es? Welche Gründe sind führend?   Kategorien:

_____

_____

_____

_____

_____

_____

Gründe:

_____

_____

_____

_____

_____

_____

41.2 Welche zwei Aussagen treffen auf Brustimplantate zu?
- ☐ a. Die Brustvergrößerung zählt zu den häufigsten ästhetischen Operationen in Deutschland.
- ☐ b. Brustvergrößerungen können in jedem Alter durchgeführt werden.

□ c. In Europa werden am häufigsten Implantate aus auslaufsicherem Silikon eingesetzt.

□ d. Brustimplantate aus Kochsalz stellen wegen des natürlichen Tastgefühls eine berechtigte Alternative dar.

□ e. Hohe Formstabilität, natürliches Tastgefühl und gute Verträglichkeit sind Anforderungen an Brustimplantate.

□ f. Sojaölimplantate werden aufgrund des natürlichen Grundstoffs und ihrer ausgezeichneten Verträglichkeit verstärkt genutzt.

□ g. Eine glatte Oberfläche der Implantate reduziert das Risiko für eine Kapselfibrose.

41.3 Nennen Sie mindestens zwei Indikationen und zwei Komplikationen einer Oberlidplastik

41.4 Welche der folgenden Aussagen zur Liposuktion ist falsch?

□ a. Die Liposuktion ist ein „Entfettungsverfahren".

□ b. Die Liposuktion ist ein Verfahren zur Harmonisierung der Körperkonturen („bodyforming") bei Patienten mit diätresistenten Fettpolstern.

□ c. Die Liposuktion ist ein Verfahren zur Gewichtsreduktion bei adipösen Patienten.

41.5 Welches Ziel verfolgt die Defektdeckung? Welches Gewebe ist geeignet?

41.6 Was bedeuten die Abkürzungen DIEP-Lappen und TRAM-Lappen

41.7 Nennen Sie für jede Form der Hauttransplantation Vor- und Nachteile

Spalthauttransplantation:

Meshgraft-Transplantation:

_____

_____

_____

_____

_____

_____

Vollhauttransplantation:

_____

_____

_____

_____

_____

41.8 Welche Funktion haben Gewebeexpander?

_____

_____

_____

_____

_____

_____

42 Kinderchirurgie

Ellen Rewer und Traute Sauer

🔵 **Lernziele**

Kompetenzschwerpunkt 1
Kompetenzschwerpunkt 2
Kompetenzschwerpunkt 3
Kompetenzschwerpunkt 5
Kompetenzschwerpunkt 6

Kompetenzschwerpunkt 7

Besonderheiten

42.1 Bei welchen Kindern ist die Wärmeregulation besonders empfindlich?

_____

_____

_____

_____

_____

_____

42.2 Durch welche drei Maßnahmen kann der Wärmeverlust von früh- und neugeborenen Kindern ausgeglichen werden?

_____

_____

_____

_____

_____

_____

42.3 Welche drei Aussagen zu den kindlichen Besonderheiten sind richtig?

☐ a. Instrumente aus der Erwachsenenchirurgie können problemlos in der Kinderchirurgie verwendet werden.

☐ b. Bauchtücher werden vorzugsweise benutzt.

☐ c. Eine Lupenbrille oder ein Operationsmikroskop erleichtern die Präparation der feinen Strukturen.

☐ d. Feines Nahtmaterial wird vorzugsweise angewendet.

☐ e. Hautfäden werden postoperativ frühzeitig gezogen.

☐ f. Latexfreie Materialien kommen vorzugsweise zum Einsatz.

□ g. Die monopolare Diathermie wird als sichere Methode der Blutstillung auch unabhängig von den Proportionen des Kindes primär gewählt, weil die Frequenz an das Gewicht des Kindes angepasst werden kann

42.4 Was muss bei Gebrauch von Pflasterstreifen bei der Lagerung beachtet werden?

_____

_____

_____

_____

_____

42.5 Für welche Maßnahmen werden die Medikamente typischerweise eingesetzt?

Methylenblau:

_____

_____

_____

_____

_____

Steriles Paraffinöl:

_____

_____

_____

_____

_____

Gleitmittel

_____

_____

_____

_____

_____

Polysorbat, z. B. Tween 80 (Fa. Carl Roth):

_____

_____

_____

_____

_____

Gentamycin-Ketten:

_____

_____

_____

_____

_____

Typische OP-Indikationen

42.6 Ordnen Sie die zwei Hydrozelen den jeweiligen Aussagen zu
1. Hydrozele funiculi
2. Hydrozele testis
□ a. Seröse Flüssigkeit, welche sich am Hoden bzw. in den Hodenhüllen sammelt.
□ b. Seröse Flüssigkeit, welche sich im Bereich des Samenstranges sammelt.

42.7 Bitte kreuzen Sie die zwei richtigen Aussagen an

☐ a. Eine Hydrozele wird operativ versorgt, wenn sich der Leistenkanal oben nicht verschlossen hat und somit eine Verbindung zwischen Hoden und Bauchhöhle besteht.

☐ b. Eine Hydrocele testis muss stets operiert werden, da der offene Processus vaginalis peritoneal verschlossen werden muss.

☐ c. Eine absolute Notfallindikation stellt die Hydrocele funiculi dar.

42.8 Ordnen Sie den Krankheitsbildern die Beschreibungen zu

1. Mekoniumileus
2. Invagination
3. Nekrotisierende Enterokolitis (NEC)
4. Morbus Hirschsprung

Beschreibungen:

☐ a. Ausgelöst durch den Geburtsstress treten schwere Entzündungen, z. T. mit Entstehung von Nekrosen, im gesamten Darmbereich auf. Durch die Besiedelung mit Bakterien kann es zur Darmperforationen kommen.

☐ b. Angeborene Passagestörungen des Ileums durch den ersten zähen Stuhl des Neugeborenen. Die Ursache ist meist ein Mangel an Verdauungsfermenten bei der Mukoviszidose.

☐ c. Angeborene Erkrankung, bei der sich in einem oder mehreren Dickdarmabschnitten keine Ganglienzellen in der Darmwand befinden. Dadurch ist das Segment spastisch verengt.

☐ d. Einstülpung eines Darmanteils in einen anderen Darmabschnitt. Ursache dafür kann eine übermäßige Darmbewegung oder eine Behinderung der Peristaltik, z. B. durch einen Tumor oder durch einen großen Lymphknoten sein.

42.9 Erklären Sie den Begriff „Hydrozephalus" und die Ursache

42.10 Ordnen Sie die Beschreibungen den Krankheitsbildern zu!

1. Hydrozephalus internus
2. Hydrozephalus externus

☐ a. Überstandene Hirnhautentzündungen (durch Viren oder Bakterien) oder Blutungen im Gehirn können zu einer Erweiterung des Raumes unterhalb der Arachnoidea (Spinngewebshaut) führen

☐ b. Die Abflusswege des Liquors (Gehirnwasser) sind aufgrund angeborener Verschlüsse durch Tumoren und Zysten nicht durchgängig und der Liquor, der ständig produziert wird, staut sich in den Ventrikeln

42.11 Beschreiben Sie in drei bis fünf Sätzen das OP-Prinzip der ventrikulo-peritonealen Shuntanlage beim Hydrozephalus!

43 Organspende und Transplantation

Ellen Rewer und Traute Sauer

⊜ **Lernziele**

Kompetenzschwerpunkt 3
Kompetenzschwerpunkt 5

43.1 Nennen Sie Gründe für die aktuell guten Ergebnisse der Organtransplantation

_____

_____

_____

_____

_____

_____

43.2 Welches Gesetz regelt die Organvermittlung?

_____

_____

_____

_____

_____

43.3 Nennen Sie mindestens vier Allokationskriterien

_____

_____

_____

_____

_____

43.4 Bitte kreuzen Sie die zwei richtigen Aussagen an

☐ a. Kinder (<16 Jahre) sollen möglichst schnell transplantiert werden und bekommen dafür entsprechende Bonuspunkte bei Gewebeübereinstimmung und Wartezeiten. Ältere Empfänger von Nieren (≥ 65 Jahre) werden überwiegend mit den Organen von Spendern der gleichen Altersgruppe versorgt.

☐ b. Immunologische Parameter werden bei Herz und Lunge stark bewertet. Bei der Niere steht der Erkrankungsgrad deutlich im Vordergrund.

☐ c. Die Beachtung der Größen- und Gewichtsannäherung zwischen Spender und Empfänger spielt keine Rolle.

☐ d. Transplantationszentren übermitteln Daten an Eurotransplant.

43.5 Was ist die DSO? Nennen Sie deren Aufgabe

_____

_____

_____

_____

_____

43.6 Nennen Sie mindestens zwei rechtliche Voraussetzungen für eine Organspende

_____

_____

_____

_____

_____

43.7 Nennen Sie je zwei Gründe für den Ausschluss einzelner Organe und den kompletten Abbruch der Organspende

_____

_____

_____

_____

_____

_____

43.8 Bitte kreuzen Sie die fünf richtigen Aussagen an

☐ a. Transplantationen dürfen in Deutschland nur in Transplantationszentren durchgeführt werden. Organspenden und somit Organentnahmen können hingegen in jedem dafür zugelassenen Krankenhaus (Entnahmekrankenhaus) stattfinden.

☐ b. Eine (Multi)organentnahme erfolgt in Rückenlage, ggf. bei Entnahme der Lunge, mit Umlagerung auf die linke Seite.

☐ c. Der Hautschnitt und die vorbereitende Präparation erfolgt durch das abdominelle Team.

☐ d. Die vorbereitende Präparation umfasst die Inspektion des gesamten Situs mit der Identifikation und Beurteilung von, z. B. Tumorzeichen, Entzündungszeichen, anatomischen Besonderheiten, makroskopische Organqualität.

☐ e. Danach erfolgt die thorakale Präparation, meist wird noch eine Echosonographie durchgeführt, das Organ zur Entnahme vorbereitet wird.

☐ f. Bei einer Multiorganentnahme werden zuerst thorakal das Herz und dann die Lunge entnommen. Das abdominelle Team wartet in diesem Zeitraum bis thorakale Entnahme abgeschlossen ist.

☐ g. Nachdem die komplette Versorgung des Verstorbenen abgeschlossen ist, bestätigen der verantwortliche Entnah-

mechirurg, das beteiligte OP-Personal und der DSO-Koordinator den fachgerechten Wundverschluss, die Säuberung und Versorgung des Verstorbenen sowie die Entfernung von Kathetern und Zugängen mit ihrer Unterschrift auf der Sicherheitscheckliste der DSO.

43.9 Was ist während des Perfusionsablaufs von den OTA unbedingt sicher zu stellen?

_____

_____

_____

_____

_____

_____

44 Kommunikation, Anleiten und Beraten

Ellen Rewer und Traute Sauer

🔵 **Lernziele**
Kompetenzschwerpunkt 3
Kompetenzschwerpunkt 6

44.1 Ordnen Sie die folgenden Signale der nonverbalen und paraverbalen Kommunikation zu!
1. Nonverbale Kommunikation
2. Paraverbale Kommunikation

☐ a. Lautstärke verändern bzw. Rhythmus wechseln

☐ b. Verstecken der Hände in den Hosentaschen oder hinter dem Rücken

☐ c. Unkoordinierte Arm- und Bein- und Körperbewegungen

☐ d. Sprechtempo variieren

☐ e. Berühren des Gesichts

☐ f. Mit den Füßen wippen

☐ g. Sprachmelodie wechseln

☐ h. Stirnrunzeln

☐ i. Rötung, hektische Flecken

☐ j. Lächeln oder lachen

□ k. Augen offen/geschlossen oder zusammengekniffen

□ l. Betonung einzelner Wörter oder Satzteile

□ m. Augenbrauen zusammenziehen oder hochheben

□ n. häufiger Wimperschlag

□ o. Mit Finger auf Gegenständen trommeln

□ p. Verschränken der Arme vor der Brust

□ q. Stimmlage verändern

44.2 Fragetechniken für erfolgreiche Kommunikation

Ordnen Sie den Beispielfragen die entsprechende Fragetechnik zu und begründen Sie, welche Ziele Sie mit den Fragetechniken verfolgen!

▬ Fragetechniken:

1. Präzisionsfragen
2. Geschlossene Fragen
3. Offene Fragen

▬ Beispielfragen:

□ a. Was genau war der Grund für Ihre Verspätung?

□ b. Welche Erfahrungen haben Sie mit … gemacht?

□ c. Was bedeutet „fast immer" in Ihrer Abteilung?

□ d. Haben Sie die Informationen verstanden?

□ e. Wie beurteilen Sie die Qualität der Hygiene in Ihrem OP?

□ f. Was halten Sie von Organtransplantation?

□ g. Gehen Sie zum Essen?

□ h. Können Sie die Information bestätigen?

□ i. Was genau ist geschehen?

▬ Ziel:

_____

_____

_____

_____

_____

_____

44.3 Nennen Sie je drei Regeln für Feedbackempfänger und -geber!

Feedbackempfänger:

_____

_____

_____

_____

_____

_____

Feedbackgeber:

_____

_____

_____

_____

_____

_____

44.4 Welche Ziele verfolgen Vor-, Zwischen- und Nachgespräche? (2)

_____

_____

_____

_____

_____

_____

44.5 Welche Fragen eignen sich für Vor-, Zwischen- und Nachgespräche? (2)

_____

_____

_____

_____

_____

_____

45 In Gruppen und Teams zusammenarbeiten

Ellen Rewer und Traute Sauer

Lernziele

Kompetenzschwerpunkt 1
Kompetenzschwerpunkt 3
Kompetenzschwerpunkt 6

45.1 Vervollständigen Sie die Sätze mit „Soziologie" und „Psychologie"

— untersucht das Verhalten von Menschen in der Gemeinschaft.

— widmet sich dem Erleben und Verhalten des einzelnen Menschen

— beschreibt die Gesellschaft, ihre Prozesse und auch deren Wandel, versucht sie zu erklären und zu verstehen

45.2 Ordnen Sie „Team" und „Gruppe" den Erklärungen zu!

1. Team
2. Gruppe

☐ a. Die Mitglieder nehmen funktionsteilig unterschiedliche Aufgaben wahr, um im Zusammenwirken hochanspruchsvolle Leistungen zu vollbringen und dadurch ein gemeinsames Ziel zu erreichen.

☐ b. Es bilden sich bestimmte Positionen und Rollen heraus, an die bestimmte Erwartungen geknüpft sind.

☐ c. Die Positionen werden von der Organisation verteilt, d. h. sie legt fest, wer der Vorgesetzte und wer der Mitarbeiter ist.

☐ d. Die Einzelleistungen sind entscheidend, werden aber erst in der Zusammenarbeit wird die Leistung wirksam – im Sinne: „Das Ganze ist mehr als die Summe seiner Teile".

☐ e. Über die relativ intensiven Beziehungen der Mitglieder untereinander entwickeln sich ein ausgeprägter Gemeinschaftsgeist und ein starker Zusammenhalt.

☐ f. Sie sind arbeitsteilig tätig und erfüllen kooperativ bestimmte Funktionen/Aufgaben und tragen so dazu bei, die Ziele der Organisation zu erreichen.

45.3 Welches Ziel verfolgt Teamarbeit im OP-Saal?

_____

_____

_____

_____

_____

_____

45.4 Ergänzen Sie das Kommunikationsmodell
Fügen Sie die vier Oberbegriffe einer Nachricht in das Kommunikationsmodell ein und ergänzen diese Aspekte beispielhaft zur Aussage „Die OP-Dokumentation ist noch nicht abgeschlossen ◗ Abb. 27).

45.5 Wie funktioniert Gruppenentwicklung?
Ordnen Sie die Entwicklungsphasen von Gruppen den Erklärungen zu und bringen Sie diese in die richtige Reihenfolge!

☐ a. Storming
☐ b. Forming
☐ c. Adjourning
☐ d. Performing
☐ e. Norming
☐ A. Die Gruppe ringt um Einfluss und Macht. Die Mitglieder entwickeln Wi-

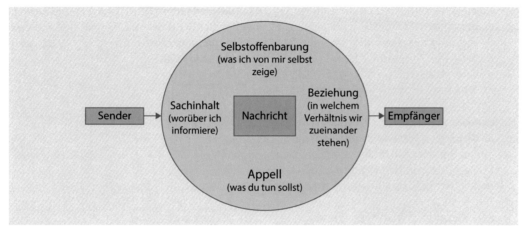

Abb. 27 Modell der Kommunikation nach Schulz von Thun. (Aus: Liehn, Köpcke, Richter, Kasakov (Hrsg): OTA-Lehrbuch, 2. Aufl., 2018, Springer, Heidelberg)

derstände gegen die Aufgabenanforderungen, bestehende Normen und das Gruppenziel.

☐ B. Anerkennung und Wertschätzung dominieren. Die Positionen sind gefestigt und werden akzeptiert, die Bearbeitung der Aufgabe steht im Vordergrund.

☐ C. Die gemeinsame Aufgabe ist erfüllt und das Team geht auseinander.

☐ D. Die Mitglieder der Gruppe sind unsicher im Umgang miteinander. Sie probieren aus, sie tauschen sich über die Aufgaben, Regeln und geeignete Methoden aus und legen sie fest.

☐ E. Die Gruppenmitglieder tauschen sich offen über ihre Meinungen und Gefühle aus, es entstehen Gruppennormen und Werte. Die Akzeptanz der Gruppenmitglieder untereinander steigt, der Zusammenhalt zwischen ihnen wächst

46 Berufliches Selbstverständnis

Ellen Rewer und Traute Sauer

 Lernziele
Kompetenzschwerpunkt 4

46.1 Bitte kreuzen Sie die vier richtigen Aussagen zur Geschichte des OTA-Berufs an

☐ a. Der Fachkräftemangel im OP, insbesondere in NRW begünstigte die Entwicklung von OTA, da es dort zu einem Versorgungsengpass kam und Operationen nicht planmäßig durchgeführt werden konnten.

☐ b. Das evangelische Krankenhaus Mülheim an der Ruhr umging als erstes Krankenhaus in Deutschland den klassischen Weg der OP-Fachweiterbildung und qualifizierte OTA direkt in einer zweijährigen Ausbildung mit anschließendem Anerkennungsjahr analog zur Schweiz.

☐ c. 1994 wurde von den Lehrkräften der bestehenden OTA-Schulen die Arbeitsgruppe GEKA-OTA gegründet. 1996 gründete die DKG ebenfalls eine OTA-Arbeitsgruppe. Beide Gruppen arbeiten an bundesweiten, einheitlichen Richtlinien für die Ausbildung der Operationstechnischen Assistenten.

☐ d. 1996 wurde die erste „Ausbildungsrichtlinie" für die Ausbildung zur operationstechnischen Assistentin/zum operationstechnischen Assistenten" durch die DKG verabschiedet.

☐ e. OTA-Ausbildung ist ein Heilberuf. Somit ist Ausbildungsfinanzierung bundeseinheitlich über das Krankenhausfinanzierungsgesetz (KHG) geregelt.

☐ f. Die Ausbildung erfolgt in allen Bundesländern nach einheitlichen landesrechtlichen Ausbildungs- und Prüfungsverordnungen.

☐ g. Im Jahr 2020 wurde die Ausbildungs- und Prüfungsverordnung über die Ausbildung zur Anästhesietechni-

schen Assistentin und zum Anästhesietechnischen Assistenten und über die
Ausbildung zur Operationstechnischen
Assistentin und zum Operationstechnischen Assistenten (ATA-OTA-APrV)
im Bundesgesetzblatt veröffentlicht.

**46.2 Bitte kreuzen Sie die zwei richtigen Aussa-
gen zum Beruflichen Selbstverständnis OTA an**

☐ a. Schon in der Ausbildung eignen sich
OTA – Auszubildende einen professio-
nellen Habitus an und werden so zum
Experten.

☐ b. Das berufliche Selbstverständnis wird
durch den sozialen Status und den
Kompetenzschwerpunkten beeinflusst.

☐ c. Professionelles Handeln bedeutet auch
die Bereitschaft, das aktuelle Wissen
dem stetigen Wandel anzupassen und
eine kontinuierliche berufliche Weiterentwicklung zu durchlaufen.

☐ d. Berufliche Identitätsentwicklung wird
durch die Anforderungen der eigenen
Eltern und Verwandten angeeignet.

**46.3 Bitte führen Sie mindestens zwei Karriere-
möglichkeiten für OTA auf**

_____

_____

_____

_____

_____

_____

47 Interessensvertretungen OTA

Ellen Rewer und Traute Sauer

🔘 **Lernziele**
Kompetenzschwerpunkt 4

**47.1 Bitte erläutern Sie in zwei bis drei Sätzen,
wie sich der Beruf der OTA entwickeln kann und
warum die Interessensvertretung hierbei eine
wichtige Rolle spielt**

_____

_____

_____

_____

_____

_____

_____

**47.2 Bitte kreuzen Sie die drei richtigen Aussagen
zu Berufsverbänden an**

☐ a. Zu den Aufgaben eines Berufsverbandes gehört unter anderem Tarifpolitik.

☐ b. Berufsverbände sind freie, unabhängige
und auf Dauer angelegte Interessenvertretungen, deren Mitglieder die Angehörigen desselben Berufes und verwandter Berufe sind.

☐ c. Zu den Aufgaben eines Berufsverbandes gehört unter anderem die Wahrnehmung und Wahrung von berufspolitischen und wirtschaftlichen Interessen.

☐ d. Es besteht die Pflicht auf Mitglied-
schaft im Berufsverband.

☐ e. Gegründet wurde der erste deutsche
Berufsverband Operationstechnischer
Assistenten im Jahr 2014.

48 Beruflichen Stress begegnen

Ellen Rewer und Traute Sauer

🔘 **Lernziele**
Kompetenzschwerpunkt 4

48.1 Warum ist Eustress notwendig?

_____

_____

_____

_____

_____

_____

Physische Stressoren:

_____

_____

_____

_____

_____

_____

48.2 Welche Faktoren und Situationen kennen Sie als mögliche Stressoren im OP? Psychisch-mentale Stressoren:

_____

_____

_____

_____

_____

Soziale Stressoren:

_____

_____

_____

_____

_____

48.3 Geben Sie je Oberpunkt mindestens drei mögliche Folgen von chronischem Stresserleben an

Körperliche Folgen:

_____

_____

_____

_____

Seelische Folgen:

_____

_____

_____

_____

_____

Geistige Folgen:

_____

_____

_____

_____

_____

_____

48.4 „Stress im OP": Ordnen Sie die einzelnen Elemente folgenden Kategorien zu!
1. Inadäquates Führungsverhalten:
2. Mangelnde Zusammenarbeit:
3. Organisationsmängel:
□ a. Wenig Zeit und Personal für die Praxisanleitung von Auszubildenden
□ b. Bestehende Regeln (Arbeitsbeginn, Pausenzeiten, u. a.) werden innerhalb des Teams unterschiedlich anwendet.
□ c. Mangelnde Einbindung bei Fragen der OP-Gestaltung oder Anleitung
□ d. Befehlsartiger Umgangston
□ e. Nachlässige Arbeitsweise, Faulheit und gestörte Kommunikation (Streuen von Gerüchten)
□ f. Unzuverlässige OP-Pläne,
□ g. Kollegen werden z. B. bei der Dienst- und Urlaubsplanung bevorteilt
□ h. Verfehlte Personalplanung
□ i. Unrealistische OP-Programme
□ j. Unzureichende Informationsweitergabe ans Team
□ k. Persönliche Beleidigungen
□ l. Häufige Programmumstellungen im Tagesablauf
□ m. Missbrauch des Bereitschaftsdienstes zum Abarbeiten abgesetzter Patienten vom Tage
□ n. Fehlende Akzeptanz und fehlende Wertschätzung der Arbeitsleistung zwischen Medizinern und Nichtmedizinern
□ o. Fehlende Informationen

48.5 Bitte kreuzen Sie die drei richtigen Aussagen zum Burnout an
□ a. Der Begriff Burnout ist nicht klar definiert, weshalb es nicht als eigenständige Erkrankung gilt.
□ b. Unter Burnout werden verschiedene Symptome und Beschwerden zusammengefasst, wobei die Ursachen dieser Beschwerden in den Augen der Betroffenen immer im sozialen Umfeld liegen.
□ c. Burnout entsteht in erster Linie aufgrund von Schlafstörungen, weshalb die Schlafmedizin eine besondere Rolle spielt.
□ d. Erste Anzeichen eines Burnouts sind unter anderem Infektanfälligkeit, verminderte Leistungsfähigkeit, Fehleranfälligkeit, fehlende Perspektive, Gefühl von vermehrtem Stress und gesteigerter Erholungsbedarf.
□ e. Ein Burnout beginnt langsam und unbemerkt, die ersten Warnsignale werden von den Betroffenen häufig nicht korrekt erkannt.

48.6 Beschreiben Sie in einem Satz die Bedeutung von Resilienz

_____

_____

_____

_____

_____

_____

49 Ethik

Ellen Rewer und Traute Sauer

🔵 **Lernziele**
Kompetenzschwerpunkt 3
Kompetenzschwerpunkt 4
Kompetenzschwerpunkt 6

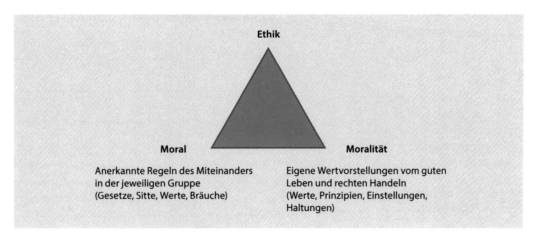

49.1 Tragen Sie die Begriffe Moral und Moralität entsprechend der Erklärung in ◖ Abb. 28 ein!

49.3 Nennen Sie bezogen auf den Ethikkodex, die vier grundlegenden Aufgaben von Pflegenden!

49.2 Nennen Sie die Grundprinzipien des ethischen Handelns

49.4 Definieren Sie in eigenen Worten den Begriff ethische Kompetenz!

50 Sterben und Tod

Ellen Rewer und Traute Sauer

ⓔ Lernziele

Kompetenzschwerpunkt 1
Kompetenzschwerpunkt 3
Kompetenzschwerpunkt 4
Kompetenzschwerpunkt 5
Kompetenzschwerpunkt 6

50.1 Nennen Sie je drei Beispiele für sichere und unsichere Todeszeichen

Sichere Todeszeichen:

_____

_____

_____

_____

_____

Unsichere Todeszeichen:

_____

_____

_____

_____

_____

50.2 Welche Aufgaben hat das klinische Ethikkomitee? (2)

_____

_____

_____

_____

_____

_____

50.3 Kreuzen Sie die drei richtigen Aussagen zum Nachweis des (dissoziierten) Hirntods an

☐ a. Beim dissoziierten Hirntod kommt es zu einem irreversiblen Funktionsverlust der gesamten Hirnfunktion, alle weiteren Organfunktionen bleiben durch intensivmedizinische Maßnahmen erhalten.

☐ b. Der Nachweis des dissoziierten Hirntodes erfolgt nach dem Protokoll der behandelnden Intensivmediziner.

☐ c. Die in der Richtlinie beschriebenen Voraussetzungen müssen erfüllt sein, neben einer diagnostizierten Hirnschädigung, müssen alle geforderten klinischen Symptome übereinstimmend und unabhängig von zwei qualifizierten Ärzten festgestellt und auf einem Protokollbogen dokumentiert werden.

☐ d. Bei primären infratentoriellen Schäden muss ein Ausbleiben der Hirndurchblutung oder ein kompletter Ausfall der Hirnströme („Nulllinien-EEG") nachgewiesen sein.

□ e. Die Irreversibilität des Hirnfunktionsausfalls und damit der Hirntod ist erst dann nachgewiesen, wenn die klinischen Ausfallsymptome bei Erwachsenen und bei Kindern ab dem dritten Lebensjahr mit primärer Hirnschädigung nach mindestens drei Tagen erneut übereinstimmend nachgewiesen worden sind.

50.4 Kreuzen Sie sinnvolle Verhaltens- bzw. Handlungsstrategien im Umgang mit sterbenden Patienten an. (6)

□ a. Den Patienten und/oder den betroffenen Angehörigen ein neutrales Verständnis entgegenbringen und ggf. auf Themen der Betroffenen eingehen

□ b. Patienten und Angehörige befinden sich in einem emotionalen Ausnahmezustand, deshalb ist es wichtig, einfach „da sein" und sich, unabhängig vom Zeitbedarf, offen für Gespräche zu zeigen.

□ c. Bei Angst oder Unsicherheit in der Begegnung mit dem Patienten oder Angehörigen, sollte dieses Gefühl dezent mitteilen: „Ich weiß jetzt auch nicht genau, was ich sagen soll, ich möchte Sie aber nicht allein lassen …".

□ d. Qualität der Pflege, nämlich eine gewissen Neutralität bei gleichzeitigem Mitgefühl und Expertise für fachliche Themen nutzen.

□ e. Die persönliche Beratung steht an erster Stelle, Zuhören ist eher sekundär.

□ f. Umfassende Antworten und konkrete Hilfestellungen anbieten und geben.

□ g. Häufige Wiederholungen beim Erzählen oder bei Fragen tolerieren bzw. klare Informationen auch mehrfach kommunizieren.

□ h. Die eigenen Emotionen soweit wie möglich unterdrücken, um eine zusätzliche Unsicherheit bei den Patienten und den Angehörigen zu vermeiden.

□ i. Irrationale Verhaltensweisen (z. B. Zorn, persönliche Abgrenzung, Aggression) der Patienten und Angehörigen akzeptieren und unkommentiert lassen.

50.5 Warum sollten OTA sinnvolle Verhaltens- bzw. Handlungsstrategien im Umgang mit sterbenden Patienten kennen?

_____

_____

_____

_____

_____

50.6 Ordnen Sie die Begriffe der Sterbephasen den Beschreibungen zu und bringen Sie diese in die richtige Reihenfolge

□ a. Depression

□ b. Verhandeln

□ c. Nicht-wahrhaben-Wollen und Isolierung

□ d. Zustimmung

□ e. Zorn

□ A. In dieser Phase wird das Sterben-Müssen akzeptiert. Die Schlafensphasen werden ausgedehnt, das Interesse für die Themen der Umwelt derer, die weiterleben werden, nimmt ab.

□ B. In dieser Phase verdrängen und verleugnen der Patient und/oder sein Angehöriger die Diagnose bzw. Prognose und bauen einen Schutzmechanismus auf. Das Denken und Fühlen kann relativ konfus, emotional und kräftezehrend sein.

□ C. Diese Phase ist der Patient leicht verletzbar. Er hat sein Schicksal verstanden und ist emotional in der Lage, sich damit zu befassen und mit den betroffenen Personengruppen zu diskutieren. Dies wirkt dann befremdlich auf Außenstehende.

□ D. In dieser Phase fragen sich Patient und Angehörige nach dem Grund des Sterben-Müssens. Wer ist schuld? Wie kann das sein? Wieso dürfen andere weiterleben?

☐ E. Diese Phase ist gekennzeichnet von Verzweiflung, Trauer und einem tiefen Gefühl des Kummers. Diese Gefühle sind belastend für das Umfeld.

51 Menschenrechte

Ellen Rewer und Traute Sauer

🎓 **Lernziele**
Kompetenzschwerpunkt 4
Kompetenzschwerpunkt 5

51.1 31.1 Bitte definieren Sie den Begriff „Grundrechte"

_____

_____

_____

_____

_____

_____

51.2 31.2 Worin besteht der Unterschied zwischen Menschen- und Bürgerrechten?

_____

_____

_____

_____

_____

52 Der Staat

Ellen Rewer und Traute Sauer

🎓 **Lernziele**
Kompetenzschwerpunkt 4
Kompetenzschwerpunkt 5

52.1 Nennen und erläutern Sie die drei Faktoren, durch die ein Staat bestimmt werden

_____

_____

_____

_____

52.2 Was wissen Sie über die Staatsprinzipien? Bitte tragen Sie die Staatsprinzipien der Bundesrepublik Deutschland in ◾ Abb. 29 ein. Geben Sie zu vier Prinzipien jeweils ein Beispiel an.

Politische Willensbildung in der repräsentativen Demokratie

52.3 Nennen und erläutern Sie die fünf Wahlgrundsätze (Art. 38 GG) für den Deutschen Bundestag

_____

_____

_____

_____

_____

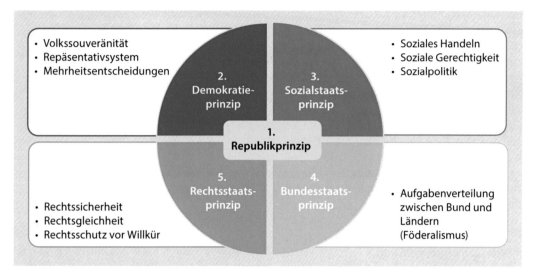

- Volkssouveränität
- Repäsentativsystem
- Mehrheitsentscheidungen

2. Demokratieprinzip

3. Sozialstaatsprinzip

- Soziales Handeln
- Soziale Gerechtigkeit
- Sozialpolitik

1. Republikprinzip

5. Rechtsstaatsprinzip

4. Bundesstaatsprinzip

- Rechtssicherheit
- Rechtsgleichheit
- Rechtsschutz vor Willkür

- Aufgabenverteilung zwischen Bund und Ländern (Föderalismus)

◘ Abb. 29 Staatsprinzipien. (Aus: Liehn et al. 2023)

52.4 Bitte vervollständigen Sie den Lückentext

Auswahl ▶ *Austausch – Diktat – Diskussion – Entscheidungen – Exekutive – Geheimgremien – Gewalt – Grundrechten – Information – Legislative – Manipulation – Meinungen – Öffentlichkeit – Satzungen – Umsturzversuche – Verbote* (mehr Begriffe als benötigt werden)

Umfassende … ist Voraussetzung dafür, dass der Einzelne politische … treffen kann. Dazu muss er unterschiedliche … kennenlernen und gegeneinander abwägen können. Die Massenmedien stellen die … her, in der ein … der verschiedenen politischen Meinungen von gesellschaftlichen Gruppen und Organisationen, Parteien und politischen Institutionen stattfinden kann.

Die Medien besitzen zwar keine eigene … zur Änderung der Politik oder zur Ahndung von Machtmissbrauch, aber durch eine korrekte Berichterstattung und die öffentliche … können sie das politische Geschehen beeinflussen. Sie werden daher auch als „vierte Gewalt" neben Exekutive, … und Judikative bezeichnet.

Presse- und Meinungsfreiheit sind wichtige Errungenschaften unserer Demokratie und in den … verankert.

53 Europapolitik

Ellen Rewer und Traute Sauer

🔵 Lernziele
Kompetenzschwerpunkt 4

Nennen Sie mindestens sechs der 27 EU-Mitgliedsstaaten

_____

_____

_____

_____

_____

_____

53.2 Bitte kreuzen Sie die zwei richtigen Aussagen zur Europäischen Union (EU) an

☐ a. Alle Mitgliedstaaten der EU verfügen über eine einheitliche Währung, den Euro.

☐ b. Durch eine Vielzahl von Verordnungen und Richtlinien wird europäisches

Recht geschaffen und damit die Zusammenarbeit in Europa weiter vertieft.

□ c. EU-Bürger haben nicht das Recht, sich in der Europäischen Union frei zu bewegen, in jeden Mitgliedstaat einzureisen und sich dort aufzuhalten.

□ d. EU-Bürger haben das Recht, sich in jedem anderen Mitgliedstaat unter den gleichen Voraussetzungen wie Inländer wirtschaftlich zu betätigen, also selbstständig oder unselbstständig tätig zu sein sowie Dienstleistungen anzubieten oder zu empfangen.

53.3 Bitte kreuzen Sie die drei richtigen Aussagen zur Europäischen Kommission an

□ a. Die Europäische Kommission besteht aus je einer Person pro Mitgliedsland, die allerdings nicht an Weisungen gebunden sind.

□ b. Die einzelnen Kommissionsmitglieder haben kein bestimmtes Aufgabengebiet.

□ c. Die Kommission wird von einem Präsidenten geleitet, der für fünf Jahre von den Staats- und Regierungschefs bestimmt und vom Europäischen Parlament gewählt wird.

□ d. Die Europäische Kommission hat kein Gesetzesinitiativrecht zur Weiterentwicklung der Europäischen Union und kann dem Rat und dem Parlament keine entsprechenden Vorschläge vorlegen.

□ e. Die Europäische Kommission übt die Kontrolle darüber aus, dass sich alle in der EU, also sowohl die Mitgliedstaaten als auch Unternehmen, an die getroffenen Regeln halten.

□ f. Die Europäische Kommission hat ihren Sitz in Luxemburg.

54 Gesundheits- und Sozialpolitik

Ellen Rewer und Traute Sauer

🆔 Lernziele

Kompetenzschwerpunkt 4
Kompetenzschwerpunkt 5

54.1 Wie erfolgt die Finanzierung der gesetzlichen Krankenversicherung (GKV)?

_____

_____

_____

_____

_____

_____

54.2 Bitte kreuzen Sie die zwei richtigen Aussagen zum Solidaritätsprinzip der GKV an

□ a. Das Prinzip der Solidarität führt dazu, dass in Deutschland nahezu 90 % der Bevölkerung in der Sozialversicherung pflicht- oder freiwillig versichert sind.

□ b. Der Grundgedanke des Prinzips der Solidarität ist, dass die zu versichernden Risiken von allen Versicherten gemeinsam getragen werden.

□ c. Unabhängig davon, wie viel die Versicherten an die Sozialversicherung gezahlt haben, sind sie in umfassendem Maße abgesichert.

□ d. Durch das Prinzip der Solidarität wird kein Ausgleich zwischen Gesunden und Kranken, zwischen besser und weniger gut Verdienenden, zwischen Jung und Alt, zwischen Familien und Singles geschaffen.

Lösungen

Inhaltsverzeichnis

© Der/die Autor(en), exklusiv lizenziert an Springer-Verlag GmbH, DE, ein Teil von Springer
Nature 2023
E. Rewer und T. Sauer, *OTA - Fragen und Antworten*,
https://doi.org/10.1007/978-3-662-65486-6_2

1 Ausbildungs- und berufsbezogene Rechte und Pflichten

Ellen Rewer und Traute Sauer

1.1 Ordnen Sie den Prüfungsteilen die jeweiligen Kompetenzschwerpunkte zu

✓ 1 schriftlicher Teil der Prüfung: a, b, c, d (Kompetenzschwerpunkt 1, Kompetenzschwerpunkt 2, Kompetenzschwerpunkt 5, Kompetenzschwerpunkt 8).

✓ 2 mündlicher Teil der Prüfung: e, f, g (Kompetenzschwerpunkt 3, Kompetenzschwerpunkt 4, Kompetenzschwerpunkt 6).

1.2 Welche Aussage ist über die Ausbildung zum Operationstechnischen Assistenten richtig? Kreuzen Sie die zwei richtigen Aussagen an

✓ a Die Ausbildung zum Operationstechnischen Assistenten ist gesetzlich geregelt. Sowohl das ATA-OTA-G als auch die ATA-OTA-APrV sind am 1. Januar 2022 in Kraft getreten.

✓ d Die Ausbildung hat Zugangsvoraussetzungen, dauert drei Jahre und ist in eine theoretische und praktische Ausbildung gegliedert. Eine dreiteilige Prüfung schließt die Ausbildung ab.

2 Grundlagen des Rechts

Ellen Rewer und Traute Sauer

2.1 Ordnen Sie den angegebenen Rechtsquellen, beginnend mit der ranghöchsten, den jeweiligen Aussagen zu

✓ 1c Grundgesetz: Es enthält sowohl die Grundrechte als auch Regelungen zur Organisation der Bundesrepublik. Hierbei trifft es z. B. Regelungen zu Aufgaben und Arbeit der Staatsorgane, wie Bundestag, Bundesrat, Bundesregierung.

✓ 2e Gesetze: Diese können in Bundes- und Landesgesetze unterschieden werden. Die Bundesgesetze gelten für die gesamte Bundesrepublik. Die Landesgesetze hingegen gelten nur für das jeweilige Bundesland, in dem sie beschlossen wurden.

✓ 3a Rechtsverordnung: Sie stellen eine Art Detailregelung für Gesetze dar. Sie können nur geschaffen werden, wenn es hierfür eine gesetzliche Grundlage gibt.

✓ 4b Satzung: Sie enthalten verbindliche Regelungen nur für ihre Mitglieder oder Benutzer. Sie werden von Körperschaften des öffentlichen oder privaten Rechts erlassen.

✓ 5d Vertrag: Es ist die individuellste Rechtsquelle, die am schnellsten Aufschluss über Rechte und Pflichten zwischen zwei Rechtssubjekten gibt.

2.2 Beschreiben Sie in ein bis zwei Sätzen, wofür der Begriff Haftung steht

Der Begriff Haftung steht für die Klärung von Verantwortung. Wenn ein Schaden eingetreten ist, so ist verbindlich zu klären, wer hierfür verpflichtend einsteht.

2.3 Welche Aussage ist innerhalb der Dokumentationspflicht richtig? Kreuzen Sie die richtige Antwort an

✓ a Die Dokumentation dient der Transparenz der Behandlung und demzufolge als Beweissicherung. Als Schreibgerät ist ein Kugelschreiber anzuwenden.

2.4 Welche drei Voraussetzungen müssen für die Strafbarkeit einer Handlung vorliegen?

Für die Strafbarkeit einer Handlung müssen drei wesentliche Voraussetzungen vorliegen: Tatbestand, Rechtswidrigkeit und Schuld. Nur wenn diese drei Voraussetzungen positiv zu bejahen sind, kann eine Bestrafung des Täters erfolgen.

3 Lernen lernen

Ellen Rewer und Traute Sauer

Lernen und Gedächtnis

3.1 Begründen Sie in zwei bis drei Sätzen, aus welchen Gründen vor allem im Gesundheitssektor tätige Menschen einem stetigen Wandel – in Bezug auf das Lernen – unterworfen sind? Durch den demographischen Wandel, neue Technologien und neue wissenschaftliche Erkenntnisse sind vor allem im Gesundheitssektor tätige Menschen einem stetigen Wechsel unterworfen. Sie stehen vor umfangreichen individuellen und gesellschaftlichen Herausforderungen, da sich aufgrund der stetigen Veränderungen komplexe Lernherausforderungen ergeben. Nur durch lebenslanges Lernen können die im Gesundheitssektor tätigen Menschen die Anforderungen in der beruflichen Praxis meistern.

3.2 Ordnen Sie den drei Teilgedächtnissen die jeweiligen Aussagen zu
✓ 1 b Ultrakurzzeitgedächtnis: dieses Teilgedächtnis empfängt in einem großen Umfang vielseitige Informationen und Reize, die wir über unsere Sinne aufnehmen.
✓ 2 a Kurzzeitgedächtnis: in diesem Teilgedächtnis werden Informationen durch aktive Wiederholung im Gedächtnis aufrechterhalten.
✓ 3 c Langzeitgedächtnis: dieses Teilgedächtnis wird als eine Art Wissensnetz beschrieben. Inwiefern das Gelernte nachhaltig ist, bestimmt die Verarbeitungstiefe.

Erfolgreich lernen

3.3 Nennen Sie zu den jeweiligen Lernstrategien je ein Beispiel!
✓ Organisation des Lernprozesses: Überblick über die Lerninhalte verschaffen indem wichtige Begriffe und Fakten identifiziert werden, wichtige Inhalte in Skripten kenntlich gemacht werden und Gliederungen und Zusammenfassungen selbst, zum Beispiel durch Mindmaps, angefertigt werden.
✓ Zeitmanagement: Lernzeit einteilen und hierbei die eigene persönliche Leistungsfähigkeit berücksichtigen. Zeiträume zur Freizeitgestaltung und Pufferzeiten einplanen.
✓ Wiederholungsstrategien: Informationen wie Begriffe, Definitionen und Regeln mehrfach wiederholen und sich selbstständig kontrollieren, indem Selbstgespräche, Fremdabfragen oder Übungsaufgaben durchgeführt werden.

Wissenschaft in der Ausbildung

3.4 Bitte kreuzen Sie die zwei zutreffenden Aussagen zur Pflegewissenschaft an
✓ a sie beschäftigt sich mit dem Menschen und seinem Gesundheitszustand, seiner Umwelt und den Möglichkeiten von professionellen Pflegehandlungen.
✓ c Wissenschaftliche Erkenntnisse werden in der Pflegewissenschaft durch die Pflegeforschung gewonnen.

3.5 Beschreiben Sie in zwei bis drei Sätzen, wofür die Abkürzung EBN steht und aus welchen Gründen dieses eine wichtige Rolle spielt? EBN steht für Evidence Based Nursing. Im Pflegeberuf sollte jeder in der Lage sein, pflegerische Entscheidungen treffend begründen zu können. Um diesem Anspruch gerecht werden zu können, müssen Pflegefachpersonen stets die aktuellen wissenschaftlichen Erkenntnisse berücksichtigen und in ihrer Pflegepraxis einbeziehen.

4 Infektionsschutzgesetz (IfSG)

Ellen Rewer und Traute Sauer

4.1 Welche wesentlichen Aufgaben übernimmt das Robert-Koch-Institut? Bitte kreuzen Sie die zutreffenden Aussagen (2) an
✓ a. Zentrale Koordinierung der Datenerhebung sowie Analyse und Bewertung von übertragbaren und nicht übertragbaren Erkrankungen

✓ c. Aufbau eines epidemiologischen Informationsnetzes auf Bundesebene mit integrierter Gesundheitsberichterstattung

4.2 Erläutern Sie Ziel und Zweck des Infektionsschutzgesetzes in ein bis zwei Sätzen Das Infektionsschutzgesetz dient der Verhütung und Bekämpfung von Infektionskrankheiten beim Menschen und hat das Ziel, übertragbare Krankheiten vorzubeugen, Infektionen zu erkennen und eine Weiterverbreitung von Krankheiten und/oder Infektionen zu verhindern. Die notwendige Zusammenarbeit von Behörden auf Bundes-, und Landesebene ist in diesem Gesetzt geregelt.

4.3 Definieren Sie den Begriff „nosokomiale Infektion" Eine nosokomiale Infektion ist nach § 2 des Infektionsschutzgesetzes (IfSG) eine Infektion mit lokalen oder systematischen Infektionszeichen als Reaktion auf das Vorhandensein von Erregern oder ihrer Toxine, die im zeitlichen Zusammenhang mit einer stationären oder einer ambulanten medizinischen Maßnahme steht, soweit die Infektion nicht bereits vorher bestand.

4.4 Ordnen Sie die Aufgabengebiete der (KRINKO) und (STIKO) den nachfolgenden Aussagen zu
✓ 1b KRINKO: Die Kommission für Krankenhaushygiene und Infektionsprävention erstellt unter Berücksichtigung aktueller infektionsepidemiologischer Auswertungen, Empfehlungen zur Prävention nosokomialer Infektionen in Krankenhäusern und anderen medizinischen Einrichtungen.
✓ 2a STIKO: Die Ständige Impfkommission entwickelt basierend auf Ergebnisse klinischer Studien sowie wissenschaftlicher Publikationen Impfempfehlungen und Impfstrategien für Deutschland.

5 Hygiene

Ellen Rewer und Traute Sauer

5.1 Ordnen Sie bitte den einzelnen Fachbegriffen die entsprechende Begriffsbestimmung zu
✓ 1d Desinfektion: Bedeutet, physikalische oder chemische Maßnahmen zu ergreifen, um Krankheitserreger auf der Haut oder auf Gegenständen so weit zu verringern, dass sie keine Krankheiten mehr hervorrufen können
✓ 2f Sterilisation: Bedeutet die vollständige Abtötung aller vermehrungsfähigen Mikroorganismen bzw. deren totale Inaktivierung. Steriles Material soll frei von Mikroorganismen und ihren Zerfallsprodukten sein
✓ 3a Asepsis: Bedeutet die Gesamtheit aller Maßnahmen zur Erzielung von Keimfreiheit
✓ 4e Aseptische Arbeitsweisen: Maßnahmen werden ausschließlich unter sterilen Bedingungen durchgeführt
✓ 5c Antiseptik: Bedeutet gegen Keime gerichtete Maßnahmen auf der Haut, Schleimhaut, Wunden oder chirurgisch eröffneten Bereichen
✓ 6b Antiseptische Arbeiten: Bedeutet krankmachende Keime zu verringern und einer Infektion vorzubeugen

5.2 Bitte ergänzen Sie den Lückentext zu Infektion und Kolonisation Bakterien gehören in unseren Körper und dienen dort der Verdauung, der Infektabwehr oder sie schützen Schleimhäute, sie sind Teil der Normalflora.

Es entsteht eine Infektion, wenn Erreger über eine Eintrittspforte in einen Organismus eindringen können. Das kann über Tröpfchen in der Luft (Husten und Niesen), über Blut oder Blutprodukte (Operationsinstrumente Stichverletzungen) oder direkten Kontakt (mangelhafte Händehygiene, Sexualverkehr) geschehen. Im Organismus vermehren sich die Krankheitserreger und rufen eine Abwehrreaktion hervor, oft eine Entzündung oder eine Antikörperbildung.

Wenn Mikroorganismen der Normalflora, z. B. durch Veränderungen der Abwehrlage oder durch medizinische Maßnahmen in keimfreie Bereiche des menschlichen Organismus vordringen, können sie dort eine Infektion hervorrufen. Diese Infektion wird dann als endogen (von innen) bezeichnet, im Gegensatz zur exogenen Infektionen, die durch die von außen kommenden Mikroorganismen verursacht wird.

Anders zu betrachten ist die sogenannte Kolonisation (Besiedlung). Krankheitserreger können den Menschen besiedeln ohne dass es zu einer Infektion kommt, weil die Erreger nicht in das Gewebe eindringen. So sind Krankenhausmitarbeiter häufig mit dem Eitererreger Staphylococcus aureus besiedelt.

Die Mikroorganismen der Standortflora werden insgesamt auch als residente Flora bezeichnet. Im Gegensatz dazu gibt es die **transiente Hautflora,** mit der Kontakt- oder Anflugsflora, die die Haut bzw. den Körper mit pathogenen (krankmachenden) Krankheitserregern besiedelt.

Mikroorganismen, die nur bei einer besonderen Abwehrlage (Abwehrschwäche), nicht jedoch bei einem gesunden Menschen eine Infektion verursachen, werden als Opportunisten oder fakultativ pathogene Erreger bezeichnet.

5.3 Bitte beschreiben Sie „begrenzt viruzid" in einem Satz Die Aussage „begrenzt viruzid" bedeutet, dass das Händedesinfektionsmittel gegen behüllte Viren wirkt.

Darüber hinaus umfasst der Begriff „viruzid" ein Wirkspektrum gegenüber unbehüllten und behüllten Viren.

5.4 Welche Aussagen sind in Bezug auf die Vermeidung von Infektionen richtig? (2)
✓ c   Die hygienische Händedesinfektion ist die effektivste Maßnahme zur Verhütung von nosokomialen Infektionen.
✓ d   Die chirurgische Händedesinfektion dient ausschließlich dem Schutz des

Patienten vor einer postoperativen Wundinfektion.

5.5 Beschreiben Sie bitte die Durchführung einer hygienischen Händedesinfektion Der Desinfektionsmittelspender wird mittels Ellenbogen, einer Lichtschranke oder eines Fußbedienknopfs betätigt, keinesfalls mit der Hand.

Mindestens 3 mL eines Desinfektionsmittels zunächst in die Hohlhandfläche nehmen und über die Hände verteilen. Die Hände mindestens 30 s mit dem Desinfektionsmittel einreiben. Dabei ist darauf zu achten, dass auch die Fingerkuppen, die Nagelfalz, die Fingerzwischenräume und der Daumen mit Desinfektionsmittel eingerieben werden. Mit der sog. standardisierten Einreibemethode wird verhindert, dass an diesen Stellen Benetzungslücken entstehen.

Nach der vorgeschriebenen Einwirkzeit (s. Herstellerangaben) muss das Mittel vollständig in die Haut eingerieben und die Hände trocken sein.

5.6 Nennen Sie bitte vier Voraussetzungen, damit die Händedesinfektion zum gewünschten Erfolg führt Damit die Händedesinfektion zum gewünschten Erfolg führt,
✓   muss die Haut intakt und gepflegt,
✓   Hand- und Unterarmschmuck abgelegt,
✓   Nagellack oder künstliche Fingernägel entfernt,
✓   die Nägel sauber, kurz und rund geschnitten sein.

5.7 Nennen und erklären Sie vier Risikofaktoren, die eine nosokomiale Infektion begünstigen
✓   Patientenfaktor: Weil der Patient durch seine primäre – oft schwere – Erkrankung schon beeinträchtigt ist, ist er für Keime, die in der Klinik zu finden sind, sehr empfänglich. Zusätzliche Faktoren wie Alter, Immunschwäche, Mangelernährung, Tumorerkrankungen usw. können das Risiko noch erhöhen.
✓   Umweltfaktoren: In der Krankenhausumgebung haben Infektionserreger häufiger die Möglichkeit sich auszubreiten, weil viele kranke Menschen auf relativ engem

Raum zusammen sind. Nicht korrekt aufbereitete Geräte oder nachlassende Disziplin bei der Händedesinfektion schaffen gute Bedingungen für die Übertragung der Keime.

✓ Mikrobiologische Faktoren: Typische Erreger von nosokomialen Infektionen wie der Staphylococcus aureus, gramnegative Keime wie Escherichia coli, Klebsiella oder Serratia, die häufig zur Normalflora des Menschen gehören, können bei Verschleppen eine Infektion auslösen. Die stetige Zunahme antibiotikaresistenter Keime und das Auftreten besonders infektiöser Erreger wie z. B. Noroviren, stellen zusätzliche Gefahren dar.

✓ Behandlungsfaktoren: Immer mehr invasive Maßnahmen wie Operationen, invasive Diagnostik und Therapie (z. B. Katheter, Beatmung, Dialyse) werden durchgeführt und lassen so Eintrittsmöglichkeiten von Erregern in den Körper entstehen. Zudem minimieren medikamentöse Therapien das patienteneigene Immunsystem.

5.8 Bitte kreuzen Sie die drei richtigen Aussagen an

✓ a Patienten mit MRE werden am Ende des Operationsprogrammes einbestellt, oder – wenn vorhanden – in einer septischen Operationseinheit behandelt.

✓ c Im OP-Saal sollten sich nur die für den Eingriff unbedingt notwendigen Mitarbeiter aufhalten.

✓ e Vor freigesetzten Infektionserregern während der Narkoseausleitung, z. B. durch das Husten des Patienten, schützen sich die Mitarbeiter durch einen Mund-und-Nasen-Schutz und das Tragen einer Schutzbrille.

5.9 Nennen Sie mindestens vier Verfahrensregeln, die in einem Hygieneplan enthalten sind. (mind. 4) In einem Hygieneplan ist u. a. geregelt:

▬ wo die Schutzkleidung getragen werden darf und muss,

▬ wann und womit die hygienische Händedesinfektion durchzuführen ist,

▬ bei welchen Maßnahmen Schutzhandschuhe zu tragen sind,

▬ wie zu verfahren ist, wenn es zu Verletzungen mit kontaminierten Materialien gekommen ist.

Des Weiteren wird auf allgemeine Desinfektionsmaßnahmen hingewiesen:

✓ welche Desinfektionsmittel wofür einzusetzen sind,

✓ in welcher Konzentration,

✓ mit welcher Einwirkzeit.

5.10 Bitte beschreiben Sie stichpunktartig das Vorgehen beim Anlegen der OP-Bereichskleidung im reinen Bereich der Personalschleuse

✓ Ablegen der gesamten Oberbekleidung inkl. Schmuck.

✓ Händewaschung/hygienische Händedesinfektion.

✓ Anlegen der Bereichskleidung «von Oben nach Unten», bestehend aus Haarschutz (Haube), Oberteil (Kasack), Hose und Schuhen.

✓ Hygienische Händedesinfektion.

✓ Eine veränderte Reihenfolge beim Anlegen der OP-Bereichskleidung ist möglich.

5.11 Bitte definieren Sie in vier bis sechs Sätzen den Begriff Sterilzone Die Sterilzone ist ein steriler, fiktiver, individueller, flexibler und kreuzungsfreier Bereich, der sich in den unterschiedlichen Phasen einer Operation in der Größe und räumlichen Position verändert. Zur Sterilzone muss ein Sicherheitsabstand von mindestens 50 cm eingehalten werden. Die Sicherheitsabstände können variieren, je nachdem ob es sich um Mobiliar (Wand, Schrank, Abwurf) oder Personen handelt. Von Personen, die sich im OP-Saal bewegen, geht eine Luftverwirbelung aus, sodass hier der Abstand mind. eine Armlänge betragen sollte. Wenn der Abstand – bei einigen Tätigkeiten, wie das Anreichen von Sterilgut – nicht immer eingehalten werden kann, sollte hier zumindest immer darauf geachtet werden, dass die Verwirbelung so gering wie möglich ist. Die Sterilzone sollte zu keiner Zeit von einer nicht steril gekleideten Person durchquert werden. Der Sicherheitsabstand gilt immer «face-to-face»

5.12 Bitte kreuzen Sie die zwei richtigen Aussagen an und korrigieren Sie die zwei fehlerhaften Richtige Aussagen

✓ a Bei der Auswahl und Zusammenstellung der benötigen Siebe im Instrumentenlager wird nach dem „First in-first out-Prinzip" zunächst Instrumentarium ausgewählt, dessen Verfallsdatum am ehesten abläuft.

✓ d Instrumentarium, dessen Sterilbarrieresystem aus Vlies besteht, wird zunächst einer Sichtkontrolle unterzogen und auf äußere Beschädigungen überprüft.

Berichtigung der fehlerhaften Aussagen

✓ b Bei fehlenden oder beschädigten Plomben an einem Siebcontainer, der das alleinige Sterilbarrieresystem darstellt, ist immer davon auszugehen, dass die Sterilität nicht mehr gewährleistet ist.

✓ c Ist das Instrumentarium innerhalb der Siebcontainer zusätzlich in Vlies verpackt, das bei äußerer Betrachtung bereits unter dem Containerdeckel hervorschaut, gilt das Sieb als unsteril.

5.13 Bitte kreuzen Sie die zwei richtigen Aussagen an und korrigieren Sie die zwei fehlerhaften Richtige Aussagen

✓ a Vor dem Öffnen von Instrumentarium werden die Siebschilder vom „Springer" entfernt und für die Dokumentation beiseitegelegt.

✓ b Nach Entfernung der Plomben öffnet der „Springer" die beidseitigen Verschlüsse des Containerdeckels und entfernt diesen unter Einhaltung des Sicherheitsabstands mit ausgestreckten Armen.

Berichtigung der fehlerhaften Aussagen

✓ c Werden für die Containerdeckel Einmalfilter verwendet, überprüft der „Springer", ob sich die Sterilisations-

indikatorstreifen korrekt verfärbt haben.

✓ d Zeigt sich bei der Öffnung des Siebcontainers, dass sich die Halterung für den Einmalfilter im Containerdeckel gelöst hat und in das Sieb auf das Instrumentarium gefallen ist, gilt das Sieb als unsteril und muss ausgetauscht werden.

5.14 Bitte kreuzen Sie die zwei richtigen Aussagen an und korrigieren Sie die zwei fehlerhaften Richtige Aussagen

✓ b Um Flüssigkeiten entgegen zu nehmen, hält der Instrumentierende dem Springer die Schale hin, sodass dieser die Flüssigkeit unter Berücksichtigung des Sicherheitsabstandes eingießen kann.

✓ c Eine angebrochene Kochsalzflasche wird mit Datum und Uhrzeit gekennzeichnet.

Berichtigung der fehlerhaften Aussagen

✓ a Bei Flüssigkeiten wie Desinfektionsmittel oder isotonischer Kochsalzlösung werden dem Instrumentierenden vor dem Eingießen die Flaschenetiketten zur Identifikation und zur Vermeidung von Verwechselungen gezeigt.

✓ d Werden verschiedene Eingriffe oder auch Medikamente für den bevorstehenden Eingriff benötigt, müssen die Schalen auf dem Instrumentier- oder Beistelltisch direkt nach dem Eingießen standardisiert gekennzeichnet werden, damit es nicht zu gefährlichen Verwechselungen kommen kann.

5.15 Bringen Sie die Aussagen in die richtige Reihenfolge Anziehen steriler Handschuhe – Vorgehen für Rechtshänder:

✓ 1. f Kontrollieren Sie die Handschuhverpackung bei der Vorbereitung auf ihre Unversehrtheit. Kontrollieren Sie außerdem das Verfallsdatum.

✓ 2. h Nachdem Sie eine chirurgische Händedesinfektion durchgeführt haben, öffnet Ihnen Ihr Springer die Handschuhverpackung. Sie entnehmen mit einer Hand die sterilen Handschuhe ohne die Umverpackung zu berühren.

✓ 3. b Entfalten Sie das Handschuhpapier. Halten Sie das Handschuhpapier mit der linken Hand. Mit der rechten Hand entnehmen Sie beide Handschuhe an deren Umschlagfalte (umrandeter Bereich).

✓ 4. g Halten Sie beide Handschuhe mit der rechten Hand an der Umschlagfalte fest. Werfen Sie das Handschuhpapier mit der linken Hand ab. Achten Sie darauf, dass Sie dabei die linke Hand nicht unter Hüftniveau bewegen.

✓ 5. d Nehmen Sie den rechten Handschuh in die rechte Hand und den linken Handschuh in die linke Hand. Achten Sie darauf, dass Sie die Handschuhe immer nur an deren Umschlagfalten berühren (umrandeter Bereich).

✓ 6. j Ziehen Sie sich jetzt mit der linken Hand, in der Sie weiterhin den linken Handschuh festhalten, den rechten Handschuh an. Ziehen Sie den Handschuh erst einmal nur bis knapp oberhalb des Handgelenks. Achten Sie auch hier darauf, dass Sie immer nur die Umschlagfalten der Handschuhe berühren (umrandeter Bereich).

✓ 7. c Fassen Sie den linken Handschuh jetzt nur mit den linken Daumen-, Zeige-, und Mittelfingerspitzen an und halten ihn so, dass die Finger des Handschuhs Richtung Boden zeigen. Schieben Sie den Zeige- und Mittelfinger der rechten Hand zwischen die Handschuhumschlagfalte und die Handschuhfinger des linken Handschuhs.

✓ 8. a Schlüpfen Sie mit der linken Hand in den linken Handschuh. Behalten Sie dabei den Zeige- und Mittelfinger der rechten Hand in der Handschuhumschlagfalte. Ziehen Sie in dieser Position den Handschuh weiter über den Arm. Hierbei kann es sinnvoll sein, den Zeige- und Mittelfinger der rechten Hand halbkreis-

förmig um den linken Unterarm zu bewegen.

✓ 9. i Ziehen Sie den Handschuh soweit es geht über den linken Unterarm. Entfernen Sie den rechten Zeige- und Mittelfinger aus der Umschlagfalte indem Sie sie in die Richtung der linken Hand bewegen. Die Umschlagfalte des linken Handschuhs muss nicht vollständig abgerollt sein.

✓ 10. k Greifen Sie nun mit Zeige-, Mittel-, Ring- und dem kleinen Finger zwischen die bereits behandschuhte Hand und der Umschlagfalte des rechten Handschuhs. Ziehen Sie den Handschuh in Richtung des rechten Unterarms. Auch hier können Sie dabei die linke Hand halbkreisförmig um den rechten Unterarm bewegen.

✓ 11. e Ziehen Sie den rechten Handschuh soweit wie möglich über den rechten Unterarm. Entfernen Sie auch hier den linken Finger aus der Umschlagfalte indem Sie die Finger in Richtung der rechten Hand bewegen. Auch bei diesem Handschuh muss die Umschlagfalte nicht komplett abgerollt sein.

5.16 Bitte nennen Sie vier Verhaltensregeln nach Anlegen der sterilen Kleidung

✓ Der Rücken gilt als unsteril. Der Instrumentierende sowie weitere steril gekleidete Personen sollten möglichst mit der Vorderseite oder seitlich zur Sterilzone stehen.

✓ Der sichere sterile Bereich eines Kittels erstreckt sich von den Mamillen bis zur Hüfte. Die behandschuhten Hände dürfen nicht tiefer als Hüftniveau gehalten werden und den Kittel nicht oberhalb der Mamillen berühren.

✓ Die Arme dürfen nicht vor der Brust verschränkt werden, sodass die Hände im Bereich der Achseln zu liegen kommen. Sterile OP-Kittel sind in diesem Bereich zwar primär dicht und flüssigkeitsabweisend, dennoch kann es in Kombination mit Druck zum Durchtreten von Flüssigkeit kommen.

✓ Unnötiges Umhergehen wird vermieden, um größere Luftaufwirbelungen zu verhindern. Außerdem ist die Gefahr, sich unbewusst unsteril zu machen, zu groß.

5.17 Bitte kreuzen Sie die zwei richtigen Aussagen an

✓ b Der Instrumentierende muss den Kittel beim Entfalten hoch genug halten, damit es zu keinem Kontakt mit dem Boden kommt.

✓ c Während der Instrumentierende den sterilen Kittel einer anderen Person überstreift, muss der Instrumentierende den Kittel gut festhalten und darauf achten, die Schultern der anderen Person nicht mit den sterilen Handschuhen zu berühren.

5.18 Welche Prinzipien sind bei der Bereitstellung und der Anordnung von Instrumentarium zu beachten? (5)

✓ Die Entnahme des Instrumentariums aus den Siebschalen erfolgt nach einer strukturierten Reihenfolge. → So wird in der Regel mit Grundinstrumentarium begonnen, es folgt spezielleres Instrumentarium.

✓ Der Instrumentierende überprüft die Vollständigkeit, Sauberkeit und Funktion der Siebinhalte. → Bei fehlendem Instrumentarium wird eine entsprechende Notiz für die ZSVA erstellt, defektes Instrumentarium wird zusätzlich gekennzeichnet und für die anstehende Operation nicht verwendet.

✓ Das Richten des Instrumentiertischs erfolgt systematisch und nach Standard. → Ein Hausstandard legt fest, welche Instrumente in welcher Anzahl für die jeweilige Operation auf dem Instrumentiertisch vorzubereiten sind.

✓ Scharfes Instrumentarium wird so auf dem Instrumentiertisch platziert, dass die Verletzungsgefahr möglichst gering gehalten und die Abdeckung nicht beschädigt

wird. → Ggf. kann ein Tuch (z B. aus der Verpackung eines Einmalkittels) zusätzlich unter scharfe Instrumente gelegt werden, um die Perforationsgefahr zu verringern.

✓ In Absprache mit dem Instrumentierenden reicht der Springer die sterilen Einmalmaterialien an. → Grundsätzlich ist es sinnvoll, schon beim Vorbereiten die Einmalmaterialien nach der benötigten Reihenfolge bereitzulegen.

5.19 Welche Prinzipien gilt es bei der postoperativen Instrumentenentsorgung zu beachten? (10)

✓ Die Entsorgungscontainer oder Siebkörbe werden im Vorfeld vom „Springer" vorbereitet.

✓ Die Entsorgung der gebrauchten Instrumente vom Instrumentiertisch ist eine Tätigkeit des Instrumentierenden.

✓ Instrumentarium wird bei der Entsorgung in den Siebkorb abgelegt und nicht geworfen.

✓ Instrumente werden vom Instrumentierenden ca. 90° geöffnet und ggf. zerlegt. Besonders scharfe Instrumente wie z. B. eine Kugelzange können je nach Hausstandard geschlossen bleiben.

✓ Je nach hausinternem Standard werden auch Trokare und weitere laparoskopische Instrumente vom Instrumentierenden vollständig in ihre Einzelteile zerlegt.

✓ Für kleine und empfindliche Einzelteile werden extra feinere und verschließbare Siebkörbchen verwendet.

✓ Das Lumen von Instrumenten mit Hohlräumen wird direkt nach der OP einmal durchgespült.

✓ Beim Einsortieren in die Entsorgungssiebe wird mit größeren Instrumenten begonnen, danach folgen kleinere Instrumente. Empfindliche Instrumente können zuletzt obenauf gelegt werden.

✓ Die Siebkörbe von Mikroinstrumentarium enthalten extra Gummieinlagen, die das feine, empfindliche und teure Instrumentarium schützen. Deshalb wird Mikroinstrumentarium bei der Entsorgung zum Schutz wieder in seinen ursprünglichen Siebkorb einsortiert.

✓ Kabel, wie z. B. das der Elektrokoagulation werden in großen, lockeren Schlaufen ebenfalls oben auf das Instrumentarium gelegt.

✓ Wenn Instrumente aus einem Siebcontainer auf mehrere Entsorgungssiebe verteilt werden, so sind diese mit Siebnummern zu markieren, sodass sich die Instrumente später beim Packen in der ZSVA/AEMP wieder dem Siebcontainer zuordnen lassen.

6 Medizinprodukte-Durchführungsgesetz (MDR)

Ellen Rewer und Traute Sauer

6.1 Bitte kreuzen Sie die zwei zutreffenden Aussagen zum Medizinprodukte-Durchführungsgesetz an

✓ a   Jedes Gerät im OP unterliegt dem Medizinprodukte-Durchführungsgesetz (MDG) an, das regelt, wie und von wem ein Gerät betrieben werden kann und darf.

✓ d   Das MDG regelt auch, wofür der Betreiber Sorge zu tragen hat, nämlich Risiken für Patienten zu minimieren, indem Personal über die erforderliche Ausbildung und Kenntnis der Geräte verfügt

6.2 Definieren Sie den Begriff „Medizinprodukt" in einem Satz Alle Materialien und Geräte, die an einem Patienten zum Zwecke der Erkennung, Verhütung, Überwachung, Behandlung oder Linderung von Krankheiten, zur Kompensierung von Verletzungen oder Behinderungen sowie zur Empfängnisverhütung angewendet werden, sind Medizinprodukte, sofern Sie keine Arzneimittel sind.

6.3 Welche Pflichten hat der Betreiber von Gesundheitseinrichtungen gegenüber dem Anwender, also dem jeweiligen Personal? Kreuzen Sie die einzige richtige Aussage an

✓ a.   Betreiber von Gesundheitseinrichtungen haben dafür Sorge zu tragen, dass die Anwender über die erforderliche Ausbildung und Kenntnis verfügen. Das Personal muss in Medizinprodukte eingewiesen werden, um die Risiken für Patienten minimal zu halten. Die Einweisung muss im Medizinproduktebuch dokumentiert werden.

7 Materialkunde

Traute Sauer und Ellen Rewer

Drainagen

7.1 Welche Materialien für die Herstellung und Verwendung von Drainagen werden beschrieben? Ordnen Sie die aufgeführten Materialien den nachfolgenden Aussagen zu

✓ 1b   Latex: Material eignet sich als Kurzzeitdrainage, ansonsten verlieren sich die Elastizität und Härte. Material kann lokale Gewebereaktionen im Körper auslösen

✓ 2a   PVC: Material ist für Kurzzeitdrainagen geeignet, da es toxische Weichmacher enthält und bei längerer Liegezeit zu Verklebungen führt

✓ 3c   Silikon: Material ist für Langzeitdrainagen geeignet. Zudem flexibel und gewebeneutral

7.2 Bezeichnen Sie die Drainagetypen in ◼ Abb. 2.1

7.3 Um welche Drainage handelt es sich? Die Easy-flow-Drainage ist als Langzeitdrainage geeignet. Das Sekret fließt in einen sterilen Auffangbeutel, der Ablauf erfolgt ohne Sog. Die kollabierende Drainage besitzt eine dünne, geriffelte Silikonwand. Die Drainage ist für die Ableitung aus empfindlichen Körperregionen geeignet.

Nahtmaterialkunde

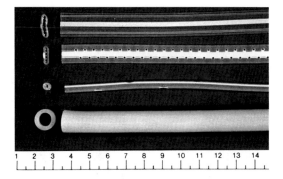

■ **Abb. 2.1** Drainagetypen zur intraabdominellen Drainage, von oben nach untern: Easy-flow-Drainage, Aachener-Drain, Robinson-Drainage, Latexrohrdrainage. (Aus: Liehn et al. 2023)

7.4 Welche Anforderungen sollten an chirurgisches Nahtmaterial gestellt werden? (6)
✓ a Gutes Knüpfverhalten
✓ c Sterilität
✓ e Ausreichende Festigkeit während der Wundheilung
✓ h Gewebeverträglichkeit, auch z. B. keine Aufnahme von Flüssigkeiten oder Mirkroorganismen im Gewebe – sog. Kapillarität
✓ i Oberflächenbeschaffenheit
✓ j Sicherer und damit fester Knotensitz

7.5 Ordnen Sie das folgende Nahtmaterial seinen Grundstoffen zu
✓ 1g Mineralische Grundstoffe: Stahldraht
✓ 2a, b, c, d, e, h Synthetische Grundstoffe: Ethibond, Ethilon, PDS, Prolene, Safil, Vicryl
✓ 3 f Organische Grundstoffe: Seide

7.6 Ordnen Sie die Beschreibungen den Begriffen zu
✓ 1d Flechten: Mehrere einzelne Fäden werden gedreht, um welche anschließend eine Hülle aus dem gleichen Material geflochten wird
✓ 2a Monofiles Material: Besteht aus einem Fadenfilament
✓ 3c Polyfiles Material: Bestehend aus mehreren Fadenfilamenten, die miteinander verdreht, verzwirnt oder geflochten sein können
✓ 4b Zwirnen: Mehrere einzelne Fäden werden gedreht

7.7 Bitte vervollständigen Sie den Lückentext Resorbierbar: Nach einer definierten Zeit werden alle synthetischen Fäden durch Hydrolyse abgebaut. Dabei wird das Material durch Gewebeflüssigkeit aufgespalten und gleichmäßig vom Körper abgebaut. Durch die Fadenstärke werden Knüpfeigenschaften und Reißkraft bestimmt. Wird die Reißkraft eines Fadens auf 50 % des ursprünglichen Wertes reduziert, bezeichnet man dieses als Halbwertzeit. Die völlige makroskopische Auflösung des Fadens wird als Auflösezeit bezeichnet.

7.8 Beschriften Sie die ■ Abb. 2.2 **mit den vorgegebenen Begriffen**
Klammernahtinstrumente (Stapler)

7.9 Benennen Sie die in ■ Abb. 2.3, 2.4 und 2.5 **abgebildeten Klammernahtinstrumente und ordnen Sie ihnen ihre Funktion zu**

8 Medizinisch-technische Geräte

Ellen Rewer und Traute Sauer

8.1 Benennen Sie die einzelnen Geräte mit Funktion, die bei einer Bauchspiegelung (Laparoskopie) verwendet werden
✓ Monitor → Bildgebung
✓ Kamerasteuergerät → Aufnahme einer Chipkamera und Bildoptimierung
✓ Kaltlichtquelle → Lichtprojektor, der durch starke Leuchtmittel eine ausrei-

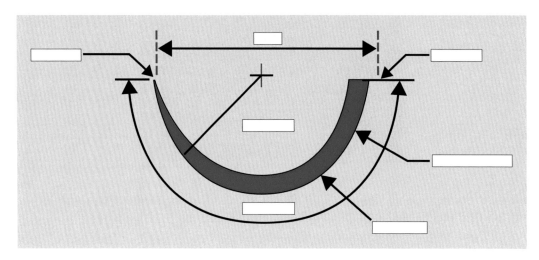

◘ **Abb. 2.2**   Aufbau einer Nadel. (Aus: Liehn et al. 2023; Fa. Ethicon, mit freundl. Genehmigung)

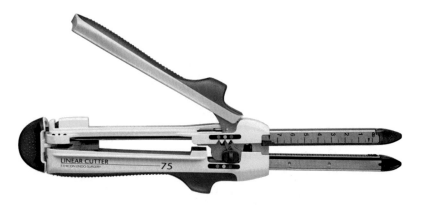

◘ **Abb. 2.3**   Linearer Cutter (PLC). Verwendungszweck: Lineares Anastomosierungsinstrument: doppelte Klammerreihe (bei Endostaplern teilweise 6-fache Nahtreihen) mit gegeneinander versetzten Klammern. Zwischen den Nahtreihen wird das Gewebe durch ein integriertes Messer durchtrennt. (Fa. Ethicon, mit freundl. Genehmigung)

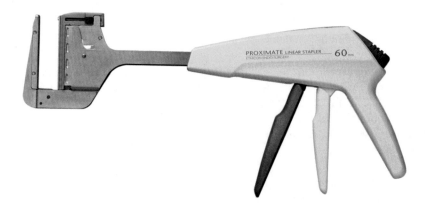

◘ **Abb. 2.4**   Linearstapler TL. Verwendungszweck: Lineares Verschlussinstrument: doppelte gegeneinander versetzt gelegte Klammernahtreihen. (Fa. Ethicon, mit freundl. Genehmigung)

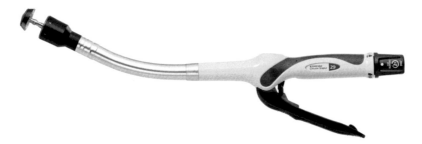

□ Abb. 2.5 Zirkuläres Klammernahtinstrument (CDH). Verwendungszweck: Zirkuläres Anastomosierungsinstrument: zirkuläre invertierende zweireihige Klammernaht, zwischen den Nahtreihen wird das Gewebe durch ein integriertes Messer durchtrennt. (Fa. Ethicon, mit freundl. Genehmigung)

chende Helligkeit in den darzustellenden Körperhöhlen gewährleistet

✓ CO_2-Insufflator → Druckgesteuerte Abgabe von Kohlendioxid in die Bauchhöhle

✓ Ggf. Saug-Spül-Pumpe → Spülen und Reinigen von Körperhöhlen

✓ Ggf. Generator für hochfrequente Stromanwendung (Hochfrequenzgerät) → Präparation und Blutstillung

✓ Ggf. Geräte zur Verarbeitung und Speicherung von Daten → Dokumentation

8.2 Nennen Sie vier mögliche Ursachen für den Alarm „erhöhter abdominaler Druck" Intraoperativ zeigen Alarmleuchten am Bedienfeld des Insufflators einen erhöhten abdominalen Druck an, ein akustisches Warnsignal ertönt. Mögliche Ursachen für den Alarm sind:

✓ Der Patient ist nicht ausreichend relaxiert.

✓ Das Ventil an der Gasflasche ist nicht geöffnet.

✓ Der zuführende Gasschlauch ist abgeknickt.

✓ Das Ventil am Trokar ist geschlossen.

Druckluftbetriebene und elektrisch betriebene Bohrer

8.3 Womit können aktive Medizinprodukte wie Motorensysteme angetrieben werden? (2) Motorensysteme werden unterschiedlich angetrieben, entweder elektrisch mittels eines Akkus oder eines Netzteils oder mit Druckluft (Druckluftturbine, Druckluftlamellenmotor).

8.4 Nennen und beschreiben Sie den in □ Abb. 2.6 gezeigten Vorgang Bei Verwendung einer

Bohrmaschine mit unsterilem Akku gibt es einiges zu beachten:

✓ Sind verschiedene Motorensysteme von unterschiedlichen Firmen im OP-Saal im Einsatz, muss der dementsprechende Akku aus der Ladestation entnommen und bereitgelegt werden.

✓ Auf dem sterilen Instrumentensieb befinden sich Akkubehälter mit Einführhilfen. Die instrumentierende Pflegekraft/OTA setzt die Einführhilfe (Schablone) auf das Akkugehäuse und hält diesen nach oben.

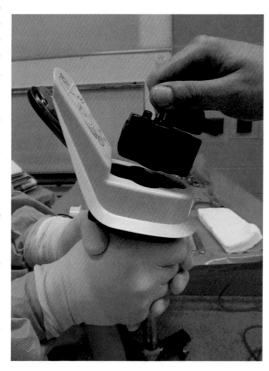

□ Abb. 2.6 Einlegen eines Akkus in eine Bohrmaschine (Aus: Liehn et al. 2023)

- ✓ Der Springer muss nun den Akku vorsichtig in den Akkuschacht einsetzten und entfernt daraufhin die Einführhilfe.
- ✓ Der Instrumentant schließt nun den Deckel des Gehäuses und verriegelt ihn (■ Abb. 2.6)

Laser

8.5 Welche Gefahren bestehen bei Laseranwendungen im OP? (2) Mögliche Gefahren von Laseranwendungen im OP:
- ✓ Die Hornhaut der Augen kann durch abgelenkte Laserstrahlen verletzt werden.
- ✓ Von Lasern geht ebenfalls eine Brandgefahr aus.

8.6 Welche Aussagen zur Laseranwendung sind richtig (2)
- ✓ a Aufgrund der Gefahren dürfen nur Personen den Laser anwenden, die in das Gerät durch den Hersteller oder eine beauftragte Person eingewiesen wurden.
- ✓ d Der Operationssaal, in dem Laser angewendet wird, muss unbedingt mit einem dreieckigen Warnschild mit dem Lasersymbol gekennzeichnet sein

Computernavigation

8.7 Erläutern Sie in drei bis fünf Sätzen das technische Prinzip der Computernavigation Das technische Prinzip ist bei allen Navigationssystemen ähnlich. Bilddaten aus MRT oder CT werden in das Navigationssystem eingelesen.

Dann werden diese Daten durch den sog. Matching-Prozess mit dem auf dem OP-Tisch liegenden Patienten abgeglichen, sodass das Navigationssystem jeden Punkt im Operationssitus im Bilddatensatz wiederfindet und auf dem Monitor anzeigt. Hierzu werden die chirurgischen Instrumente und ggf. der Patient mit Markerkugeln markiert. Das Navigationssystem kann dann die chirurgischen Instrumente oder Implantate über die Kamera (Infrarot) wahrnehmen und die Lokalisation der Instrumente zusammen mit den Bilddaten auf dem Navigationsbildschirm für den Chirurgen in Echtzeit darstellen.

8.8 Nennen Sie vier Vorteile der Anwendung von Computernavigation bei einer OP Vorteile der Anwendung eines Navigationssystems sind:
- ✓ Unterstützung und Ergänzung der räumlichen Vorstellung des Chirurgen,
- ✓ Verringerung der intraoperativen Strahlenbelastung, da der Bildwandler seltener, ggf. gar nicht eingesetzt werden muss,
- ✓ kleinere chirurgische Zugänge,
- ✓ Erhöhung der Präzision, z. B. bei der Implantatplatzierung.

OP-Mikroskop

8.9 Beschreiben Sie das Anbringen eines sterilen Bezugs am OP-Mikroskop in drei bis fünf Sätzen
- ✓ Beim Vorbereiten des Mikroskops wird ein speziell für das Modell erhältlicher, steriler Klarsichtbezug durch die Instrumentierende über das Mikroskop mit den Okularen gestülpt.
- ✓ Der Springer greift von innen in den Bezug und zieht diesen über den Armausleger des Stativs.
- ✓ Es folgt eine Fixierung des Bezugs mit integrierten Klebebändern.
- ✓ Nach Aktivierung der Absaugvorrichtung am Stativ des Mikroskops durch den Springer wird die im Bezug verbliebende Luft entzogen.
- ✓ Die Instrumentierende sollte nach dem Beziehen des Mikroskops das obere Paar der sterilen Handschuhe wechseln.

8.10 Bitte kreuzen Sie die zwei richtigen Aussagen zur Instrumentation unter dem Mikroskop an
- ✓ b Damit sich der Operateur nicht bei jedem Instrumentenwechsel neu orientieren muss, liegt es an der OP-Pflegekraft/OTA, die Instrumente dem Operateur sicher in der Hand zu platzieren und auch sicher wieder entgegenzunehmen, damit ein reibungsloser Workflow erreicht wird.
- ✓ c Aufgrund der extremen Vergrößerung unter dem Mikroskop ist es unerlässlich, die Instrumente blut- und fusselfrei anzureichen.

Blutleere und Blutsperre

8.11 Welches ist der hauptsächliche Anwendungszweck von Blutsperren oder Blutleeren? Mit einer Blutsperre oder einer Blutleere – sog. Tourniquets – kann für einen begrenzten Zeitraum der venöse und arterielle Blutfluss einer Extremität vorübergehend vermindert bzw. unterbrochen werden.

8.12 Worauf achten Sie bei der Sicht- und Funktionsprüfung einer pneumatischen Blutsperre oder Blutleere? (5)
✓ Alle Angaben auf dem Label der Manschette sollen vollständig lesbar sein.
✓ Die Manschette darf keine Risse, Löcher und beschädigten Nähte haben.
✓ Konnektoren (Anschlüsse) werden auf den richtigen Sitz und Funktion überprüft.
✓ Der Manschetten- und Klettverschluss muss intakt und frei von Fremdkörpern (Verbandmaterial, Wattereste) sein.
✓ Ausreichende Haftwirkung des Manschetten- und Klettverschlusses wird geprüft.

8.13 Bitte setzen Sie die richtigen Werte des Manschettendrucksein Am Oberarm beträgt der Manschettendruck 75–100 mmHg über systolischen Druck und am Oberschenkel maximal 350 mmHg.

8.14 Welche Sicherheitsmaßnahmen sind bei der Verwendung einer pneumatischen Blutsperre bzw. Blutleere zu beachten? (5)
✓ Die maximal zulässige Dauer der Blutsperre darf 120 min nicht überschreiten.
✓ Dauert die Operation länger, muss die Blutsperre zwischenzeitlich entlüftet werden, damit eine Wiederherstellung des Blutflusses (Reperfusion) erfolgen kann. Die Reperfusionsdauer wird zwischen 5 und 20 min angegeben.
✓ Der Operateur wird während der Operation regelmäßig auf die verstrichene Operationszeit hingewiesen.
✓ Am Blutsperregät ist eine Zeitschaltautomatik installiert. Nach 60 min gibt es ein akustisches Signal. Die Zeitschaltuhr muss von der unsterilen Saalassistenz nach dem Start der Blutsperre eingestellt werden.

✓ Beginn, Ende und Druck der Blutsperre bzw. Blutleere wird in der Patientendokumentation vermerkt.

Hochfrequenzchirurgie (HF-Chirurgie)

8.15 Bitte markieren Sie die zwei richtigen Aussagen zur Hochfrequenzchirurgie an
✓ a Bei der HF-Chirurgie wird Wechselstrom mit einer hohen Frequenz durch den Körper geleitet, um das Gewebe gezielt zu koagulieren.
✓ c Bei der Anwendung von hochfrequentem Storm am menschlichen Körper wird elektrische Energie in thermische Energie umgewandelt.

8.16 Bitte definieren Sie den Begriff Koagulation in der Chirurgie in ein bis drei Sätzen Man spricht in der Chirurgie von einer Koagulation, wenn durch Wärmeeinwirkung im Bereich um eine aktive Elektrode herum eine Eiweißgerinnung hervorgerufen wird. Durch diesen Effekt weicht das Blut zurück, die Gefäßwände werden verschmolzen und es kommt zu einer Blutstillung.

8.17 Bitte fügen Sie die fehlenden Begriffe in den Lückentext ein Bei der monopolaren Anwendungstechnik müssen eine Aktivelektrode (chirurgisches Instrument) und eine Neutralelektrode am HF-Gerät angeschlossen sein. An der Aktivelektrode kommt es zur Koagulation des Körpergewebes. Der elektrische Strom fließt nun über den geringsten Widerstand von der Aktivelektrode zur Neutralelektrode. Die Kontaktfläche zwischen der Haut und der Neutralelektrode ist sehr groß, damit die Stromdichte gering bleibt. Am höchsten ist die Stromdichte an der Aktivelektrode, da dort nur eine kleine Kontaktfläche besteht, deshalb ist dort der thermische Effekt am höchsten.

8.18 Bitte kreuzen Sie die drei richtigen Aussagen zum Umgang mit der Neutralelektrode an
✓ a Elektrode so nah wie möglich am OP-Feld ganzflächig aufkleben.
✓ c Die Elektrode nicht auf Narbengewebe oder stark behaarter Haut applizieren.

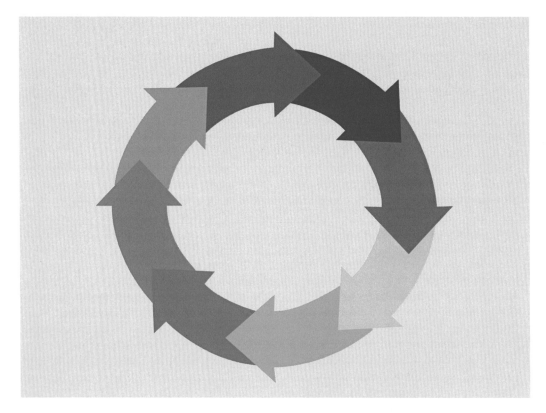

Abb. 2.7   Qualitätskreislauf der Sterilgutversorgung der DGSV mit Abwandlung durch K. Hamel. (Aus: Liehn et al. 2023)

✓ g   Bei Nutzung von Ultraschallgeräten zur Blu tstillung kann auf die Applikation einer Neutralelektrode verzichtet werden.

9 Die zentrale Sterilgutversorgungsabteilung (ZSVA)/oder Aufbereitungseinheit für Medizinprodukte (AEMP)

Ellen Rewer und Traute Sauer

Rechtliche Grundlagen

9.1 Nennen Sie die drei wichtigen Gesetze/Normen/Verordnungen/Richtlinien, die eine tragende Rolle innerhalb der Aufbereitung von Medizinprodukten eine Rolle spielen

✓ Empfehlungen des Robert-Koch-Instituts (RKI) und des Bundesinstituts für Arzneimittel und Medizinprodukte (BfArM)

✓ Medizinprodukte-Betreiberverordnung (MPBetreibV)
✓ Medizinprodukte-Durchführungsgesetz (MPDG)

Aufbereitung von Medizinprodukten

9.2 Bitte beschriften Sie ◻ Abb. 2.7 mit den einzelnen Prozessschritten

9.3 Welche Aussagen sind falsch? (3) Markieren und berichtigen Sie die falschen Aussagen zur Entsorgung von kontaminierten Instrumenten.
Richtige Aussagen
✓ a   Instrumente werden immer in einem geöffneten Zustand entsorgt, um eine effektive Reinigung zu gewährleisten.
✓ b   Instrumente sind ggf. soweit in ihre Einzelteile zu zerlegen, dass eine Reinigung und Desinfektion möglich ist.

✓ d Abfälle, Reste von chemischen Substanzen wie Kochsalzlösung, Haut- und Schleimhautdesinfektionsmittel dürfen nicht mit in die Entsorgungsbehältnisse gelangen.

Berichtigung der fehlerhaften Aussagen
✓ c Ein Überladen der Entsorgungsbehältnisse ist zu vermeiden.
✓ e Lange Wartezeiten bis zur erneuten Aufbereitung müssen vermieden werden. Hier gilt als Zeitraum nach Empfehlung des Arbeitskreises für Instrumentenaufbereitung je nach Verschmutzungsgrad und Einsatz sowie Konstruktion des jeweiligen Medizinprodukts ein Zeitintervall von bis zu ca. 6 h als vertretbares Maß bis zur Wiederaufbereitung.
✓ f Nicht benutzte Instrumente sind in gleicher Weise wie benutzte aufzubereiten, d. h. sie sollten zerlegt bzw. geöffnet werden.

Prüfung auf Sauberkeit, Pflege und Instandhaltung von Medizinprodukten

9.4 Listen Sie die Anforderungen an Pflegemittel für Medizinprodukte auf
✓ Nicht toxische Wirkung, „biokompatibel"
✓ Dampfsterilisationsfähig und dampfdurchlässig und somit keine Beeinträchtigung der Sterilisationswirkung
✓ Silikonfrei
✓ Gute Schmierwirkung und Korrosionsschutz, keine Flecken und Krustenbildung auf dem Instrument

9.5 Was tun Sie bei der Prüfung, Pflege und Instandhaltung von Medizinprodukten? Zerlegte Instrumente müssen nach Herstellerangaben zusammengesetzt werden. Korrodierte, stumpfe, nicht funktionsfähige Instrumente sind auszusortieren und zu ersetzen.

Sämtliche Instrumente mit Lumina sind auf Durchgängigkeit zu überprüfen. Besondere Anforderungen stellen hier die Instrumente für die minimal-invasiven Eingriffe an die Aufbereitung. Da es sich hier um lange Hohlinstrumente handelt, mit denen elekt-

rochirurgisch gearbeitet wird, muss hier ein besonderes Hauptaugenmerk der Isolierung gelten. Es ist darauf zu achten, dass die Isolierung des Medizinprodukts keine Beschädigung aufweist, um das Risiko von Verbrennungen am Patienten bei laparoskopischen Eingriffen zu vermeiden. Weiterhin sind Isolierungen und Verschleißteile wie Dichtungen, Dichtungskappen, Ventile und Ventilkappen auf Defekte zu überprüfen und bei Beschädigungen auszutauschen.

Alle Instrumente müssen vor der Sterilisation einer technischen, funktionellen Prüfung unterzogen werden, um das Risiko einer Patientenschädigung auszuschließen.

Verpackung oder das Sterilbarrieresystem (SBS)

9.6 Erklären Sie die verschiedenen Verpackungen von Medizinprodukten
✓ Mindestverpackung: Eine verschlossene Mindestverpackung verhindert sicher das Eindringen von Mikroorganismen und ermöglicht eine keimfreie Bereitstellung des verpackten Medizinprodukts.
✓ Schutzverpackung: Die Schutzverpackung soll Schäden am Sterilgutbarrieresystem und dem Inhalt (dem Medizinprodukt) bis zum Zeitpunkt der aseptischen Bereitstellung verhindern.
✓ Sterilgutbarrieresystem: Das Sterilgutbarrieresystem (SBS) ist die „Mindestverpackung", die das Eindringen von Mikroorganismen verhindert und die keimfreie Bereitstellung des Medizinproduktes ermöglicht.
✓ Verpackungssystem: Das Verpackungssystem stellt eine Kombination aus Sterilgutbarrieresystem und der Schutzverpackung dar und ist somit die Maximalverpackung.

9.7 Welche Informationen können Sie aus der Kennzeichnung verpackter Medizinprodukte vor der Sterilisation ablesen?
✓ Name oder Bezeichnung des jeweiligen Medizinprodukts, sofern nicht unmittelbar ersichtlich.

✓ Angaben zur Unterscheidung zwischen freigegebenen und nicht freigegebenen Medizinprodukten (Prozessindikatoren).

✓ Zeitpunkt und Art des verwendeten Sterilisationsverfahrens (Chargenkennzeichnung der erfolgten Sterilisation, Sterilisierdatum).

✓ Ggf. Verfallsdatum, bis zu dem eine gefahrlose Anwendung nachweislich möglich ist.

✓ Die Sterilgutlagerfrist, sofern diese kürzer ist als das Verfallsdatum.

✓ Ggf. Hinweise zur technisch-funktionellen Prüfung und Sicherheit.

Sterilisation

9.8 Mit welchen Sterilisationsverfahren lassen sich Mikroorganismen eliminieren? (5)

✓ Erhitzen
✓ Bestrahlen
✓ Begasen
✓ Chemische Sterilisation
✓ Filtration

9.9 Kreuzen Sie die zwei richtigen Aussagen zur Dampfsterilisation an

✓ a   Bei der Sterilisation mit feuchter Hitze muss sichergestellt sein, dass das Medium Sattdampf alle Sterilgüter erreichen kann, sowohl die äußeren Oberflächen als auch enge Lumina.

✓ b   Bei der Dampfsterilisation werden durch gesättigten Wasserdampf Eiweiße in der Zelle koaguliert und somit abgetötet.

10 Röntgendiagnostik und Strahlenschutz

Ellen Rewer und Traute Sauer

10.1 Nennen und erläutern Sie die drei A des Strahlenschutzes

Abstand:

✓   Der Abstand von der Strahlenquelle und dem durchstrahlten Patienten sollte möglichst groß sein.

✓   Der Abstand ist von größter Bedeutung, da die Dosisleistung mit dem Quadrat des Abstands von der Strahlenquelle abnimmt (Abstandsquadratgesetz).

Aufenthaltsdauer:

✓ Die Aufenthaltsdauer im OP-Saal bei Durchleuchtungen ist so kurz wie möglich zu halten.

✓ Es muss immer überlegt werden, welche Personen bei einer Röntgenexposition überhaupt im Raum anwesend sein müssen. Nicht benötigtes Personal sollte den Raum verlassen.

✓ Dokumentieren der Durchleuchtungszeit.

Abschirmung:

✓ Eine Abschirmung der Strahlung durch folgende Maßnahmen reduziert die Strahlenbelastung des Personals und ist bei allen Röntgenanwendungen vorgeschrieben:

✓ Spezielles Baumaterial,

✓ mobile Strahlenschutzwände aus Metall oder Bleiglasscheiben,

✓ Bleigummi um den Patienten und

✓ den OP-Tisch sowie

✓ Schutzkleidung.

10.2 Bitte beschreiben Sie in zwei Sätzen den Unterschied zwischen Röntgenaufnahme und Durchleuchtung Im Gegensatz zur Röntgenaufnahme, wo Strahlung nur im Millisekundenbereich aktiv ist und eine Momentaufnahme entsteht, wird bei der Durchleuchtung kontinuierlich Strahlung eingesetzt und das Bild auf einem Bildschirm im augenblicklichen Zustand dargestellt.

10.3 Bitte kreuzen Sie die zwei fehlerhaften Aussagen zur digitalen Subtraktionsangiographie (DSA) an und korrigieren Sie diese Richtige Aussagen

✓ b   Für das Verfahren ist die Einbringung eines Röntgenkontrastmittels in das Gefäßsystem notwendig, um die Blutgefäße besser darstellen zu können.

✓ d   Im Bildrechner des Gerätes entsteht ein Subtraktionsbild, das nur die Änderung im Bild durch das Kontrastmittel darstellt und den anatomischen Hintergrund und überlagernde Strukturen aus dem Bild entfernt.

Berichtigung der fehlerhaften Aussagen
✓ a   Die Angiographie ist eine Sonderform der Durchleuchtungsuntersuchung. Eine Sonderform der Aufnahme ist die digitale Subtraktionsangiographie (DSA).
✓ c   Bei diesem Verfahren wird zunächst ein Maskenbild vor der Kontrastinjektion aufgenommen (Leerbild), von dem dann im Bildrechner der Anlage die nachfolgenden Bilder (Füllungsbild) nach Kontrastmittelfüllung abgezogen werden. Hierdurch entsteht ein Subtraktionsbild, das nur die Änderung im Bild durch das Kontrastmittel darstellt und den anatomischen Hintergrund und überlagernde Strukturen aus dem Bild entfernt.

10.4 Bitte kreuzen Sie die zwei richtigen Aussagen zu Röntgenkontrastmitteln an
✓ a   Durch den Einsatz von Kontrastmittel kann die Aussagekraft von Röntgenaufnahmen erhöht werden.
✓ d   Wasserlösliche Kontrastmittel werden über die Niere ausgeschieden und können die Nierenfunktion bei vorgeschädigtem Organ vermindern.

11 Arzneimittellehre

Ellen Rewer und Traute Sauer

11.1 Bitte kreuzen Sie die zwei richtigen Aussagen an
✓ b   Die Kombination eines Wirkstoffs mit seinen Hilfsstoffen wird auch als Arzneimittelpräparat bezeichnet.
✓ c   Medikamente, die nur einen Wirkstoff enthalten, werden Monopräparate genannt.

11.2 Was ist der Unterschied zwischen der systemischen und der topischen (lokalen) Medikamentenapplikation? Die systemischen Applikationen wirken auf das gesamte Organsystem, die topischen hingegen nur an der Stelle des Körpers, an der das Präparat angewendet wird (z. B. Wunde, Gelenkspalt).

11.3 Was beachten Sie beim Bereitstellen von Medikamenten? Nennen Sie mindestens drei Grundvoraussetzungen für das Bereitstellen von Medikamenten.
✓ Sauberkeit, Übersichtlichkeit, Ordnung am Arbeitsplatz
✓ Sauberkeit, Übersichtlichkeit, Ordnung im Arzneimittelschrank
✓ Konzentration auf die Tätigkeit
✓ Eigenkontrolle

Welche zehn Fragen (10-R-Regel) sollten vor Bereitstellung von Medikamenten gestellt werden?
  Beim Richten der Arzneimittel ist die „10-R-Regel" beachten:
✓ Richtiger Patient
✓ Richtiges Arzneimittel
✓ Richtige Dosierung bzw. Konzentration
✓ Richtige Applikation
✓ Richtiger Zeitpunkt
✓ Richtige Anwendungsdauer
✓ Richtige Aufbewahrung
✓ Richtiges Risikomanagement
✓ Richtige Dokumentation
✓ Richtige Entsorgung

11.4 Bitte kreuzen Sie die drei richtigen Aussagen zum Umgang mit Betäubungsmitteln an
✓ c   Betäubungsmittel sind ausschließlich mit besonderen Rezepten erhältlich.
✓ e   Der klinische Betäubungsmittelverbrauch ist auf den Patienten bezogen zu dokumentieren.
✓ f   Die Aufbewahrung der Betäubungsmittel muss gesondert erfolgen. Sie sind immer in einem verschlossenen Wertschutzschrank aufzubewahren.

12 Qualitätsmanagement und Qualitätssicherung

Ellen Rewer und Traute Sauer

12.1 Kreuzen Sie die richtigen Antworten an! (3)

✓ a Das Sozialgesetzbuch V regelt, dass jedes Krankenhaus ein internes Qualitätsmanagement etabliert und sich an Maßnahmen der vergleichenden externen Qualitätssicherung beteiligt.

✓ b Mit der Umsetzung des Krankenhausstrukturgesetzes sind die Krankenhäuser aufgefordert, Qualitätsmanagement- und Qualitätssicherungsstrukturen zu implementieren.

✓ e Neben den Parametern für die Leistungsfähigkeit einer Organisation, müssen auch die steigenden Ansprüche der Patienten an die Qualität und das Streben nach einer kontinuierlichen Verbesserung der Qualität mit einbezogen werden.

12.2 Ihr Wissen zu Qualitätsdimensionen Ordnen Sie die Beschreibungen den Qualitätsdimensionen nach Donabedian zu und ergänzen Sie für jede Dimension eine Maßnahme aus dem Hygienemanagement!

1. Strukturqualität

✓ c Rahmenbedingungen, Qualität der eingesetzten Mittel und Ressourcen, z. B. Personal (Anzahl) und Personalqualifikation, bauliche Infrastruktur (Räumlichkeiten, apparative Ausstattung Medizintechnik, Materialbedarf, Arbeitsablauforganisation).

✓ Beispiel: z. B. Ausbildung und der Einsatz von Hygienefachkräften und Hygienebeauftragten.

2. Prozessqualität

✓ a Qualität des Behandlungsablaufs, z. B. Umfang und Ablauf diagnostischer, therapeutischer und operativer Maßnahmen zur definierten Leistungserbringung, zeitlicher Rahmen (z. B. Wartezeiten für Patienten).

✓ Beispiel: z. B. Kontrolle, Aufbereitung und Sterilisation, die Kontrolle der Ver- und Entsorgung wie die Mitarbeit bei der Erstellung von Standards.

3. Ergebnisqualität

✓ b Messbare, objektive (z. B. verbesserter Gesundheitszustand nach einer Operation) und subjektive (z. B. Zufriedenheit des Patienten) Kriterien.

✓ Beispiel: z. B. Kontrolle der im Krankenhaus erworbenen (nosokomialen) Infektionen.

12.3 Beschriften Sie ◘ Abb. 2.8 und ergänzen Sie die Legende!

12.4 Was ist in den einzelnen Schritten des PDCA (Plan-Do-Check-Act)-Zyklus zu tun?

✓ PLAN: Erhebung der IST-Situation, Zielformulierung (Soll-Planung), Prozessplanung

✓ DO: Umsetzung der Planungen in die Praxis

✓ CHECK: Kontinuierliche Überprüfung, Abgleich Soll-Ist

✓ ACT: Ableitung von Änderungs- bzw. Anpassungsmaßnahmen

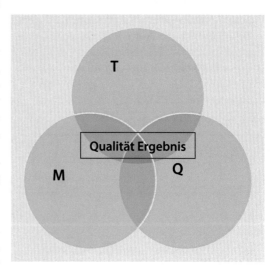

◘ **Abb. 2.8** TQM-Elemente. Das TQM bietet im Qualitätsmanagement den umfassendsten Ansatz in einem ständigen Optimierungsprozess zur ... der ... und betrachtet bzw. bezieht die dargestellten Grundlagen mit ein. (Aus: Liehn et al. 2023)

12.5 Was ist eine Dienst- und was eine Verfahrungsanweisung?

✓ 1. Dienstanweisung: b Diese Anweisung ist ein Instrument im sog. Weisungs- oder Direktionsrecht des Arbeitgebers, das gegenüber einem einzelnen Arbeitnehmer oder mehreren Arbeitnehmern festlegt, wann, wo und wie (Zeit, Ort und Inhalt) die Arbeitsleistung zu erbringen ist. Pflegestandards oder Organisationsstandards zählen zu den Anweisungen an Pflegepersonen, wenn die Standards dem Arbeitnehmer als verbindlich bekannt vorgegeben worden sind.

✓ 2. Verfahrensanweisung: a Diese Anweisung ist ein Dokument, das durch verschiedene Normen gefordert und mit Hilfe dessen die Umsetzung der Anforderungen z. B. im Krankenhaus als verbindliche Vorschrift dokumentiert und festgelegt werden. Diese Anweisungen unterliegen den Arbeitsschritten „Erstellung, Freigabe, Schulung, Prüfung und Auditierung". Diese müssen nachvollziehbar und regelhaft nachgewiesen werden.

12.6 Ordnen Sie die hygienerelevanten Vorschriften ihren Beschreibungen zu!

✓ 1. Hygienerelevante DIN-Vorschriften: a Der Geltungsbereich bezieht sich z. B. auf die Desinfektion und Sterilisation, die Sterilgutversorgung, Abfallentsorgung wie auch für bautechnische Hygienevorgaben.

✓ 2. Unfallverhütungsvorschriften: d Sie dienen der Verhütung von arbeitsbedingten Unfällen und Berufserkrankungen. Darüber hinaus regeln sie das Verhalten am Arbeitsplatz, die Ausstattung und Anwendung von Schutzausrüstungen und zeigen Besonderheiten von Gefahren am Arbeitsplatz auf.

✓ 3. Infektionsschutzgesetz: c Ist 2001 als Ersatz für das Bundesseuchengesetz in Kraft getreten und regelt z. B. die Meldepflicht von übertragbaren Infektionserkrankungen wie z. B. Tuberkulose, Meningitis, Tollwut.

✓ 4. Richtlinien für Krankenhaushygiene und Infektionsprävention: b Die Erstellung erfolgt durch das Robert-Koch-Institut (RKI), sie beschreiben u. a. die Anforderungen der Händedesinfektion und der Hygiene bei Injektionen.

13 Risikomanagement im Krankenhaus und Patientensicherheit

Ellen Rewer und Traute Sauer

13.1 Bitte geben Sie für jede Kategorie mögliche Risiken und unerwünschte Ereignisse im Krankenhausalltag an

✓ Organisation: Informationsdefizite, Kommunikationsmängel, Qualifikations- und Wissensstand, knappe Personalressourcen

✓ Personal: Personelle Ausstattung, Qualifikation, Aufklärung (z. B. Sprachbarrieren, adressatengerechte Kommunikation)

✓ Materialien: Inkompatibilitäten, Verunreinigungen, Infektionen

✓ Medizintechnik: Fehlende Geräteeinweisung, „learning by doing"

✓ Arzneimittel: Allergien, Wechselwirkungen, Verwechslungen, Dosierungsfehler

13.2 Ergänzen Sie den folgenden Satz!

Der Umgang mit Fehlern und Risiken im Unternehmen zu entwickeln (und aktiv zu leben) erfordert einen Lernprozess. Dabei steht nicht die Frage „Wer hat Schuld?", sondern die Analyse „Warum ist es passiert?" im Vordergrund. Dieses Paradigma führt zu einer Etablierung einer unternehmensspezifischen Fehlerkultur.

13.3 Was bedeutet die Abkürzung „CIRS"? Erklären Sie die Bedeutung in ein bis zwei Sätzen

✓ CIRS: Critical Incident Reporting System.

✓ CIRS bedeutet die Implementierung eines strukturierten Berichtswesens, in dem die häufigsten kritischen Ereignisse systemisch erfasst und analysiert werden können. Jeder Mitarbeiter kann diese kritischen Vorfälle (Gefährdung oder Schädigung) anonym melden.

Patientensicherheit

13.4 Nennen Sie drei Handlungsempfehlungen, die das Aktionsbündnis Patientensicherheit formuliert hat!

✓ Vermeidung von Eingriffsverwechslungen
✓ Sichere Patientenidentifikation
✓ Vermeidung unbeabsichtigt belassener Fremdkörper im OP-Gebiet
✓ Team-Time-Out-Regelung

13.5 Wie reagieren Sie in folgender Situation? (1) Ein Patient kommt mit fehlender Markierung an die Patientenschleuse, es finden sich widersprüchliche Seitenangaben auf dem OP-Programm und in der Patientenakte. Der Patient ist schwerhörig.

✓ d   Sie schleusen den Patienten nicht ein und benachrichtigen sofort den Anästhesisten.

Zählkontrollen

13.6 Ergänzen Sie die fehlenden Begriffe im Text! Ziel der Zählkontrollen ist es, sicherzustellen, dass keine Fremdkörper unbeabsichtigt im OP-Situs verbleiben. Das „Vergessen" von Fremdmaterialien im OP-Gebiet kann für den Patienten eine ernstzunehmende Gefährdung seiner Gesundheit bis hin zu einer vitalen Bedrohung werden. Zu den möglichen Folgen zählen Infektionen bis hin zu Sepsis, Fistelbildungen, Perforationen von Hohlorganen sowie Läsionen von großen Gefäßen und Nerven. Die Patientensicherheit und der Patientenschutz haben bei unseren beruflichen Handlungen oberste Priorität.

13.7 Zu welchen drei Zeitpunkten sollen Zählkontrollen durchführt werden?
Präoperativ
Intraoperativ
Postoperativ

14 Patientendaten erfassen, dokumentieren und übergeben

Ellen Rewer und Traute Sauer

Dokumentation und gesetzliche Verpflichtung

14.1 Definieren Sie den Begriff „Dokumentation" Dokumentation bedeutet eine wahrheitsgemäße Aufzeichnung vorgenommener Maßnahmen und Beweisstabilität durch Überprüfbarkeit und Nachvollziehbarkeit auch im Nachhinein (Justiziabilität).

14.2 Erklären Sie „Beweislastumkehr" in Zusammenhang mit der Dokumentation Beweislastumkehr bedeutet, dass im Falle einer lückenhaften, falschen oder fehlerhaften Dokumentation nicht der Patient den Beweis für z. B. einen Pflegefehler beibringen, sondern das Krankenhaus den Entlastungsbeweis führen muss.

14.3 Ordnen Sie die einzelnen Aspekte den Dokumentationsschwerpunkten zu!
✓ Dokumentation: Fallnummer, Patientendaten, Patientensicherheit, OP-Standards, Zeiten
✓ Planung: OP-Planung, Veränderung der OP-Reihenfolge, Notfallmanagement
✓ Analyse: Materialverbrauch, Saalauslastung, DRG-Statistiken, Anzahl abgesetzter Operationen
✓ Controlling: Leistungscontrolling
✓ Abrechnung: Interne Leistungsverrechnung

14.4 Nennen Sie die aussagekräftigsten Standardauswertungen Ihrer täglichen Dokumentationsleistungen. (5) Fachabteilung, Zeitraum, OP-Saal, OP-Minuten, Schnitt-Naht-Zeiten, Anzahl Notfälle, Anzahl von Operationen mit bzw. ohne Anästhesie, Wartezeiten, patientenbezogene Abfragen, Implantate, Leistungen im bzw. außerhalb des Regeldienstes.

Kostenrechnungssysteme im Krankenhaus

14.5 Welche Definition einer „Kostenträgerrechnung" ist richtig?
✓ b   Unter der Kostenträgerrechnung versteht man die direkte verursacherbezogene Leistungs- und Kostenzuordnung. Im Krankenhaus bedeutet dies, dass für jeden Patienten die angefallenen Kosten ermittelt und zugeordnet werden.

14.6 Nennen Sie einen Vorteil, der für die Erstellung der Kostenträgerrechnung spricht
✓ Transparenz
✓ Detaillierte Beurteilung der Wirtschaftlichkeit, z. B. Gesamt- und Kostenstellenbetrachtung, Identifikation von Kostentreibern, Kenntnis der Einzelfallkosten
✓ Abgleich Kosten/Erlöse (Soll/Ist)
✓ Auswertungen sind für die Wirtschafts- und Leistungsplanung im Folgejahr unterstützend

14.7 Kreuzen Sie die zwei richtigen Aussagen zur Prozesskostenrechnung an!
✓ a Die Prozesskostenrechnung gilt als Instrument des Qualitätsmanagements.
✓ d Die Betrachtung und Bewertung der Prozesse ermöglicht u. a. die Etablierung sog. Patientenpfade.

Anamnese

14.8 Kreuzen Sie die zwei richtigen Aussagen zur Anamnese an
✓ b Mit der Anamnese beginnt der Behandlungsauftrag eines jeden Patienten.
✓ c Eine gute Anamneseerhebung dauert ca. 15 min.

15 Wirtschaftliche und ökologische Prinzipien

Ellen Rewer und Traute Sauer

Entwicklung der Krankenhäuser

15.1 Kreuzen Sie die richtigen Versorgungsaufträge (Versorgungsstufen) an. (4)
✓ b Krankenhaus der Maximalversorgung
✓ c Krankenhaus der Schwerpunktversorgung
✓ e Krankenhaus der Regelversorgung
✓ g Krankenhaus der Grundversorgung

Ökonomie im Gesundheitswesen

15.2 Ergänzen Sie den Lückentext! Die Vergütung der voll- und teilstationären Leistungen der allgemeinen Krankenhäuser erfolgt über das DRG-System, d. h. die Abrechnung von therapeutischen und diagnostischen Leistungen erfolgt pauschaliert. Die sog. Fallpauschalen vergüten Operationsleistungen, abteilungsgebundene Leistungen und Basisleistungen innerhalb einer kalkulierten bestimmten Bandbreite der Verweildauer. Innerhalb dieser Bandbreite wird die gleiche Pauschale unabhängig von der tatsächlichen Verweildauer des Patienten gezahlt. Bei Überschreiten der oberen Grenzverweildauer aus medizinischen Gründen wird dieser Zusatzaufwand mit zusätzlichen Tagespauschalen finanziert.

Sonderentgelte sind zu vergütende „Festpreise" für spezielle Leistungen im Rahmen einer stationären Krankenhausbehandlung (z. B. spezielle Medikamente, Herzschrittmacherimplantation), die nur dann zusätzlich abgerechnet werden, wenn die Leistung durch die Fallpauschale nicht abgedeckt wird.

15.3 Ergänzen Sie die ❏ Abb. 2.9 mit jeweils 2 Beispielen

Betriebliches Umweltmanagement

15.4 Kreuzen Sie die vier richtigen Antworten zum betrieblichen Umweltmanagement an
✓ a Wenn sich durch geeignete Umweltschutzmaßnahmen Energiekosten sowie Müll- und Abwassergebühren reduzieren lassen, kann sich dies positiv auf das Image des Krankenhauses und auf den Wettbewerb auswirken.
✓ b Unternehmen implementieren ein fortschrittliches Umweltmanagement in der Unternehmensführung und lassen die Umweltpolitik in ihrer Organisation z. B. auf nationaler und europäischer Ebene auditieren.
✓ d Die Entsorgung der Abfälle aus Einrichtungen des Gesundheitsdienstes wird ebenfalls europarechtskonform, durch die Einführung der Europäischen Abfallverzeichnisordnung (AAV), geregelt.
✓ e Die „Richtlinie über die ordnungsgemäße Entsorgung von Abfällen aus Einrichtungen des Gesundheitsdienstes" der Länderarbeitsgemeinschaft Abfall (LAGA), beschreibt den einheitlichen Umgang mit Abfällen aus dem Gesundheitswesen.

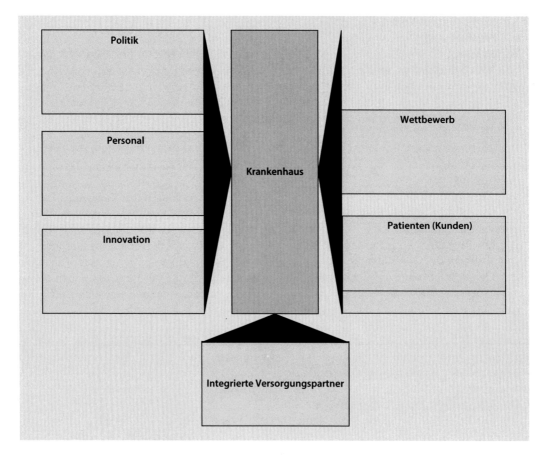

▣ Abb. 2.9   Einflussfaktoren auf die Krankenhausorganisation. (Aus: Liehn et al. 2023)

15.5 Kreuzen Sie die fünf richtigen Maßnahmen im Rahmen der Abfallversorgung an!

✓ a   Spitze oder scharfe Gegenstände in einer verschließbaren Sammelbox entsorgen.

✓ b   Körperteile und Organe (sog. „ethische Abfälle"), einschließlich Blutbeutel und Blutkonserven, direkt am Entstehungsort trennen und in einem verschlossenen Behälter der Verbrennungsanlage zuführen.

✓ c   Abfälle, an die aus infektionspräventiver Sicht besondere Anforderungen gestellt werden, unmittelbar am Ort ihres Anfallens in reißfesten, feuchtigkeitsbeständigen und dichten Behältnissen sammeln und ohne Umfüllen oder Sortieren in geeignete, sicher verschlossene Behältnisse zur zentralen Sammelstelle befördern.

✓ d   Abfälle wie z. B. Wund- und Gipsverbände, Wäsche, Einwegkleidung, Windeln direkt in reißfeste und feuchtigkeitsbeständige Säcke füllen.

✓ f   Chemikalien, die aus gefährlichen Stoffen bestehen oder solche enthalten, getrennt voneinander in geschlossenen Behältern entsorgen.

16 Betreuung, Unterstützung und Überwachung von Patienten in unterschiedlichen Lebenslagen

Ellen Rewer und Traute Sauer

Das Kind im Krankenhaus (in der Funktionsabteilung)

16.1 Bitte kreuzen Sie die zwei richtigen Aussagen über Kinder in der Operationsabteilung an

✓ c Jedes Kind ist sich auf seiner Ebene seiner Erkrankung bewusst und muss deshalb in die gesamte Therapie mit einbezogen werden.

✓ d Es hat wenig Sinn, einem Kind zu erklären, dass die geplanten Maßnahmen keine Schmerzen bereiten werden, wenn das Gegenteil zu erwarten ist.

16.2 Erläutern Sie in ein bis zwei Sätzen die Rolle des Kuscheltieres bei der Betreuung von Kindern Das vertraute Kuscheltier bietet Kindern Sicherheit in der ungewohnten Situation im OP. Kindern kann Angst genommen werden, wenn das Kuscheltier in den Prozess mit einbezogen wird.

Der alte Mensch als Patient

16.3 Welche Fragen in Bezug auf altersbedingte Einschränkungen sollten Sie vor der Begleitung hochaltriger Menschen im OP klären? Nennen Sie mindestens sechs

✓ Benötigt der Patient ein Hörgerät?

✓ Kann der Patient ohne Brille sehen?

✓ Hat der Patient bei der Einschleusung die benötigten Hilfsmittel dabei?

✓ Hat der Patient chronische Schmerzen oder Bewegungseinschränkungen, die sich u. a. auf die intraoperative Lagerung auswirken?

✓ Liegen ein Diabetes oder eine Arteriosklerose vor, die die Entstehung eines Dekubitus fördern?

✓ Ist es bei der herabgesetzten Immunabwehr des Patienten unbedingt nötig, einen Dauerkatheter zu legen?

✓ Hat der Patient eine Endoprothese?

✓ Ist der Patient an Demenz erkrankt und deshalb desorientiert, verwirrt oder über die Maßen ängstlich?

Der demenziell veränderte Mensch als Patient

16.4 Erläutern Sie in ein bis zwei Sätzen, aus welchem Grund vor allem demenziell erkrankte Patienten Angst im OP empfinden Aufgrund der „vermummten" Menschen im OP empfinden demenziell erkrankte Menschen Angst

im OP. Auch die fremde Umgebung spielt an dieser Stelle eine große Rolle.

Patienten aus fremden Kulturen

16.5 Ordnen Sie die drei bedeutsamen Schritte zur Erlangung der interkulturellen Kompetenz zu

✓ Kenntnis/Wissen: Stile unterschiedlicher Kulturen sollen bewusst gemacht werden

✓ Haltung/Achtsamkeit: Stil der eigenen Kultur soll reflektiert werden

✓ Diversität: Auf interkulturelle Unterschiede soll problemorientiert reagiert werden

17 Patientenversorgung im stationären Bereich

Ellen Rewer und Traute Sauer

Aufbau und Funktion von Pflegestationen

17.1 Nennen Sie mindestens fünf Elemente und/ oder Räume, die auf einer Pflegestation zu finden sind

✓ Stationszimmer/Stützpunkt

✓ Patientenzimmer

✓ Medikamentenschränke/Medikamentenlager

✓ Lager für Bettwäsche, Patientenhemden und Pflegeutensilien

✓ Notfallausrüstung wie Notfallkoffer

✓ unreiner Pflegearbeitsraum

✓ Arztzimmer

✓ Pausenraum

✓ Besucher- oder Aufenthaltsraum

Aufgaben der Pflege

17.2 Definieren Sie in drei bis vier Sätzen den Begriff Pflege nach dem International Council of Nurses „Pflege umfasst die eigenverantwortliche Versorgung und Betreuung, allein oder in Kooperation mit anderen Berufsangehörigen, von Menschen aller Altersgruppen, von Familien oder Lebensgemeinschaften, sowie von Gruppen und sozialen Gemeinschaften, ob krank oder gesund, in allen Lebenssituationen (Settings). Pflege schließt die Förderung der Gesundheit, Verhütung von Krankheiten und die Versorgung und Betreuung kranker, behinderter und sterbender Menschen ein. Weitere Schlüsselaufgaben der Pflege sind Wahrnehmung der Interessen und Bedürfnisse (Advocacy), Förderung einer sicheren Umgebung, Forschung, Mitwirkung in der Gestaltung der Gesundheitspolitik sowie im Management des Gesundheitswesens und in der Bildung".

17.3 Bitte kreuzen Sie die vier richtigen Aussagen an

✓ a   Die Beobachtung von Patienten beginnt beim Eintreten in das Patientenzimmer

✓ c   Ein Krankheitsfall, welcher einen Krankenhausaufenthalt impliziert, kann jede Altersstufe betreffen, weshalb jedem pflegerischen Handeln ein Pflegeplan zugrunde liegt.

✓ e   Mithilfe der Pflegeanamnese werden pflegerelevante Informationen von Patienten systematisch und gezielt erfasst.

✓ f   Unterstützungs- und pflegerische Maßnahmen orientieren sich an den Aktivitäten des täglichen Lebens (ATL)

Ekel und Scham

17.4 Beschreiben Sie in zwei Sätzen den Unterschied von Ekel und Scham und nennen Sie je ein Beispiel

✓ Ekel ist eine Gefühlsregung, die mit starker Abneigung, zum Beispiel im Rahmen von pflegerischen Tätigkeiten, einhergeht.

✓ Scham hingehen ist eine ausgelöste Empfindung, welche das Gefühl des Bloßstellens impliziert, zum Beispiel, wenn Patienten merken, dass sie der Auslöser von Ekelgefühlen sind.

18 Anästhesie

Ellen Rewer und Traute Sauer

18.1 Nennen Sie drei Anästhesieverfahren und beschreiben Sie ein mögliches Vorgehen

Allgemeinanästhesie

✓ TIVA (totale intravenöse Anästhesie): Alle dem Patienten verabreichten Narkosemittel werden über die Vene verabreicht. Initial als Bolus (zügige Injektion einer größeren Menge), dann kontinuierlich über z. B. eine Spritzenpumpe.

✓ Balancierte Anästhesie: Die Narkosemittel werden dem Patienten sowohl intravenös als auch in Form von Narkosegase zugeführt.

Lokalanästhesie

✓ Oberflächenanästhesie: Lokalanästhetika werden auf Haut oder Schleimhaut aufgebracht (Spray, Creme, Gel). Nach wenigen Minuten ist die Hautoberfläche gegen kleinere Maßnahmen wie z. B. das Legen von Venenverweilkanülen unempfindlich.

✓ Infiltrationsanästhesie: Das Lokalanästhetikum wird im OP-Gebiet injiziert. Es können kleinere Eingriffe durchgeführt werden.

Regionalanästhesie

— Periphere Leitungsblockaden

  ✓ Armplexusanästhesie: Das den Arm versorgende Nervenbündel wird nach Lokalisation durch elektrische Stimulation oder Ultraschall mit Lokalanästhetikum umspült – so können auch umfangreichere Operationen am Arm durchgeführt werden.

  ✓ Weitere periphere Nervenblockaden: Es können weitere Nerven an den Extremitäten für Operationen in den versorgten Gebieten aufgesucht und anästhesiert werden.

— Rückenmarknahe Leitungsblockaden

  ✓ Periduralanästhesie: Mit der sog. Loss-of-resistance-Methode wird der Periduralraum (der anatomische Raum außerhalb der Dura mater, der harten Rückenmarkhaut) aufgesucht und das Lokalanästhetikum ggf. in Kombination mit Opioiden injiziert. Je nach Punktionshöhe können Operationen an den Beinen oder abdominell durchgeführt werden.

  ✓ Spinalanästhesie: Die Dura mater wird punktiert und das Lokalanästhetikum in den Liquorraum (intrathekal) injiziert. Es sind abdominelle und Eingriffe an den Beinen möglich.

18.2 Aus welchen Maßnahmen besteht ein Anästhesiestandardmonitoring? Bei jedem Patienten wird ein Standardmonitoring durchgeführt, bestehend aus:
✓ EKG,
✓ Pulsoxymetrie und
✓ nichtinvasive Blutdruckmessung.

Die Temperatur wird nur bei längeren Narkosen und bei Patienten, die intraoperativ gewärmt werden, kontrolliert.
Bei beatmeten Patienten wird obligat das endexspiratorische CO_2 gemessen (Kapnometrie).
Bei Bedarf kann das Monitoring stufenweise erweitert werden (arterielle Blutdruckmessung, zentraler Venendruck etc.).

Medikamente

18.3 Bitte kreuzen Sie die zwei richtigen Aussagen an
✓ a Tranquilizer werden für die Prämedikation verwendet.
✓ d Ein verantwortliches Handeln ist unter Benzodiazepinen nicht mehr möglich, prämedizierte Patienten sollten deswegen auf der Station und während des Transports unter pflegerischer Überwachung sein.

18.4 Bitte fügen Sie die fehlenden Begriffe ein Die Narkose wird fast immer intravenös eingeleitet. Ausnahmen sind nicht kooperationsfähige Patienten oder Patienten mit extremer Spritzenphobie. Die Wirkung des Anästhetikums tritt nach 30–60 s ein. Der Wirkungseintritt ist von der Dosis und der Injektionsgeschwindigkeit abhängig. Da auch die unerwünschten Wirkungen (z. B. Kreislaufdepression) stark von der Injektionsgeschwindigkeit abhängig sind, muss diese angepasst werden und bei Patienten mit Kreislauferkrankungen stark vermindert werden. Nach der Einleitung wird weiter über eine Dauerinfusion per Spritzenpumpe dosiert oder auf ein Inhalationsanästhetikum übergegangen.

18.5 Bitte kreuzen Sie die zwei richtigen Aussagen an
✓ a Opioide sind als stark wirksame Schmerzmittel ein zentraler Bestandteil fast jeder Narkose.
✓ d Weitere Wirkungen von Opioiden sind Bradykardie und Myosis (Engstellung der Pupillen).

18.6 Woran erkennen Sie, ob depolarisierende und nichtdepolarisierende Muskelrelaxanzien verabreicht wurden? Beim Wirkungseintritt von depolarisierenden Muskelrelaxanzien sieht man direkt nach der Injektion kleine Bewegungen der Muskelfasern („Faszikulationen"), bei nichtdepolarisierenden passiert dies nicht.

Notfälle und Komplikationen

18.7 Welche vier Geräte oder Materialien sollten als Notfallequipment im OP jederzeit griffbereit sein?
✓ Defibrillator: Elektroschockgerät zur Behandlung von Herzkammerflimmern
✓ Videolaryngoskop und Bronchoskop: Geräte zur Beherrschung eines schwierigen Atemwegs
✓ Koniotomieset: Zur Schaffung eines Atemwegs durch Punktion in Höhe des Kehlkopfs
✓ Herzschrittmacher mit äußeren Elektroden zum Aufkleben auf die Haut

18.8 Was ist eine maligne Hyperthermie? Die maligne Hyperthermie ist eine (in den meisten Fällen) durch Medikamente ausgelöste Stoffwechselveränderung mit extrem erhöhtem Energieumsatz der Skelettmuskulatur. Die maligne Hyperthermie ist gefährlich und endet unbehandelt oft tödlich. Die Disposition zur malignen Hyperthermie ist erblich und tritt familiär gehäuft auf. Auslöser sind meist Succinylcholin (depolarisierendes Muskelrelaxans) oder Inhalationsanästhetika.

Schmerz(therapie)

18.9 Erläutern Sie drei gebräuchliche Skalen zur Schmerzerfassung
✓ Visuelle Analogskala (VAS): Auf einer Linie wird der Schmerzgrad von „kein

Schmerz" bis „maximal vorstellbarer Schmerz" gekennzeichnet.
- ✓ Numerische Analogskala (NAS): Der Schmerz wird auf eine Skala von 1 bis 10 eingestuft.
- ✓ Verbale Ratingskala: Der Schmerz wird mit „kein Schmerz", „schwach", „stark", „sehr stark" oder „extrem stark" beschrieben.

18.10 Bitte fügen Sie die fehlenden Begriffe ein Schmerzen sind grundsätzlich behandlungsbedürftig. Das Spektrum der Möglichkeiten reicht dabei von einfachen Lagerungsmaßnahmen oder Mobilisierung über medikamentöse Therapie bis zu aufwändigen chirurgischen oder radiologischen Interventionen. Medikamente sind dabei die am häufigsten eingesetzte Therapie. Weiterhin muss unterschieden werden zwischen der Therapie chronischer Schmerzen und der Therapie akuter (z. B. postoperativer) Schmerzen.

19 Patientenversorgung in interventionellen Funktionseinheiten (Endoskopie)

Ellen Rewer und Traute Sauer

19.1 Bitte erläutern Sie drei Aufgabenfelder der Administration Materiallogistik: Hierzu zählen nicht nur die Beschaffungs- und Steuerungsprozesse aller Verbrauchsmaterialien und des endoskopischen Zubehörs, sondern diese betreffen auch Bestellungen für die Apotheke, der Wäsche, der Büromaterialien und des Küchenbedarfs. Auch ist auf eine sach- und fachgerechte Lagerung, Kontrolle des Verfalldatums und eine ordnungsgemäße Entsorgung zu achten. Ein weiterer Bereich der Materiallogistik ist die Wartung und die Koordinierung der Reparaturen des Geräteparks. Regelmäßige Hygienetestungen von Endoskopen und RDG-E sind ebenfalls bei der Planung des Tagesprogramms zu beachten.

Patientenadministration: Die Koordinierung der Untersuchungen der ambulanten und stationären Patienten bedarf vieler Punkte, die berücksichtigt werden müssen, um einen reibungslosen Ablauf zu gewähren:
- ✓ Dringlichkeit,
- ✓ Gerätepark,
- ✓ Berücksichtigung der personellen Besetzung,
- ✓ Vorbereitung des Patients.

Beratung: Die Beratung der Patienten und deren Angehörigen betrifft nicht nur den gesamten Ablauf in der Endoskopie, bei der Patienten angeleitet und instruiert werden, sondern auch z. B. die Vorbereitung zur Untersuchung und Instruktionen, die der Patient nach der Untersuchung erhält.

Untersuchungsarten

19.2 Bitte definieren Sie die aufgeführten Fachbegriffe
- ✓ Hämatemesis: Bluterbrechen, Erbrechen von Koageln
- ✓ Hämatinerbrechen: Kaffeesatzartiges Erbrechen = hämatinisiertes Blut
- ✓ Meläna: Teerstuhl, übelriechender und schwarzgefärbter Stuhl
- ✓ Hämatochezie: Analer Blut- oder Koagelabgang
- ✓ Hypovolämischer Schock: Anstieg der Pulsfrequenz >100 Schläge/min, Blutdruck <100 mmHg

19.3 Nennen Sie mindestens fünf verschiedene Blutstillungsverfahren bei einer oberen GIB
- ✓ Adrenalinunterspritzung
- ✓ Ösophagusvarizenligatur
- ✓ Blutstillung mittels Haemoclip oder Over-the-Scope-Clip
- ✓ Histoacrylverklebung von Fundusvarizen
- ✓ Fibrinverklebung
- ✓ Argon-Plasma-Koagulation
- ✓ Puder, Gel oder Spray

Untersuchungsabläufe

19.4 Sortieren Sie den Ablauf einer Koloskopie
- ✓ e   Effektive Darmreinigung
- ✓ b   Endoskop bis in das Caecum/terminales Ileum vorschieben
- ✓ c   Kompression der Bauchdecke
- ✓ d   Rückzug des Koloskops
- ✓ a   Inspektion der Darmschleimhaut

19.5 Bite kreuzen Sie die drei richtigen Aussagen zur ERCP an

✓ a   Bei der ERCP handelt es sich um eine endoskopisch retrograde Cholangiopankreatikografie.

✓ d   Die Choledocholithiasis gehört zu den häufigsten Erkrankungen im Gallenwegsystem

✓ e   Durchgeführt wird die Untersuchung unter Röntgendurchleuchtung

20 Patientenversorgung in der zentralen Notaufnahme

Ellen Rewer und Traute Sauer

20.1 Ordnen Sie die nachstehenden Aufgaben den einzelnen Phasen des Stufenkonzepts der Notfallbehandlung in einer logischen Reihenfolge zu

1. Präklinische Phase:

✓ e   Kommunikation mit Haus- und/oder Notärzten, Besatzung des Rettungswagens, usw.

✓ k   Patientenankündigung im Krankenhaus: Ärzte, Administration, ggf. Archiv

✓ h   Bettenmanagement mit der Intensivstation, den Normalstationen, dem Kurzliegerbereich

2. Klinische Phase der Untersuchung und Behandlung:

✓ g   Einstufung der Behandlungsdringlichkeit

✓ i   Erstbehandlung, Diagnostik und Monitoring der Notfälle

✓ l   Therapeutisches Konzept nach Notfallbehandlung

✓ c   Beurteilung und Hinzuziehung der erforderlichen Fachdisziplinen

✓ a   Administrative Aufnahme und Kostensicherung

3. Klinische Phase der Aufnahme, Weiterverlegung, Entlassung:

✓ j   Adäquate Versorgung und Aufklärung des Patienten und seiner Angehörigen

✓ b   Korrekte Zuordnung und Weiterleitung zu der verantwortlichen Fachabteilung bzw. Entlassung

✓ f   Korrekte medizinische und abrechnungsrelevante Dokumentation

✓ d   Qualitätsmanagement, Beschwerdemanagement, Kennzahlerhebung

20.2 Ordnen Sie dem Triageverfahren die Kategorien Farbcode, Dringlichkeitsstufe und maximale Wartezeit zu

✓ 5eC Rot = sofort: Wartezeit 0 min

✓ 2cD Orange = sehr dringend: Wartezeit 10 min

✓ 4dA Gelb = dringend: Wartezeit 30 min

✓ 1bB Grün = normal: Wartezeit 90 min

✓ 3aE Blau = nicht dringend: Wartezeit 120 min

21 Arbeitsplatz OP-Bauliche Gegebenheiten einer OP-Abteilung

Ellen Rewer und Traute Sauer

21.1 Bitte kreuzen Sie jeweils die drei richtigen Aussagen an

✓ a   Die OP-Abteilung ist nur über entsprechende Schleusen zugänglich, was daran liegt, dass sie OP-Abteilung räumlich vom übrigen Krankenhaus getrennt ist.

✓ c   Die OP-Abteilung liegt meist nah bei den anderen diagnostischen und therapeutischen Einheiten eines Krankenhauses, wie Notaufnahme, Radiologie oder Intensivstation.

✓ e   Das Kernstück einer OP-Abteilung wird durch den OP-Saal gebildet, welcher auch als zentraler Bereich bezeichnet wird.

21.2 Ordnen Sie die Räumlichkeiten im OP den Beschreibungen zu!

✓ 1 b   Zentraler OP-Bereich: Bereich für Händewaschung und -desinfektion, Sterilgutlagerräume und Narkose Ein-/Ausleitung.

✓ 2 c   OP-naher Bereich: Personalschleuse, Aufenthaltsraum und Reinigungsraum.

✓ 3 a OP-ferner Bereich: Aufwachraum, Notaufnahme und weitere diagnostische und funktionale Abteilungen.

22 Aufgaben der unsterilen Saalassistenz

Traute Sauer und Ellen Rewer

Einschleusung des Patienten in den OP

22.1 Welche vier Maßnahmen unterstützen den Einschleusvorgang für den Patienten?

✓ a Der OP-Tisch wird den Bedürfnissen des Patienten angepasst, z. B. Kopfteil erhöhen oder Knierolle platzieren

✓ c Beim Übernahmegespräch zwischen Stationspersonal und OP-Pflegekraft/OTA kann die OP-Pflegekraft/OTA den Patienten in das Gespräch mit einbeziehen; dabei kann ein erster Eindruck, u. a. über die Wahrnehmungsfähigkeit und das Hörvermögen des Patienten gewonnen werden.

✓ d Patienten, die mit Verwirrtheitszuständen oder Unruhe auf die Prämedikation reagieren, muss insbesondere die Atmung sorgfältig überwacht und adäquat auf Verhaltensauffälligkeiten reagiert werden.

✓ e Bei jeglicher Einschleusmethode ist die Intimsphäre der Patienten zu wahren und das Wärmemanagement mit Hilfe von vorgewärmten Tüchern einzuleiten.

22.2 Welche drei Daten müssen beim Einschleusen des Patienten abgeglichen werden?
Sicherung der Patientenidentität durch Patientenakte, Patientenarmband und OP-Plan:
✓ Name
✓ Geburtsdatum
✓ Art des Eingriffs
✓ Kontrolle der Seite

Zusätzliche Antwortmöglichkeiten:
✓ Abfrage zur letzten Nahrungsaufnahme bzw. Tabakkonsums
✓ Prüfung der Akte auf Vollständigkeit
✓ Überprüfung der OP-Checklisten
✓ Überprüfung des Identifikationsarmbandes

22.3 Welche drei Elemente gehören zur Standardausstattung eines OP-Tischs?
✓ a Zwei Armstützen
✓ b Kopfring, -kissen bzw. -schale
✓ c OP-Haube und Wärmedecke für den Patienten

22.4 Vervollständigen Sie folgenden Text!
Nachdem die Patienteneinschleusung über die mechanische oder offene Schleuse stattgefunden hat, wird der Patient auf dem OP-Tisch mit einem Gurt fixiert, damit er während des Transports in den betreffenden Saal vor dem Herunterfallen gesichert ist. Nun wird der Patient mit den Füßen voran in den Einleitungsraum der Anästhesie gefahren. Die Patientenunterlagen begleiten den Patienten bis zur Übergabe an die Kollegen der Anästhesieabteilung. In der Anästhesieeinleitung findet u. U. ein weiteres Übergabegespräch statt. Der Patient wird im OP-Bereich nicht alleine gelassen und über alle geplanten Tätigkeiten an ihm informiert.

Vermeidung von Eingriffsverwechslungen

22.5 Ordnen Sie die Aussagen dem 4-stufigen Konzept zur sicheren Patientenidentifikation zu
✓ 1 b Aufklärungsgespräch: wird im besten Fall mithilfe der aktiven Befragung des Patienten vom Operateur oder einem Facharzt durchgeführt.

✓ 2 a Markierung des Patienten: wird im besten Fall außerhalb des OP am Vorabend des Eingriffs vom Operateur, dem aufklärenden Arzt oder einem erfahrenen Arzt des Behandlungsteams durchgeführt

✓ 3 d Narkoseeinleitung: Überprüfung der Patientenidentität unmittelbar vor Eintritt in den OP-Saal und wird durch den Arzt oder Pflegepersonal/ATA durchgeführt

✓ 4 c Team-Time-Out: Überprüfung der Patientenidentität unmittelbar vor Schnitt und wird im besten Fall durch den Operateur initiiert.

Katheterisieren der Harnblase

22.6 Kreuzen Sie die zwei richtigen Aussagen zur Katheterisierung der Harnblase an!

✓ a Je nach Indikation wird entweder ein Einmalkatheter oder ein Dauerkatheter gelegt.

✓ b Der Blasenkatheter wird erst gelegt, wenn der Patient narkotisiert ist. Auf die Intimsphäre des Patienten ist Rücksicht zu nehmen.

22.7 Welche Handlungsabfolge ist richtig? Bringen Sie die Schritte für das Legen des Harnblasenkatheters bei der Frau in die richtige Reihenfolge!

✓ 1. c Desinfektion der großen Schamlippen (Labien) vom Schambein ausgehend in Richtung des Anus, mittels Pinzette und je einem Tupfer.

✓ 2. f Desinfektion der kleinen Schamlippen auf dieselbe Art mit je einem Tupfer. Desinfektion der Harnröhreneinmündung.

✓ 3. i Ein Tupfer wird auf den Vaginaeingang gelegt und verbleibt dort während des Katheterisierens.

✓ 4. b Das sterile Gleitgel vorsichtig instillieren und die Katheterspitze ebenfalls mit dem Gleitmittel benetzen.

✓ 5. e Aufnehmen des Blasenkatheters je nach gewählter Verfahrensweise.

✓ 6. h Einführen des Katheters in die Harnröhrenöffnung und langsames, vorsichtiges Vorschieben, bis der Urin abfließt.

✓ 7. j Nach nochmaligem Vorschieben des Katheters wird der Katheterballon mit Blockungsflüssigkeit aufgefüllt.

✓ 8. d Kontrolle der Blockung durch vorsichtiges Zurückziehen des Katheters.

✓ 9. g Anschluss des Katheters an einen sterilen Katheterbeutel.

✓ 10. a Reinigung des Genitalbereichs.

22.8 Harnblasenkatheter beim Mann: Ergänzen Sie folgenden Text Die Harnröhre durch leichten Zug am Penis strecken und die Spitze des Katheters vorsichtig einführen. Wird ein Tiemann-Katheter verwendet, muss darauf geachtet werden, dass die Spitze nach oben in Richtung 12 Uhr zeigt. Weiteres langsames Vorschieben, wobei die beiden physiologischen Krümmungen der männlichen Harnröhre einmal durch Strecken und dann durch Absenken des Penis überwunden werden. Nach der Katheterisierung des Mannes ist darauf zu achten, dass die Vorhaut wieder über die Eichel geschoben wird, um eine Paraphimose zu vermeiden. Tiemann- und Mercier-Katheter dürfen wegen der gebogenen Spitze nicht gedreht werden.

23 OP-Tische und Patientenpositionierung auf dem Operationstisch

Ellen Rewer und Traute Sauer

Operationstische

23.1 Welche vier Anforderungen muss ein OP-Tisch erfüllen?

✓ a OP-Tische lassen sich mittels Fernbedienung flexibel in der Höhe, der Seitenneigung, der Neigung der Beine oder des Oberkörpers verstellen.

✓ b Die Liegefläche ist in Segmente eingeteilt, die entsprechend verändert und für entsprechende Lagerungen genutzt werden können.

✓ c Zur Vermeidung von Lagerungsschäden sind die Auflagen der OP-Tische mit speziellen nicht elektrisch leitfähigen weichen Matten oder Gelkissen gepolstert.

✓ f Jeder OP-Tisch benötigt entsprechendes Zubehör, um die gewünschte Lagerung optimal durchführen zu können. Hier wird unterschieden in fest installierbare und flexibel einsetzbare Hilfsmittel.

23.2 Nennen Sie je drei Beispiele für fest installierbare und flexibel einsetzbare Hilfsmittel!

✓ Fest installierbare Hilfsmittel: Armlagerungsstützen, Handbefestigungsschlaufen, Narkosebügel, Beinhalter, z. B. Goepel-Stütze, verschiedene Stützen, Befestigungskloben

✓ Flexibel einsetzbare Hilfsmittel: Befestigungsgurte, Kopfkissen, Vakuummatratzen, Knierollen zur Entlastung des Gelenks, spezielle Kopfbefestigungshalterungen (Mayfield)

Operationslagerungen

23.3 Welche zwei Aussagen zu Operationslagerungen sind falsch?

✓ c Die Lagerung muss so erfolgen, dass intraoperativ Lageveränderungen, Wechsel einer Operationstechnik (z. B. von einem laparoskopischen zu einem offenen Eingriff oder eine Schnitterweiterung) problemlos möglich sind.

✓ d Die Lagerung, Abweichungen vom Standard und deren Begründung werden dokumentiert.

23.4 Ordnen Sie die Lagerungen den Beschreibungen zu!

✓ 1d Bauchlagerung: Anwendung bei Eingriffen am Rücken und am Gesäß. Das Drehen des Patienten erfolgt nach der Narkoseeinleitung

✓ 2c Extensionslagerung: Anwendung bei Operationen in der Unfallchirurgie und Orthopädie am Hüftgelenk und Oberschenkel, z. B. bei Schenkelhalsfrakturen

✓ 3b Halbsitzende Lagerung: Anwendung bei Eingriffen an der Schulter, an der Mamma oder an der Schilddrüse

✓ 4a Rückenlagerung: Anwendung bei vielen Baucheingriffen, im Bereich der Unfallchirurgie und Neurochirurgie und Operationen am Thorax mit Eröffnung des Brustkorbs. Im Bedarfsfall kann der Tisch seitlich und in seiner Längsachse gedreht und die Höhe des Tisches eingestellt werden.

✓ 5e Seitenlagerung: Anwendung bei Eingriffen am Thorax, an den Nieren oder in der Endoprothetik beim Hüftgelenk

✓ 6f Steinschnittlagerung: Anwendung bei gynäkologischen, urologischen und proktologischen Eingriffen. Der Patient liegt auf dem Rücken und die Beine sind gespreizt mit ca. 45°- bzw.

90°-Beugung im Hüft- und Kniegelenkbereich

23.5 Welche Lagerung ist hier beschrieben? Bei einer Bauchlagerung wird der Patient achsengerecht unter Stabilisation der Wirbelsäule gedreht. Tubus und venöse Zugänge werden gesichert oder ggf. diskonnektiert. Der Kopf wird in der Kopfschale oder in einem Kopfring so platziert, dass kein Druck auf Auge, Nase, Ohr und N. facialis ausgeübt und die Halswirbelsäule nicht überstreckt wird. Es muss ein freier Zugang zu den Atemwegen bestehen. Die Arme werden auf Armauslegern seitlich neben dem Kopf oder am Körper mit einem Ulnarisschutz angelagert werden. Die Unterschenkel werden unterpolstert, zur Entlastung der Patellae (Kniescheiben) und unter die Fußgelenke wird eine Rolle geschoben. Die Füße rotieren leicht nach außen, so wird der Druck auf Nerven und Sehnen im Fußrücken vermieden. Bei Männern muss darauf geachtet werden, dass der Penis und das Skrotum frei und weich gelagert sind. Bei Frauen muss die Brust gepolstert sein.

23.6 Welche Nerven sind bei einer Steinschnittlagerung besonders gefährdet? Schädigung des N. ischiadicus und N. peroneus durch extreme Lagerung der Beine bei der Steinschnittlagerung.

24 Prophylaxen

Ellen Rewer und Traute Sauer

24.1 Definieren Sie den Begriff „Dekubitus"! Dekubitus ist der Bereich einer lokalisierten Schädigung der Haut und des darunterliegenden Gewebes.

24.2 Bitte kreuzen Sie jeweils die drei richtigen Aussagen an

✓ b Der Schweregrad 1 kennzeichnet die nicht ablassende, umschriebene Hautröttung bei intakter Haut.

✓ c Die Stadieneinteilung nach NPUAP beschreibt 4 Grade

✓ d Im Hinblick auf die Entstehung von Dekubitus sind die Flächen am Körper, an dem der Druck von innen (Knochen, Knorpel) durch Druck von außen (Falten in Unterlagen, Einschnürungen) verstärkt wird, wesentlich gefährdeter.

24.3 Welche Körperstellen sind besonders dekubitusgefährdet? (4) Besonders gefährdet sind z. B. folgende Körperstellen:
✓ Hinterkopf, Stirn, Ohrmuschel
✓ Wirbelsäule, Schulterblätter, Kreuzbein, Steißbein, Becken
✓ Ellbogen, Rippen
✓ Kniescheibe, Ferse, Fußknöchel

24.4 Ordnen Sie die einzelnen Risikoelemente für eine Dekubitusentstehung den u. g. Faktoren zu
✓ Extrinsisch sind Scher- und Reibungskräfte, Feuchtigkeit, Druck und Zeit.
✓ Intrinsisch sind Gewicht, Vorerkrankungen, Medikamente, Alter und Bewegungseinschränkungen.

24.5 Nennen Sie vier Möglichkeiten zur Dekubitusprophylaxe
✓ Frühzeitige Mobilisation
✓ Druckentlastung
✓ Optimierte Hautpflege
✓ Wärmemanagement
✓ Risiko durch strukturierte Einschätzung erkennen, angepasste Ernährung und Vermeidung von Dehydratation, Vermeidung von Mangel- bzw. Unterernährung

24.6 Bitte kreuzen Sie die zwei richtigen Aussagen zu prophylaktischen Thrombosemaßnahmen an
✓ b Extrem harte oder falsch platzierte Rollen unter den Kniegelenken erhöhen den Druck auf die Gefäße und können diese komprimieren.
✓ d Frühmobilisation und ausreichende Flüssigkeitsgabe reduzieren die Gefahr einer Thrombose

24.7 Nennen Sie vier vier Aspekte des patientenorientierten Wärmemanagements und warum es unerlässlich ist
✓ Warme Tücher und konsequente Bedeckung des Patienten

✓ Einsatz einer Wärmematte bzw. -decke bereits in der Einleitung
✓ Angewärmte Infusions- und Spüllösungen
✓ Überprüfung und Anpassung der Saaltemperatur

Begründung Eine Auskühlung des Patienten wirkt sich u. a. auf die Narkoseführung aus. Die Aufwachphase wird verlängert, die Dekubitusgefahr steigt, die Wundheilung kann verzögert werden und es besteht ein höheres Infektionsrisiko aufgrund einer geringeren Durchblutung.

25 Präoperative Saalvorbereitung

Ellen Rewer und Traute Sauer

25.1 Welche Tätigkeit gehört nicht zum Gerätecheck? (1) Falsch ist: Aussage e
Zum Gerätecheck gehören:
✓ a Das HF-Gerät wird eingeschaltet und der Funktionstest durchgeführt.
✓ b Der Sauger wird getestet.
✓ c Die Operationssatelliten werden angestellt und auf ihre Funktion getestet.
✓ d Alle zusätzlich benötigten Geräte werden in den Saal geschoben, positioniert und gemäß MPDG auf ihre Funktion getestet.

25.2 Welche vier Aussagen über das Öffnen von Sterilgut und Verbrauchsmaterialien sind richtig?
✓ a Öffnung der sterilen Sets erfolgt in hygienisch sinnvoller Reihenfolge und ohne über die Sterilfläche zugreifen.
✓ b Sterilgut und Verbrauchsmaterialien werden auf ihre Unversehrtheit überprüft.
✓ c Zum Öffnen einer Peelpackung werden die Ränder vorsichtig auseinandergezogen, sodass die Packung an den Schweißnähten geöffnet werden kann.
✓ e Implantate werden grundsätzlich erst nach Aufforderung des Operateurs und der visuellen Überprüfung auf die richtige Größe kurz vor Implantation geöffnet.

25.3 Worauf ist bei der präoperativen Kürzung von Körperbehaarung zu achten? (2)
✓ a   Die Rasur erfolgt mit. Clippern (elektrische Rasierer), bei dem die Haare nicht rasiert, sondern auf wenige Millimeter gekürzt werden.
✓ d   Faltenreiche Hautareale werden für die Haarkürzung gestrafft.

25.4 Was ist bei der Versorgung von Gewebeproben zu beachten? (2)
✓ c   Gewebeproben werden in passende Behältnisse gegeben und sicher verschlossen. Die Beschriftung erfolgt immer auf dem Behälter sein, niemals auf dem Deckel des Gefäßes. Bei mehreren Gewebeproben ist auf eine korrekte Nummerierung der Proben auf dem Gefäß und dem Begleitschein zu achten.
✓ d   Die zu verwendenden Fixier- und Transportlösungen sowie das Vorgehen sind von der Abteilung für Pathologie als Richt- und Leitlinie bzw. Standard festgelegt.

25.5 Nennen Sie drei Gründe, warum Formalin für die Fixierung von Präparaten geeignet ist
✓ Formalin verhindert Autolyse und Fäulnis.
✓ Formalin dringt gleichmäßig in das Gewebe ein und verändert deren Form nicht.
✓ Formalin härtet das Gewebe.
✓ Präparate können in toto fixiert und vollständig bedeckt, in der Lösung liegen bleiben.

25.6 Was ist der Unterschied zwischen einem Fixierschnitt und einem Schnellschnitt?
✓ Fixierschnitt: Die Gewebeprobe wird in Formalinlösung fixiert und später vom Pathologen untersucht.
✓ Schnellschnitt: Die Gewebeprobe wird sofort nach der Entnahme zur Untersuchung in die Abteilung für Pathologie gebracht. Das Ergebnis der Untersuchung erreicht den Operateur noch während des Eingriffs.

25.7 Um welche Untersuchungsart handelt es sich? Ziel einer bakteriologischen Untersuchung ist die Diagnostik einzelner herausgelöster Zellen. Vorgehen: Öffnen der sterilen Verpackung und Annahme des Trägers durch den Instrumentierenden – Entnahme des Untersuchungsmaterials – Rückführen des Watteträgers in das Transportröhrchen. Verschluss und Beschriftung durch den Springer.

Postoperative Springertätigkeit und postoperative Patientenbetreuung

25.8 Bitte kreuzen Sie die vier richtigen Aussagen zur postoperativen Springertätigkeit und Saalaufbereitung an
✓ a   Der Springer unterstützt beim Anlegen des Wundverbandes, z. B. durch Hochhalten der Extremität, durch Vorbereiten von Pflasterstreifen oder des anzulegenden Gips.
✓ c   Im Rahmen der Übergabe an den Aufwachraum erfolgt die abschließende Kontrolle auf Lagerungsschäden und ggf. die Dokumentation in der Patientenakte.
✓ d   Untersuchungsmaterial für die Histologie und Bakteriologie werden abschließend dokumentiert und für den Versand bzw. die Abholung vorbereitet.
✓ e   Das Reinigungspersonal wird benachrichtigt, alle verwendeten Lagerungshilfsmittel, Geräte und Gegenstände zur Desinfektion bereitgelegt.

25.9 Mit welchen Maßnahmen kann die Wechselzeit so kurz wie möglich gehalten werden? (3) Gute und lückenlose Kommunikation aller Berufsgruppen, zeitlich angemessene Bestellung von Patienten und anästhesiologische Einleitung, Vorbereitung von Fallwagen, Bereitstellen der benötigten Geräte und Materialien und evtl. ein Richten der Instrumentiertische in einem separaten dafür geeigneten Raum.

26 Der Managementbegriff im OP-Bereich

Ellen Rewer und Traute Sauer

26.1 Welche zwei Kernziele gehören nicht zu einer DRG-konformen OP-Organisation? Falsche sind Aussagen b und e
Richtige Aussagen
✓ a   Kostenreduktion
✓ c   Produktivitätssteigerung
✓ d   Einhaltung von Qualitätsvorgaben
✓ f   Erhöhung der Patienten- und Mitarbeiterzufriedenheit

26.2 Erklären Sie Begriffe „OP-Statut" und „OP-Plan". Nennen Sie einen elementaren Unterschied
✓ Ein OP-Statut (Verfahrenshandbuch, Geschäftsordnung, Betriebsordnung), ist eine verbindliche Handlungsgrundlage für eine strukturierte Zusammenarbeit in einer Operationsabteilung. Grundlage und Umsetzungsvoraussetzung ist die berufsgruppenübergreifende und interdisziplinäre Erarbeitung von „Spielregeln" in der täglichen Zusammenarbeit und für die Definition und Festschreibung von Abläufen und Verantwortlichkeiten sowie detaillierten Prozessschritten.
✓ Der OP-Plan dient allen Beteiligten als Informations- und Arbeitsgrundlage für den Gesamtablauf des Tages, bietet aber fast täglich Diskussionsbedarf und zeichnet sich in der Regel durch zahlreiche Versionen aus. Man unterscheidet den individuellen OP-Plan der jeweiligen Fachklinik und den endgültigen Gesamtplan für den jeweiligen OP-Tag. Der OP-Plan hat daher eine sehr begrenzte Gültigkeit.
✓ Unterschied: Ein OP-Statut hat eine übergeordnete Bedeutung.

26.3 Nennen Sie drei Basisinformationen, die ein OP-Plan enthalten sollte!
✓ Patientendaten und OP-Team
✓ OP-Indikation und Art der Operation mit Angabe der zu operierenden Seite
✓ Operations- und patientenspezifische Besonderheiten
✓ Weitere Möglichkeiten: Saalbezeichnung, Reihung in der Operationsabfolge im Saal, Diagnose, voraussichtliche OP-Dauer (Schnitt-Naht-Zeiten), Anästhesieverfahren/Anästhesietechnik, anästhesiebezogene Besonderheiten (z. B. Bereitstellung Blutprodukte, Einsatz Cell-Saver, fiberoptische Intubation, Intensivpflicht postoperativ), Zusatzinformation über Begleitinfektionen

26.4 Begründen Sie in einem Satz den Vorteil einer Holding Area!
✓ Eine Holding Area bietet einen erhöhten Patientenkomfort während der Wartezeit, Patienten können OP-nah unter adäquater Überwachung warten.

27 Aufgaben des Instrumentierdienstes

Ellen Rewer und Traute Sauer

Operationsvorbereitung

27.1 Beantworten Sie bitte: Warum hängen Kenntnisse über den OP-Plan und die Zusammenstellung der Instrumentensiebe und der Einmalmaterialien eng zusammen?
✓ Das OP-Programm gibt Hinweise über den Patienten und zur Operationstechnik und somit kann eine gezielte Vorbereitung stattfinden.
✓ OP-Programm ermöglicht einen Überblick über den gesamten OP-Tag: somit können Engpässe bei Verbrauchsmaterialien zügig identifiziert werden.
✓ Unzureichende Hinweise auf dem OP-Plan können zu falschen Vorbereitungen, zu Verzögerungen im Gesamtablauf bzw. zur Patientengefährdung führen.

27.2 Erklären Sie den Begriff „sterile Zone"! Die OP-Tische im OP-Saal stehen gewöhnlich entlang einer Wand, sodass die Instrumentierende während des Richtens der Instrumentation eine „sterile Zone" bilden kann. Dabei sollte der Abstand zwischen den Tischen und der Wand so gewählt werden, dass der Instrumentierende sicher und kontaminationsfrei arbeiten kann. Für alle Beteiligten bietet die Sterilzone eine Orientierung über den „sterilen" und „unsterilen" Bereich.

27.3 Zwei Prinzipien der Instrumentenanordnung auf den steril bezogenen Instrumentiertischen sind?

✓ a Der Tischaufbau sollte übersichtlich sein. Je mehr Instrumente auf dem Instrumentiertisch liegen, umso schwieriger ist es den Überblick zu behalten.

✓ c Um den Überblick über die Anzahl der Instrumente auf dem Instrumentier- und Beistelltisch zu behalten, sollten nur paarige bzw. Instrumentarium in einer geraden Anzahl bereitgelegt werden. Ausnahmen werden durch Standards geregelt.

27.4 Warum hat aus juristischer Sicht die Zählkontrolle für OTA eine hohe Bedeutung?
Die Durchführungsverantwortung für die Zählkontrolle trägt der/die OTA: Zählkontrolle ist eine delegierbare Tätigkeit, die der Operateur an andere Mitglieder des Operationsteams übertragen kann. So trägt die OTA u. a. eine Mitverantwortung für alle während der Operation zum Einsatz kommenden Materialien. Damit gehen die Durchführungsverantwortung einer Zählkontrolle auf die Instrumentierende und den Springerdienst über.

27.5 Kreuzen Sie die drei richtigen Aussagen an!

✓ a In Deutschland existiert bisher keine bundeseinheitliche Regelung zur Standardisierung und Dokumentation der Zählkontrolle im OP-Saal.

✓ b Die Arbeitsgruppe Aktionsbündnis Patientensicherheit propagiert in ihrer Handlungsempfehlung eine interdisziplinäre und berufsgruppenübergreifende Erarbeitung und schriftliche Festlegung von Standards der Zählkontrollen, deren Dokumentation und die Erarbeitung entsprechender Ablaufprotokolle.

✓ d Laut Aktionsbündnis Patientensicherheit e. V. stellen Notfalleingriffe, der Wechsel des Pflegepersonals, Patien-

ten mit hohem Blutverlust oder starken Übergewicht ein erhöhtes Risiko dar. Aus diesem Grund wird die Zählkontrolle hier unbedingt empfohlen.

27.6 Welche Prinzipien sind bei der Durchführung der Zählkontrolle unbedingt zu beachten? (3)

✓ a Der Instrumentierende und der Springer sind dazu angehalten alle zusätzlich angereichten Materialien (z. B. Kompressen, Tupfer, Bauchtücher, Nadel-Faden-Kombinationen usw.) nach dem Vier-Augen-Prinzip zu zählen.

✓ b Alle Materialien, welche durch den Operateur und/oder seinen Assistenten während der Operation zurückgegeben worden sind, sind auf Vollständigkeit zu überprüfen.

✓ d Der Operateur informiert über die Art, die Anzahl und die Lokalisation von allen vorübergehend und/oder dauerhaft beabsichtigt in den OP-Situs eingebrachten Materialien und dokumentiert diese.

Instrumentation

27.7 Über welche Fähigkeiten sollte die sterile Assistenz zur Instrumentation verfügen? (4)

✓ a Kenntnisse über chirurgisch relevante Anatomie und Operationsabläufe sind Voraussetzungen, um die Instrumente und Materialien für die jeweiligen Eingriffe zielgerichtet vorbereiten zu können.

✓ b Der Einblick in den Operationssitus ist Voraussetzung, um übersichtlich instrumentieren und jederzeit das benötigte Instrument anreichen zu können.

✓ d Die Standardisierung der Instrumente auf dem Instrumentiertisch ist Voraussetzung um ein schnelles übersichtliches Instrumentieren zu gewährleisten und unnötige Verzögerungen zu vermeiden.

✓ e Fähigkeit des konzentrierten Arbeitens ist Voraussetzung, um rechtzeitig Abweichungen vom geplanten OP-Verfahren zu erfassen bzw. um zügig auf Komplikationen reagieren zu können.

27.8 Was muss im Umgang mit den Instrumenten introperativ beachtet werden? (3)

✓ a Kenntnisse über die verschiedenen Grund- und Zusatzinstrumente und deren Funktion in den einzelnen chirurgischen Disziplinen.

✓ c Instrumente müssen korrekt entsprechend ihrer Funktion eingesetzt und sorgfältig behandelt werden, um einen vorzeitigen Verschleiß oder sogar Beschädigungen zu vermeiden.

✓ d Das korrekte und zügige Anreichen der unterschiedlichen Instrumente, damit diese vom Operateur und dessen Assistenten sofort einsatzbereit sind.

Regeln und Maßnahmen des Arbeitsschutzes

27.9 Zu welchen Tätigkeiten gehört das Arbeiten in einer Operationsabteilung? Tätigkeiten in einer Operationsabteilung gehören zu den sog. beruflichen Hochrisikobereichen, in denen Fehler bei Patienten und Mitarbeitern schnell zu ernsthaften Konsequenzen führen können.

27.10 Um welche Vorschrift handelt es sich?

✓ b Technische Regel für Biologische Arbeitsstoffe 250

27.11 Kreuzen Sie die vier richtigen Aussagen zu den Schutzmaßnahmen im OP an!

✓ a An Händen und Unterarmen darf kein Schmuck getragen werden, um eine hygienische Händedesinfektion zu gewährleisten.

✓ b Das Tragen von Schutzkleidung und Mundschutz ist obligat.

✓ c Bei der Gefahr von Tröpfcheninfektion (z. B. Spülungen beim Sägen und Bohren in der Traumatologie, bei Gefäßoperationen, beim Ablassen des Gases im Rahmen der MIC) stellt der Arbeitgeber ausreichend Schutzbrillen zur Verfügung. Ein Visier am Mundschutz gilt ebenfalls als Schutz.

✓ g Bei Eingriffen mit hohem Verletzungs- und Perforationsrisiko empfehlen verschiedene Fachgesellschaften das Tragen von zwei Paar Handschuhen übereinander („double gloving").

27.12 Welche Maßnahmen werden bei einer Stichverletzung unverzüglich ergriffen? (3)

✓ a Tätigkeit sofort unterbrechen und die Wunde ausbluten lassen sowie desinfizieren.

✓ b Die Verletzung dokumentieren und dem Arbeitgeber bei der zuständigen Stelle (z. B. Betriebsarzt) gemeldet.

✓ d Bei hoher Infektionsgefahr werden dann die entsprechenden Therapien und Prophylaxen eingeleitet.

28 Grundlagen der Chirurgie

Ellen Rewer und Traute Sauer

28.1 Ordnen Sie die mechanischen Wunden den jeweiligen Entstehungen zu

✓ 1 b Schnittwunden entstehen durch scharfe, schneidende Gegenstände (z. B. Skalpell) und haben glatte, leicht klaffende Wundränder. Sie bluten meist stark und heilen in der Regel primär bei chirurgischer Wundversorgung

✓ 2 a Platzwunden entwickeln sich durch stumpfe Gewalt, die zur ausgeprägten Zerstörung verschiedener Hautschichten führen kann. Die Wundränder sind unregelmäßig.

✓ 3 j Bei Schürfwunden sind oberflächliche Hautschichten betroffen. Diese Wunden bluten diffus, sind schmerzhaft und oft stark verschmutzt. Sie heilen nach einer gründlichen Wundreinigung unter Schorf ab

✓ 4 c Stichwunden entstehen nach Gewalteinwirkung durch einen spitzen Gegenstand (z. B. Messer). Von außen ist der entstandene Schaden oft aufgrund der kleinen, glattrandigen Öffnung nicht zu erkennen. Diese Wunden können in der Tiefe stark bluten und neigen zu Infektionen

✓ 5 d Quetschwunden können durch stumpfe Gewalteinwirkung hervorgerufen werden. Ausgedehnte Gewebezerstörungen, unregelmäßige Wundränder und auch tiefe Wundtaschen können vorhanden sein

✓ 6 e Risswunden entstehen durch Gewalteinwirkung unterschiedlich scharfer Gegenstände (z. B. Stacheldraht), bluten stark und sind sehr infektionsgefährdet. Die Wundränder sind häufig zerfetzt, unscharf begrenzt und müssen meist ausgeschnitten werden.

✓ 7 h Skalpierungverletzung: Hier wird die Kopfschwarte durch stumpfe oder scharfe Gewalt teilweise abgerissen und nach genauer Untersuchung primär reimplantiert

✓ 8 f Amputation bezeichnet die Abtrennung einer Gliedmaße, verursacht durch scharfe Gewalt oder stumpfes Aus- bzw. Abreißen des Körperteils

✓ 9 g Bisswunden: Es handelt sich bei diesen Wunden um eine Kombination aus Stich- und Risswunde, die Wundränder sind gequetscht

✓ 10 i Schusswunden: Hier ist die Gewebezerstörung abhängig von der Art, Geschwindigkeit und Größe.

28.2 Nennen Sie die typischen Zeichen für eine lokale Wundinfektion. (5)
✓ Rötung (rubor)
✓ Erwärmung (calor)
✓ Schwellung (tumor)
✓ Schmerz (dolor)
✓ Funktionsstörung (functio laesa)

Verbandlehre

28.3 Was wissen Sie über die Anlage eines Hartverbandes? Bringen Sie die Begriffe für die Anlage eines Hartverbandes in eine richtige Reihenfolge (von innen nach außen) und ordnen Sie die nachstehenden Erklärungen zu.

✓ 3e Unterzug: Gipsverbände dürfen nicht direkt auf der Haut angelegt werden, daher wird zum Hautschutz ein Schlauchverband über die betroffene Extremität gezogen

✓ 5b Polsterung: Es werden Wattebinden angebracht, um Druckstellen zu vermeiden. Das muss insbesondere an Knochenvorsprüngen (Caput fibulae, Epikondylen etc.) und Nervenpartien sowie in den Zwischenfinger- bzw. Zwischenzehenräumen beachtet werden

✓ 2d Fixierung: Es wird eine feingekreppte und in Längsrichtung dehnbare Papierbinde (Krepppapierbinde) zirkulär von distal nach proximal um die Extremität gewickelt. Diese verhindert ein Durchnässen der darunterliegenden Schichten

✓ 1c Hartmaterial: Die Binden oder Longuetten werden kurz in kaltes Wasser getaucht, ausgedrückt und feucht anmodelliert. Jede einzelne Schicht wird mit der Hand glattgestrichen

✓ 4a Überzug: Um direkten Haut-Gips-Kontakt zu verhindern, überlappt die Polsterschicht den Gips an den Enden und wird anschließend um den Gipsrand geschlagen und ggf. mit Schlauchverband fixiert

Tumor-Klassifikationen

28.4 Welchen drei Aspekten muss eine Tumorklassifikation zugrunde liegen?
✓ Ort des Tumors
✓ Typ des Tumors
✓ Ausbreitung des Tumors

28.5 Die TNM – Klassifikation ist die gebräuchlichste international gültige Klassifikation maligner Tumore. Was beschreiben die einzelnen Buchstaben?
✓ T = Tumor
✓ N = Nodulus (Knoten = Lymphknoten
✓ M = Metastase

Dabei steht hinter jedem dieser drei Buchstaben eine Zahl, die beschreibt, wie groß der Tumor ist, wie viele Lymphknoten schon befallen sind und wie viele Metastasen bekannt sind.

Anatomie und Physiologie des Blutes

28.6 Bitte fügen Sie die fehlenden Begriffe ein Blut ist eine undurchsichtige Flüssigkeit, bestehend aus zellulären und frei gelösten Bestandteilen. Die zellulären Bestandteile sind zum größten Teil rote Blutkörperchen (Erythrozyten), des Weiteren weiße Blutkörperchen (Leukozyten) und Blutplättchen (Thrombozyten). Der Anteil des Bluts beträgt beim Erwachsenen ca. 7 % des Körpergewichtes, das entspricht 4–6 L.

Mit dem Blut werden als Trägermedium für den Stoffwechsel notwendige Substrate zu den Organen transportiert und im Gegenzug Stoffwechselprodukte entfernt. Dazu gehört der Transport von Sauerstoff von den Lungen zu den Zellen und in der Gegenrichtung das produzierte Kohlendioxid, das über die Lungen abgeatmet wird. Weitere Substanzen sind Glukose, Elektrolyte, etc. Im Körper gebildete Hormone werden an die spezifischen Wirkorte transportiert. In den Muskeln und Organen produzierte Wärme wird aufgenommen und über die Lungen und die Hautoberfläche abgegeben.

28.7 Bitte kreuzen Sie die drei richtigen Aussagen zu Blutprodukten an
✓ a Die Transfusion von Blutbestandteilen ist mit erheblichen Risiken behaftet und die Indikation muss in jedem Fall kritisch gestellt werden, d. h. Transfusionen sind nach Möglichkeit zu vermeiden.
✓ d Blutprobenabnahme für das Labor/die Blutbank, für die Verträglichkeitsprüfung („Kreuzprobe").
✓ f Blutprodukte werden unter Überwachung transfundiert.

29 Allgemein und Viszeralchirurgie

Ellen Rewer und Traute Sauer

Zugangswege der Chirurgie

29.1 Welche Kriterien sind bei der Schnittführung von operativen Eingriffen zu beachten? (3)
✓ a Bester Weg für den Patienten und für den Operateur den bekanntesten Weg.
✓ c Genügend Platz, um schonend am Zielorgan arbeiten zu können.
✓ d Offenes oder minimalinvasives Verfahren.

29.2 Ordnen Sie die Schnittführungen entsprechend den Markierungen zu! (◗ Abb. 2.10)

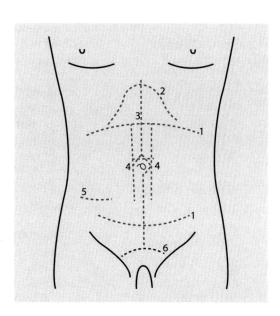

◗ **Abb. 2.10** Gebräuchliche Zugangswege zur Bauchhöhle: *1* quere Laparotomie (Ober- und Unterbauch), *2* Rippenbogenrandschnitt, *3* mediane Laparotomie, *4* paramediane Laparotomie, *5* McBurney-Wechselschnitt, *6* Zugangsweg nach Pfannenstiel. (Aus: Liehn et al. 2023)

29.3 Welcher Zugangsweg wird im Folgenden beschrieben? Benennen Sie für den Zugangsweg einen Vorteil! Quere Laparotomie
✓ Vorteil: Dieser Zugang ermöglicht eine gute Übersicht zum gewählten abdominellen Kompartiment

29.4 Welche zwei Kriterien sind für die Zugangswege bei der minimal-invasiven Chirurgie zu berücksichtigen?
✓ a   In jedem Fall muss ein Pneumoperitoneum angelegt werden.
✓ c   Die Arbeitstrokare sollten Trinagulationsprinzip platziert werden, sodass sich alle verwendeten Instrumente an einem Punkt treffen können.

29.5 Ordnen Sie die drei Techniken der minimal-invasiven Chirurgie zu
✓ 1b   Single-Port-Technik: Optik- und Arbeitstrokare können über einen einzigen Trokar im Bereich des Nabels bedient werden
✓ 2c   Hasson-Technik: Zugang und Einbringen des Trokars über eine Minilaparotomie
✓ 3a   NOTES-Technik: Zugang zum Erfolgsorgan erfolgt über eine natürliche Körperöffnung

Hernien

29.6 Ordnen Sie die jeweiligen Bruchpforten in der Leistenregion (🗗 Abb. 2.11) den Hernien zu

29.7 Warum stellt eine inkarzerierte Hernie eine Notfallindikation für eine Operation dar? (2)
✓ b   Gefahr von Durchblutungsstörungen, wenn der Bruchinhalt aus Darmschlingen oder Darmwandabschnitten bestehen.
✓ c   Gefahr des Darmverschlusses sowie Nekrose der Darmwand und Peritonitis.

29.8 Ergänzen Sie die Aussagen zur Anatomie des Leistenkanals Der Leistenkanal ist 4–5 cm lang und verläuft von lateral nach medial und von kranial nach kaudal. Er umgibt beim Mann den Samenstrang und bei der Frau das Lig. teres uteri. Begrenzungen stellt der innere und äußere Leistenring dar.

29.9 Welche der folgenden vier Merkmale kennzeichnen den Samenstrang?
✓ a   Ductus deferens
✓ d   M. cremaster
✓ e   A. spermatica
✓ h   Plexus pampiniformis

29.10 Orden Sie die Beschreibungen der direkten oder indirekten Hernie zu Indirekte Hernien: b, d
✓ b   Schräger, äußerer oder lateraler Bruch.
✓ d   Treten am inneren Leistenring und damit lateral der epigastrischen Gefäße in den Leistenkanal ein.

Direkte Hernien: a, c
✓ a   Senkrechter, innerer oder medialer Bruch.
✓ c   Treten „direkt" auf halber Strecke und damit medial der epigastrischen Gefäße in den Leistenkanal ein.

29.11 Ordnen Sie die Besonderheiten des Bruchpfortenverschlusses den verschiedenen Techniken zu
✓ 1c   Laparoskopische Hernioplastik: Die Bruchpforte wird immer mit einem resorbierbaren oder teilresorbierbaren Kunststoffnetz weiträumig abgedeckt. Dadurch wird die gesamte schwache Fascia transversalis verstärkt. Die Hinterwandverstärkung erfolgt im Bereich der Fascia transversalis
✓ 2b   Shouldice: Anatomische Rekonstruktion der Hinterwand des Leistenkanals durch die Doppelung der Fascia transversalis
✓ 3a   Lichtenstein: Spannungsfreier Bruchpfortenverschluss und Verstärkung der Hinterwand des Leistenkanals durch Implantation eines Kunststoffnetzes

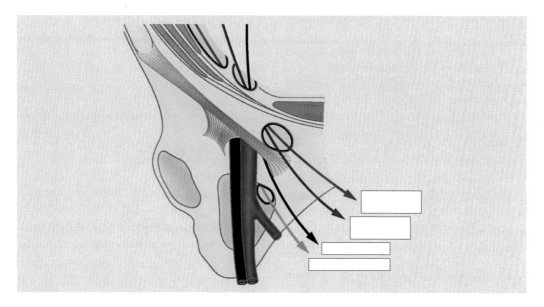

Abb. 2.11 Bruchpforten in der Leistenregion. (Aus: Liehn, Sauer, Lengsdorf (Hrsg): OP-Pflege Prüfungswissen. 2. Aufl., 2016, Springer, Heidelberg)

29.12 Welche endoskopische Versorgung einer Leistenhernie wird beschrieben?

✓ Totale extraperitoneale Plastik (TEP): Die Bauchhöhle wird bei diesem Zugang nicht eröffnet. Über einen kleinen paraumbilikalen Schnitt wird ein spezieller Dilatationstrokar in einen Raum zwischen der Hinterwand des M. rectus abdominis und dem Peritoneum eingebracht. Durch Auffüllen des Ballons entsteht ein präperitonealer Raum, der so groß sein muss, dass ein die Bruchpforte weit überragendes Kunststoffnetz eingebracht werden kann.

29.13 Welche zwei Aussagen zur Versorgung von Narbenhernien sind falsch? Falsch sind Aussage b und c

Richtige Aussagen

✓ a Intakte Faszienränder müssen für die Rekonstruktion dargestellt werden.

✓ d Das Netz muss breitflächig an den Bruchrändern fixiert werden. Dabei wird der Kontakt zur Darmoberfläche vermieden.

✓ e Sowohl die Platzierung des Netzes auf dem hinteren Blatt der Rectusscheide und der Faszia transversalis als auch auf der Faszie sind möglich.

Ösophagus

29.14 Bitte fügen Sie die Begriffe in den Lückentext ein! Die Speiseröhre (Ösophagus) beginnt auf Höhe des 6. Halswirbels und führt hinter der Trachea hinab durch das Diaphragma in den Magen.

Der Ösophagus verläuft durch drei Engstellen: Die erste und zudem engste Stelle befindet sich im Bereich des Ringknorpels und wird als Ringknorpelenge bezeichnet. In Höhe der Bifurkation der Trachea wechselt die Aorta ihren Verlauf um den Ösophagus herum und verursacht zusammen mit dem linken Hauptbronchus die zweite Enge, die sog. Aortenenge. Die dritte Enge befindet sich im Durchtritt des Ösophagus durch das Diaphragma und wird deshalb als Zwerchfellenge bezeichnet.

Darüber hinaus gibt es muskuläre Schwachstellen, das Laimer-Dreieck und das Killian-Dreieck, an denen sich Divertikel bilden können. Besondere Aufmerksamkeit bei Operationen am Ösophagus gilt dem V. vagus der mit beiden Ästen auf der Vorder- und Hinterseite der Speiseröhre verläuft.

29.15 Bitte kreuzen Sie die drei richtigen Antworten an!

✓ a   Das Zenker-Divertikel entsteht am häufigsten am Killian-Dreieck.

✓ b   Die Entfernung des Divertikels erfolgt entweder durch eine Abtragung mit einem Klammernahtinstrument oder durch eine endoskopische Durchtrennung der Scheidewand.

✓ c   Bei Fehlfunktion des unteren Ösophagusspinkters entsteht oftmals eine Refluxösophagitis, die bei längerer Dauer die Entstehung eines Ösophaguskarzinoms begünstigt.

29.16 Welche vier Aussagen treffen für die operative Versorgung eines Ösophaguskarzinoms zu?

✓ a   Nur durch eine radikale Entfernung des tumortragenden Abschnittes der Speiseröhre mit den dazugehörigen Lymphknoten kann bei einem Ösophaguskarzinom eine dauerhafte Heilung erzielt werden.

✓ b   Die Lage des Tumors entscheidet über die operative Vorgehensweise.

✓ f   Die Wiederherstellung der Passage erfolgt über eine Ösophagogastrostomie.

✓ g   Die Ösophagogastrostomie kann sowohl per Hand- als auch per Stapleranastomose erfolgen.

Zwerchfell

29.17 Welche vier Strukturen ziehen durch das Zwerchfell?

✓ c   Ductus thoracicus
✓ f   Ösophagus
✓ h   N. vagus
✓ i   V. cava inferior

29.18 Welche Operation gilt als die typische operative Versorgung einer Hiatushernie? Fundoplikation nach Nissen

Magen

29.19 Nennen Sie die fünf Abschnitte des Magens Der Magen ist ein muskuläres Hohlorgan, das in folgende Abschnitte unterteilt wird:

✓ Kardia
✓ Fundus
✓ Korpus
✓ Antrum
✓ Pylorus

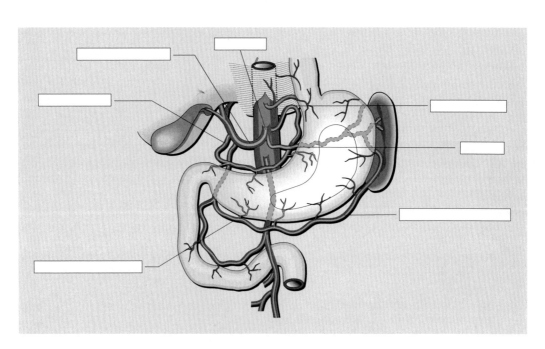

Abb. 2.12   Arterielle Gefäßversorgung des Magens. (Aus: Liehn et al. 2023)

29.20 Die Lage des Magens ist durch verschiedene Gewebestrukturen sichergestellt. (5)

✓ Fixierung der Kardia am Zwerchfell

✓ Fixierung mit der kleinen Kurvatur durch das Omentum minus

✓ Fixierung mit der großen Kurvatur durch das Lig. gastrosplenicum, Lig. gastrocolicum und Omentum majus

29.21 Fügen Sie bitte in der ◘ Abb. 2.12 die folgenden fehlenden Gefäßbezeichnungen ein!

29.22 In welches Gefäß erfolgt die venöse Drainage des Magens?

✓ a Die venöse Drainage erfolgt in die V. portae.

29.23 Bitte kreuzen Sie die drei richtigen Aussagen an Ein Ulkus

✓ a wird je nach Lokalisation zwischen Ulcus ventriculi und dem Ulcus duodeni unterschieden.

✓ b erfordert einen operativen Eingriff, wenn es in die freie Bauchhöhle perforiert.

✓ c wird je nach Größe des Defekts chirurgisch mittels Exzision und anschließender Übernähung therapiert.

29.24 Beschriften Sie die folgende ◘ Abb. 2.13 zum Resektionsausmaß beim Magenkarzinom

29.25 Ordnen Sie die beschriebenen OP-Techniken bzw. Prinzipien der Rekonstruktion nach Billroth I oder Billroth II zu

Billroth I: d

✓ d Rekonstruktion der gastrointestinalen Passage als Gastroduodenostomie

Billroth II: a, b, c

✓ a Duodenalblindververschluss

✓ b Rekonstruktion der gastrointestinalen Passage als Gastrojejunostomie

✓ c Braun-Fußpunktanastomose

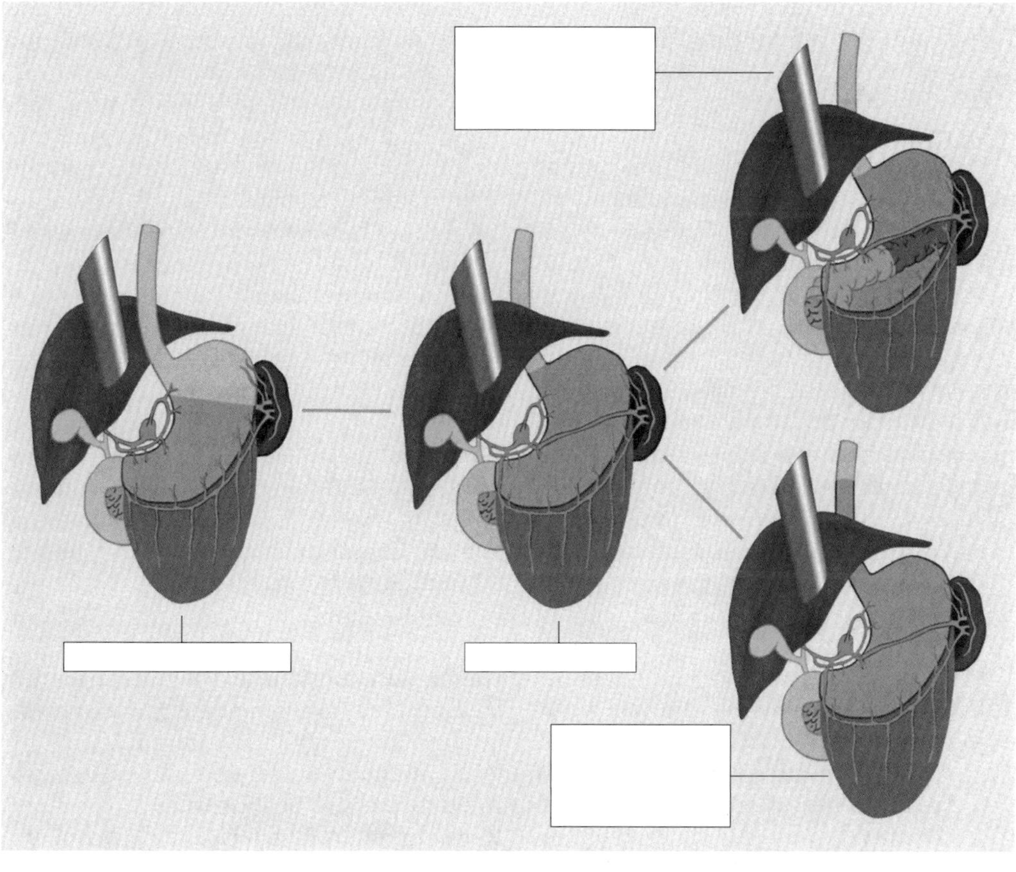

◘ Abb. 2.13 Resektionsausmaß beim Magenkarzinom. (Aus: Liehn et al. 2023)

Adipositaschirurgie

29.26 Nennen Sie drei OP-Verfahren in der bariatrischen Chirurgie (Adipositaschirurgie)!
✓ Magen-Bypass
✓ Omega-Loop
✓ Magenband („gastric banding")
✓ Magenverkleinerung („gastric sleeve")

29.27 Auf welche zwei Effekte basieren die unterschiedlichen Operationsverfahren zur Behandlung der Fettleibigkeit?
✓ Reduktion des Volumens der aufgenommenen Nahrung durch Verkleinerung des Magens
✓ Reduktion der Aufnahme von Nahrungsbestandteilen im Dünndarm durch Umgehungsläufe des Dünndarmes

29.28 Warum stellt die Lagerung in der Adipositaschirurgie eine Herausforderung für die Mitarbeiter dar?
✓ Einen für das Patientengewicht geeigneten OP-Tisch identifizieren
✓ Tisch mit geeigneten Anbauten verbreitern
✓ Patienten und Extremitäten gut fixieren
✓ Lagerung als Teamarbeit
✓ Platzierung der Lagerungshilfsmittel und die Durchführung der Prophylaxen
✓ Psychisch-angespannte Patienten → empathische Kommunikation

Dünn- und Dickdarm

29.29 Ergänzen Sie die richtigen Aussagen für die Anatomie des Dünn- und Dickdarms! Der Dünndarm ist mehr als 3 m lang und gliedert sich in folgende 3 Abschnitte: Duodenum, Jejunum, Ileum. Er beginnt am Pylorus und endet an der Bauhin-Klappe (Ileozäkalklappe). Der Dickdarm hat eine Länge von ca. 1,5 m und gliedert sich in folgende 3 Abschnitte: Zäkum, Kolon und Rektum.

29.30 Bitte kreuzen Sie die vier richtigen Aussagen zum Krankheitsbild Appendizitis an
✓ a   Eine Appendizitis kann akut oder in rezidivierender chronischer Form auftreten.

✓ b   Ursache für eine Infektion kann u. a. der Verschluss des Appendixlumens durch Kotsteine oder Narbenstränge sein.
✓ c   Ziehender Schmerz im Oberbauch gilt als hinweisendes Zeichen.
✓ e   Komplikationen einer Appendizitis sind: Perforation, Peritonitis, Abszessbildung oder Entwicklung eines appendikularen Infiltrats.

29.31 Ordnen Sie die Ursachen und Therapien den Ileusformen zu!
1. Mechanischer Ileus
✓ a   Entstehung durch ein Hindernis, z. B. bei Verlegung durch Polypen, Kotballen, Würmer, Fremdkörper, Gallensteine oder Kompression durch z. B. Verwachsungen, Abknickungen, Tumoren von Nachbarorganen oder durch Strangulation
✓ B   Schnellstmögliche Operation mit dem Ziel, das Hindernis zu beseitigen und die Darmpassage wiederherzustellen
2. Paralytischer Ileus
✓ b   Entstehung durch Darmlähmung, häufig als Folge von Entzündungen (z. B. Divertikulitis), reflektorisch bei anderen Organleiden (z. B. Nierenkolik, Gallenkolik, Blutung), metabolisch oder vaskulär (z. B. Mesenterialinfarkt)
✓ A   Primäre konservative Therapie unter Berücksichtigung der Grunderkrankung. Eine operative Therapie nur bei einer Darmperforation

29.32 Bitte kreuzen Sie die vier richtigen Aussagen für die Colitis ulcerosa an Die Colitis ulcerosa ist eine chronische Entzündung, die sich im Gegensatz zum Morbus Crohn auf folgende Struktur(en) beschränkt:
✓ b   Dickdarm

Durch Vernarbungen und Verdickungen der befallenen Darmabschnitte kann es zu folgenden Komplikationen kommen:
✓ d   massive Dilatation
✓ e   Sepsis und Schockzustand
✓ g   Erhöhtes Risiko eines Cholangiokarzinoms

29.33 Nennen Sie das Prinzip der chirurgischen Therapie beim Morbus Crohn Resektion des betroffenen Darmabschnitts nach dem Motto: „so viel wie nötig und so wenig wie möglich".

29.34 Warum ist der Verschluss der Mesenterialschlitzes nach einer Darmresektion unbedingt erforderlich? Darmanteile könnten einklemmen und einen mechanischen Ileus verursachen.

29.35 Bitte kreuzen Sie die eine richtige Aussage zu einem doppelläufigen und endständigen Anua praeter (AP) an
✓ a Ein protektives, doppelläufiges Stoma wird z. B. zum Schutz angelegt, besteht aus zwei Schenkeln, dient zur Schonung der dahinterliegenden Anastomose und kann zurückverlegt werden.

29.36 Ergänzen Sie den Halbsatz Die beim Dünndarmstoma ausgeleiteten Darmschlingen müssen über dem Bauchdeckenniveau liegen, weil der Darminhalt besser in den Auffangbeutel fließen und die Gefahr, dass Ausscheidungssekrete mit der Haut in Kontakt kommen und diese durch die Enzyme des Dünndarms gereizt und geschädigt werden, minimiert wird.

Proktologie

29.37 Welche zwei Aussagen zum Hämorrhoidalleiden sind falsch? Falsch sind: Aussage a und c
Richtig sind:
✓ b Das Gefäßgeflecht kann sich aufgrund von Stauungen oder Erschlaffung des Bindegewebes erweitern und dann nach unten sinken.
✓ d Behandlungsmethoden bis einschließlich Grad III sind in aller Regel Sklerosierung, Injektionen und Gummibandligaturen.
✓ e Operationen werden in segmentale und zirkuläre Verfahren unterteilt.
✓ f Zu den segmentalen Verfahren gehören die Techniken nach Millig-

an-Morgan bzw. Ferguson. Bei den zirkulären Verfahren gilt die Staplerhämorrhoidopexie nach Longo bzw. Whitehead als Methode der Wahl.

Leberchirurgie

29.38 Ergänzen Sie für die Anatomie der Leber folgenden Text Die Leber liegt im rechten Oberbauch unter dem Zwerchfell. Bindegewebige Bänder, sog. Ligamente, fixieren sie dort. Die Leber ist ein großer Bestandteil des Gallensystems und das größte parenchymatöse (drüsige) Organ des menschlichen Körpers. Die äußerliche Unterteilung der Leber in zwei Lappen wird durch das Lig. falciforme hepatis dargestellt. Innerlich unterteilt sich die Leber in acht Segmente: die Segmente 2–4 befinden sich im linken Leberlappen und die Segmente 5–8 befinden sich im rechten Leberlappen. Die arterielle Blutversorgung erfolgt über die A. hepatica und der Pfortader. Der venöse Abfluss erfolgt über die Lebervenen, die in die V. cava inferior münden.

29.39 Ergänzen Sie die folgenden Aussagen! In der Leberchirurgie werden grundsätzlich zwei Resektionstechniken unterschieden: Resektionen, die sich an der Lokalisation einer Läsion orientieren, bezeichnet man als atypischen Resektionen. Anatomische Resektionen berücksichtigen dagegen die anatomischen Grenzen.

Die häufigsten Präparationsmethoden sind die selektive Dissektion, die durch Ultraschall oder Hochdruckwasserstrahl vorgenommen wird oder die nichtselektive mit Skalpell, Schere, Klammernahtinstrument oder mit HF-Chirurgie.

Von der Leber können bis zu 50 % des Lebergewebes entfernt werden, ohne dass eine Einschränkung der Funktion zu erwarten ist.

Um den Blutverlust zu minimieren, kann das „Pringle-Manöver" durchgeführt werden. Der Leberhilus wird mit Hilfe einer Gefäßklemme oder einem Tourniquet abgeklemmt. Somit ist die Blutzufuhr unterbunden. Das kann bis zu 30 min toleriert werden.

Gallenblase

**29.40 Ergänzen Sie für die Anatomie der Gallen-
blase und -wege den folgenden Lückentext** Die
birnenförmige Gallenblase wird in Fundus,
Korpus und Infundibulum eingeteilt. Sie ist
bindegewebig mit der Leber verwachsen und
liegt intraperitoneal. In der Gallenblase wird
die Gallenflüssigkeit gespeichert und eingedickt. Über den Gallenblasengang, den Ductus cysticus, erfolgt auch die Entleerung der
Gallenblase bei Nahrungsaufnahme. Der
Gallenblasengang und der gemeinsame Lebergang münden in den Ductus choledochus.
Die Gallenblase wird arteriell über die A. cy-
stica versorgt.

**29.41 Was ist mit dem Begriff „Gallengangrevi-
sion" gemeint? (1)**
✓ b   Operative Eröffnung des Ductus choledochus und Darstellung mit Kontrastmittel und ggf. Entfernung von
Steinen und Anlage eines T-Drains.

Milz

**29.42 Bitte kreuzen Sie die zwei richtigen Aussa-
gen an**
✓ a   die Milz hat die Form einer Kaffee-
bohne, ist ca. 4 cm dick, 7 cm breit, 11
cm lang und hat ein Gewicht von ca.
150 g.
✓ d   Sie liegt im linken Oberbauch und
grenzt nach oben an die linke Zwerchfellkuppe, den Magen, die linke Kolonflexur, dem Pankreasschwanz und
nach unten an die Niere

**29.43 Bitte kreuzen Sie jeweils die drei richtigen
Aussagen an!**
✓ a   Man unterscheidet zwischen einer ein-
und zweizeitigen Milzruptur: Bei einer
zweizeitigen Milzruptur kommt erst
nach Wochen zu einer Blutung, da die
Kapsel vorerst standhält und es zeitverzögert zu einer Perforation kommt.
✓ b   Bei kleineren Verletzungen ist eine
milzerhaltende Operation nur möglich, wenn 30–50 % des Parenchyms
erhalten werden können.

✓ d   Bis Typ 3 ist es möglich, laparoskopisch zu operieren, in Notfallsituationen bleibt die konventionelle offene
Splenektomie Mittel der Wahl

**29.44 Warum wird bei einer Milzruptur versucht
möglichst organerhaltend zu operieren?** Seg-
mentresektionen wie auch Teilresektionen
sind sinnvoll, um die Funktion zu erhalten und das postoperative Infektionsrisiko
(OPSI = overwhelming post splenektomie
infection oder auch Postsplenektomiesyn-
drom) – eine fulminante Sepsis, hervorgerufen durch die Erreger Pneumokokken und
Meningokokken – zu vermindern.

Pankreas

**29.45 Bitte kreuzen Sie die fünf richtigen Aussa-
gen zur Anatomie der Bauchspeicheldrüse an**
✓ a   Die Bauchspeicheldrüse liegt retroperitoneal.
✓ c   Das Pankreas ist ein exokrines Organ
und ist von zahlreichen Ausführungsgängen durchzogen.
✓ d   Das Pankreas ist ein endokrines
Organ.
✓ e   Der Pankreaskopf wird rechts vom
Duodenum umschlossen. Beide Organbereiche haben eine gemeinsame
Blutversorgung.
✓ g   Der Ductus choledochus und der
Pankreasgang münden über die Papilla Vateri ins Duodenum.

**29.46 Welche Indikation liegt einer „Whipp-
le-Operation" zugrunde?** Pankreaskopfkarzi-
noM

29.47   Partielle   Pankreatikoduodenektomie
◨ Abb. 2.14   Ordnen Sie die beiden heute üb-
lichen Operationsverfahren einer partiellen
Pankreatikoduodenektomie in der ◨ Abb.
2.14 zu und beschreiben Sie den Unterschied
dieser OP-Verfahren!
✓   Rekonstruktion nach Kausch-Whipple:
En-bloc-Resektion des Pankreaskopfs mit
dem Duodenum und dem distalen Anteil
des Magens.
✓   Rekonstruktion nach Traverso-Longmire:
En-bloc-Resektion des Pankreaskopfs mit

Duodenum als pyloruserhaltende Operation ohne Magenteilresektion.

29.48 Ergänzen Sie den Lückentext zu den Operationsprinzipien bei fortgeschrittenen Tumoren Bei einem fortgeschrittenen Tumor kann es zu einer Stenose am Magenausgang kommen, die die Magenpassage behindert. Die Gastroenterostomie stellt eine palliative Variante zur Wiederherstellung der Magenpassage dar. Hierbei wird eine Verbindung mit einer Dünndarmschlinge mit der Vorder- oder Hinterwand des Magens hergestellt. Bei inoperablen, ausgeprägten Tumoren im Pankreaskopf kann es aufgrund einer Stenose im Gallengangsystem zu einem Ikterus kommen. Als Therapie stellt die Hepaticojejunostomie den Fluss der Gallenflüssigkeit her und behandelt den symptomatischen Ikterus.

Akutes Abdomen

29.49 Ordnen Sie die Begriffe ihren Beschreibungen zu!
✓ 1b Unklares Abdomen: Krankheitsbild des Abdomens, das nicht mit einer potenziellen Lebensbedrohung einhergeht
✓ 2a Akutes Abdomen: Symptomkomplex aus starken abdominellen Schmerzen und einer potenziellen Lebensbedrohung

Schilddrüse

29.50 Ergänzen Sie die Angaben zur Anatomie der Schilddrüse Die Schilddrüse ist eine endokrine Drüse und hat ein Gewicht von 20–30 g. Die Schilddrüse besteht aus einem rechten und linken Lappen, verbunden durch eine Gewebsbrücke, dem Isthmus. Die Blutversorgung der beiden Schilddrüsenlappen erfolgt durch die beiden Arterien A. thyreoidea superior (abgehend von A. carotis externa) und der A. thyreoidea inferior (abgehend aus dem kurzen Truncus thyreocervicalis, der aus der A. subclavia hervorgeht). Auf den N. recurrens und den N. vagus muss während der Operation besonders geachtet werden.

29.51 Welche zwei Aussagen sind richtig?
✓ a In der Nähe der Schilddrüsen liegen Epithelkörperchen, die Parathormon produzieren.
✓ d Das Parathormon steuert den Kalziumstoffwechsel.

29.52 Bei Entfernung der Epithelkörperchen sind folgende zwei Maßnahmen möglich
✓ c Parathormon muss lebenslang substituiert werden.

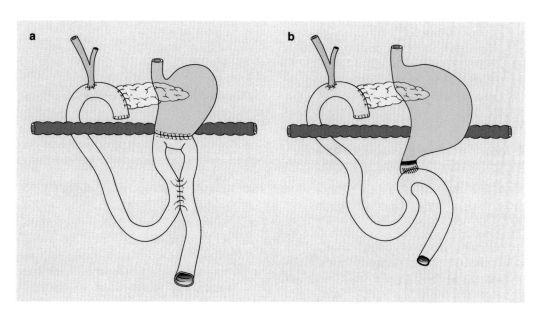

◻ Abb. 2.14 Partielle Pankreatikoduodenektomie. (Aus: Liehn et al. 2023)

✓ d Die Nebenschilddrüse wird in eine Gewebetasche des Oberarms oder Unterschenkels replantiert und kann die Hormonproduktion wieder aufnehmen.

29.53 Wodurch ist eine Hyperthyreose gekennzeichnet? (5)
✓ a Stark erhöhtes TSH im Blut
✓ c Starke Erhöhung der Schilddrüsenhormone im Blut
✓ e Schlaflosigkeit
✓ g Motorische Unruhe
✓ i Konzentrationsschwäche

29.54 Warum ist bei einer Schilddrüsenoperation das Neuromonitoring wichtig? Bei einer Schilddrüsenoperation ist eine versehentliche Schädigung der Nerven (N. recurrens, N. vagus) unbedingt zu vermeiden. Aus diesem Grund wird intraoperativ ein Neuromonitoring durchgeführt. Das bezeichnet die Überwachung und Darstellung der elektrochemischen Signalübertragung der Nerven.

Nebenniere

29.55 Bitte kreuzen Sie Sie die vier richtigen Aussagen zur Nebenniere an
✓ a Die Nebenniere ist von einer Kapsel umgeben.
✓ c Das Nebennierenmark produziert Stresshormone.
✓ f Testosteron und Aldosteron werden in der Nebennierenrinde produziert.
✓ g Kortisol wird in der Nebennierenrinde produziert.

30 Traumatologie und Orthopädie

Ellen Rewer und Traute Sauer

Grundlagen

30.1 Definieren Sie den Begriff „Fraktur" Eine Fraktur ist die Unterbrechung eines Knochens unter Bildung zweier oder mehrerer Fragmente mit oder ohne Dislokation.

30.2 Beschreiben Sie die anatomischen Begriffe „Spongiosa" und „Kortikalis"
✓ Spongiosa: Die Spongiosa befindet sich im Knocheninneren und sieht aus wie ein Schwamm.
✓ Kortikalis: Die Kortikalis bildet die äußere Schicht der Knochen und ist eine Ausprägung der Knochensubstanz. Außen wird sie von der Knochenhaut überzogen.

Osteosynthesemöglichkeiten

30.3 Was ist unter einer Cerclage zu verstehen?
✓ Bei einer Cerclage werden Knochenfragmente durch eine Drahtumschlingung miteinander verbunden, vielfach in Kombination mit anderen Osteosynthesemöglichkeiten.

30.4 Welche zwei Aussagen zur Zuggurtung sind richtig?
✓ a Bei einer Zuggurtung halten zwei starre Kirschner-Drähte die Reposition der Knochenfragmente, dienen als innere Gleitschienen und als Rotationssicherung.
✓ c Bei einer Zuggurtung wird ein Cerclagedraht bogen- oder achtförmig um die Kirschnerdrähte gelegt und die beiden Enden des biegsamen Drahtes werden mit einer Flachzange oder Drahtspannzange unter Zug verzwirbelt.

Implantate

30.5 Benennen Sie die in ❏ Abb. 2.15 abgebildeten Schrauben

30.6 Bringen Sie die Operationsschritte zum Einbringen einer Kortikalisschraube in die richtige Reihenfolge
✓ d Bohren mit der passenden Bohrbüchse
✓ b Schraubenlänge mit dem Tiefenmesser bestimmen
✓ a Mit dem Gewindeschneider und der Schutzbüchse ein Gewinde schneiden (außer die Schraube ist selbstschneidend)

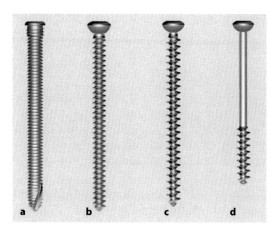

☐ Abb. 2.15 Schrauben. **a** Selbstschneidende Kopfverriegelungsschraube, **b** Kortikalisschraube, **c** Spongiosaschraube Vollgewinde, **d** Spongiosaschraube Teilgewinde (Aus: Mit freundl. Genehmigung der Fa. Stryker GmbH & Co. KG)

✓ c Schraube aussuchen und Länge kontrollieren

✓ e Schraube mit dem passenden Schraubendreher eindrehen

30.7 Beschreiben Sie das Verfahren der Zugschraubenosteosynthese mit einer Kortikalisschraube Zuerst wird in eines der Bruchteile (Fragment) ein Gleitloch gebohrt. Der Durchmesser des Gleitlochs entspricht dem Außendurchmesser der Kortikalisschraube. Nach dem Einsatz einer Steckbohrbüchse in das Gleitloch wird ein weiteres Loch in das gegenüber liegende Bruchteil gebohrt. Der Durchmesser dieser Bohrung entspricht dem Kerndurchmesser der Kortikalisschraube. Dadurch hält das Gewinde beim Eindrehen der Schraube nur im Knochen des gegenüberliegenden Bruchteils, im Gleitloch hingegen nicht. Sobald der Schraubenkopf auf den äußeren Knochen um das Gleitloch trifft, entstehen Zugkräfte, durch die die Bruchteile aufeinander gepresst werden (interfragmentäre Kompression).

Schulter

30.8 Ordnen Sie bitte die Fachbegriffe zu

✓ 1 b Sternoklavikulargelenk: Brustbein-Schlüsselbein-Gelenk

✓ 2 c Akromioklavikulargelenk: Schultereckgelenk

✓ 3 a Skapula: Schulterblatt

30.9 Ordnen Sie bitte die Einteilung nach Tossy den jeweiligen Aussagen zu

✓ 1 c Tossy I: Die Gelenkkapsel ist überdehnt, ggf. teilweise zerrissen

✓ 2 a Tossy II: Die Kapsel des AC-Gelenks ist zerrissen. Die korakoklaviculären Bänder sind gedehnt

✓ 3 b Tossy III: Ruptur der korakoklavikulären Bänder, Höhertreten der lateralen Klavikula um eine Schaftbreite

30.10 Erklären Sie in zwei Sätzen den Begriff „Klaviertastenphänomen" Über dem Schultergelenk ist eine Vorwölbung zu erkennen, die durch den Hochstand des lateralen Klavikulaendes entsteht. Bei Druck auf das hochstehende Klavikulaende reponiert dieses in die korrekte Stellung, beim Loslassen luxiert es zurück.

Obere Extremität

30.11 Nennen Sie mindestens fünf Vorteile einer Marknagelung gegenüber einer anderen Osteosynthese

✓ Der Bruch braucht meist nicht freigelegt werden, die einzelnen Fragmente bleiben in ihrem Weichteilverbund liegen

✓ In komplizierten Fällen sind offene Repositionen und zusätzliche Fragmentsicherungen mit Cerclagen möglich

✓ Rasche Belastungs- und Übungsstabilität

✓ Kurze Operationsdauer

✓ Geringes OP-Trauma
✓ Geringer Blutverlust
✓ Kurze postoperative Liegedauer

30.12 Sortieren Sie die Operationsschritte für eine Marknagelung des Humerus

✓ c Hautschnitt 8 cm seitlich der Schulterhöhe, spalten des M. deltoideus

✓ a Ansatzpunkt für Pfriem bestimmen, Eröffnung des Nageleintrittpunkts mit Pfriem

✓ f Führungsspieß mit Olive unter Bildwandlerkontrolle in Metaphysenbereich vorschieben

✓ d Aufbohren des Markraums, Führungsspieß mit Olive gegen Spieß ohne Olive tauschen (bei der unaufgebohrten Technik wird der Marknagel über den Führungsspieß ohne Olive eingebracht)

✓ h Länge und Breite des Nagels über vorhandene Röntgenschablone und das Lineal bestimmen

✓ i Nagel mit Humerusnagelhalteschraube und Schraubendreher am Zielgerät befestigen, durch Eintrittspunkt über Frakturspalt bis zu gewünschter Position einbringen

✓ b Proximale Verriegelung mit Verriegelungsschrauben unter Verwendung des Zielgeräts und der Bohrführungshülse einbringen, distale Verriegelung erfolgt freihändig

✓ g Distale Verriegelung, erfolgt meist in Freihand

✓ e Röntgenkontrolle, schichtweiser Wundverschluss

30.13 Welche zwei Aussagen zu distalen Radiusfrakturen sind falsch?
Falsch sind Aussagen c und e
Richtige Aussagen

✓ a Frakturen am körperfernen Unterarmende sind die häufigsten Frakturen im Kindes- und Erwachsenenalter.

✓ b Radiusfrakturen entstehen durch einen Sturz auf die gestreckte oder gebeugte Hand.

✓ d Röntgenaufnahmen sichern die klinische Diagnose.

✓ f Je nach Fraktur ist eine Schraubenosteosynthese, Plattenosteosynthese oder Versorgung mit Kirschner-Drähten möglich.

30.14 Bitte fügen Sie die fehlenden Begriffe ein
Die wichtigsten Nerven, die am Ellbogen verlaufen, sind lateral N. radialis (Radialisnerv), dorsal N. medianus (Mittelarmnerv) und medial N. ulnaris (Ulnarisnerv).

Becken und Hüftgelenk

30.15 Was gehört zu einer Totalendoprothese des Hüftgelenks und welche Befestigungsmöglichkeiten gibt es?
Bestandteile:

✓ Prothesenpfanne (z. B. metallische Schraub- oder Pressfitpfannen)

✓ Schaleneinsatz für die Hüftprothesenpfanne (z. B. aus Kunststoff)

✓ Prothesenkopf (z. B. aus Keramik)

✓ Prothesenschaft (z. B. Geradschaft oder anatomischer Schaft aus verschiedenen Metalllegierungen)

Verankerung:

✓ Zementierte Prothese, die Hüftpfanne und der Hüftschaft werden in den Knochen zementiert

✓ Hybridprothese, nur ein Teil der Hüftprothese (in der Regel der Schaft) wird zementiert

✓ Zementfreie Hüftprothese, es wird kein Knochenzement verwendet

30.16 Bitte fügen Sie die fehlenden Begriffe ein
Osteosynthese einer pertrochantären Fraktur mit einem Gamma-Nagel: Über den Hautschnitt wird mit einem Pfriem das proximale Ende des Oberschenkelknochens eröffnet. Ein Führungsdraht mit Olive wird in das Femur eingebracht und die Fraktur aufgefädelt. Der Knochen wird über den Draht aufgebohrt und der Nagel, an dem das Zielgerät angebracht ist, eingebracht. Der Führungsdraht wird entfernt. Für die Schenkelhalsschraube wird ein weiterer Hautschnitt gesetzt und über das Zielgerät mit einer Bohrhülse ein kurzer Führungsdraht mit Gewinde in den Hüftkopf eingebracht. An die-

sem Draht wird mit einem Messinstrument die Länge der Schenkelhalsschraube ermittelt. Mit einem Stufenbohrer wird der Schenkelhals eröffnet. Der Bohrer wird entfernt, die Schenkelhalsschraube und die Madenschraube eingedreht. Abschließend wird die Verriegelungsschraube im distalen Teil des Nagels eingeschraubt, in dem über eine Stichinzision die Bohrhülse durch das Zielgerät bis vor den Knochen geschoben wird. Das Verriegelungsloch wird gebohrt, die Länge der Schraube ermittelt und die Schraube eingebracht.

30.17 Beschriften Sie ◧ Abb. 2.16 **mit den vorgegebenen Begriffen**

Kniegelenk

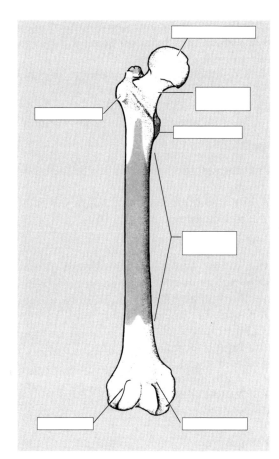

◧ **Abb. 2.16** Rechtes Femur, Ansicht von vorne. (Aus: Liehn et al. 2023)

30.18 Ordnen Sie die folgenden Abkürzungen den richtigen Begriffen zu und erklären Sie diese
- ✓ 1e ASK (Arthroskopie): Gelenkspiegelung mit Kamerakopf und Optik
- ✓ 2a OD (Osteochondrosis dissecans): lokale Durchblutungsstörung des Knochens, welche in der Regel im Bereich des medialen Femurkondylus auftritt
- ✓ 3f AMIC (autologe matrixindizierte Chondrogenese): Mikrofrakturierung mit anschliessender Knorpeldefektdeckung durch Kollagenfasern und Fibrinkleber
- ✓ 4c ACT (autologe Chondrozytentransplantation): Knorpelzüchtung mit Eigenmaterial und anschliessender Implantation
- ✓ 5d MPFL (mediale patellofemorale Ligament): Halteapparat zwischen Kniescheibe und Oberschenkel
- ✓ 7g PCL (posterior cruciate ligament): Hinteres Kreuzband
- ✓ 8b VKB (vordere Kreuzbandplastik): Operativer Ersatz des vorderen Kreuzbandes mit bspw. einer Sehne aus dem Oberschenkel

30.19 Was ist eine Gonarthrose und welche Therapiemöglichkeiten es gibt? Gonarthrose bezeichnet den Verschleiß des Knorpels im Knie, bedingt durch bspw. Fehlstellungen, Frakturen mit Gelenkbeteiligung, altersbedingt oder durch vorherige Schäden im Knie, wie Meniskusresektionen oder Bandrupturen.
Therapiemöglichkeiten:
- ✓ Bilateraler Oberflächenersatz, beide Kondylenflächen werden ersetzt
- ✓ Unikondyläre Schlittenprothese, bei einer sich auf die medial oder lateral begrenzende Gonarthrose
- ✓ Gekoppelte Knieendoprothese: Femuranteil und Tibiaanteil verkoppelt bei sehr ausgeprägter Fehlstellung mit Bandinstabilität

Tibia und Fibula

30.20 Was ist ein Kompartmentsyndrom und welche Maßnahme ist zu ergreifen? Ein Kompartmentsyndrom bezeichnet eine Gewebedruckerhöhung, bedingt durch Einblutungen und Ödeme in die Muskellogen, innerhalb eines geschlossenen Haut- und Weichteilmantels. Dieser Druck führt zu Durchblutungsschäden, unbehandelt zum Absterben der Weichteile. Bei Palpation des Unterschenkels ist evtl. kein Fußpuls tastbar. Notfallmaßnahme ist eine Kompartmentspaltung.

30.21 Was ist eine „Pilon-Tibial-Fraktur"? Eine distale Unterschenkelfraktur mit Gelenkbeteiligung der Tibia.

30.22 Ordnen Sie die Tibiakopffrakturen den drei Typen der AO (Arbeitsgemeinschaft für Osteosynthese) zu
✓ 1 b Typ A: Extraartikuläre Fraktur
✓ 2 c Typ B: Partielle Gelenkfraktur
✓ 3 a Typ C: Vollständige Gelenkfraktur

Verletzungen des OSG (oberen Sprunggelenks)

30.23 Benennen und definieren Sie die Einteilung von Sprunggelenkfrakturen nach Weber
✓ Weber A: Fraktur unterhalb der Syndesmose, Syndesmose intakt
✓ Weber B: Fraktur auf Höhe der Syndesmose, Syndesmose intakt oder rupturiert
✓ Weber C: Fraktur oberhalb der Syndesmose, Syndesmose rupturiert

30.24 Beschreiben Sie bitte die Merkmale einer Maisoneuve-Fraktur und deren operative Versorgung Die Maisoneuve-Fraktur ist eine Sonderform der Sprunkgelenkfraktur, eine hohe Weber-C-Fraktur. Die Fraktur ist unterhalb des Fibulaköpfchens lokalisiert. Sie kann mit einer Stellschraube versorgt werden.

30.25 Welche Indikationen zur Arthrodese des oberen Sprunggelenks kennen Sie? (3)
✓ a Zerstörung der Gelenkflächen von Tibia und Fibula durch Rheumaerkrankung und nach Frakturen
✓ b Schmerzen
✓ e Bewegungseinschränkungen

Wirbelsäule und degenerative Erkrankungen

30.26 Welche drei Aussagen zur Anatomie der Wirbelsäule treffen zu?
✓ a Die Wirbelsäule (Columna vertebralis) besteht aus insgesamt 24 Wirbeln und dem Kreuz- und Steißbein
✓ c Die enorme Beweglichkeit des Kopfes wird durch das obere und untere Kopfgelenk (Articulatio atlantooccipitalis und Articulatio atlantoaxialis) ermöglicht
✓ e Die Stabilität der gelenkigen Verbindungen zwischen dem ersten und zweiten Halswirbel wird durch straffe Bänder gewährleistet

31 Handchirurgie

Ellen Rewer und Traute Sauer

31.1 Was ist bei Operationen in Lokal-/Regionalanästhesie hinsichtlich der Betreuung des Patienten im OP zu beachten?
✓ Sorgfalt beim Team-Time-Out auch ohne Anwesenheit von Anästhesiepersonal
✓ Verkabeln des Patienten und Kontrolle der Vitalzeichen erfolgt durch Springer (EKG, RR, HF)
✓ Privatgespräche einstellen
✓ Angemessene Lautstärke im Saal beachten
✓ Auf Bedürfnisse, Fragen, Ängste des Patienten eingehen

31.2 Welche Betäubungsarten werden hauptsächlich in der Handchirurgie angewendet? Nennen Sie mindestens fünf
✓ Oberst-Leitungsanästhesie
✓ Mittelhandblock
✓ Medianusblock
✓ Radialisblockade
✓ Ulnarisblockade
✓ Plexusanästhesie
✓ Vollnarkose

Erkrankungen

31.3 Nennen Sie die Grundsätze der Infektbehandlung an der Hand
- ✓ Frühzeitige operative Intervention und Infektsanierung
- ✓ Anlegen einer Blutsperre statt einer Blutleere
- ✓ Abstrich zur bakteriologischen Untersuchung
- ✓ Radikales Débridement
- ✓ Intraoperative Spülung
- ✓ Einlegen einer Drainage
- ✓ Nur locker adaptierte Hautnähte
- ✓ Postoperative Ruhigstellung

31.4 Welche anatomischen Strukturen verlaufen im Karpaltunnel? Welche Ursache für ein Karpaltunnelsyndrom (KTS) gibt es?
- ✓ Anatomische Strukturen: Der Karpaltunnel ist der Raum zwischen den Handwurzelknochen und dem darüber liegenden Karpalband, durch den der N. medianus, sowie alle 9 Beugesehnen verlaufen.
- ✓ Ursache des KTS: N. medianus wird durch erhöhten Druck im Karpalkanal geschädigt, ständiger Druck auf den Nerv führt zu bleibenden Parästhesien.

31.5 Um welches Krankheitsbild handelt es sich? Ein Ganglion ist eine Zyste mit gallertartigem Inhalt, die sich aus der Gelenkkapsel oder der Sehnenscheide entwickelt und in jedem Alter auftreten kann. Häufig tritt diese nicht sichtbar auf und führt zu einem Nervenkompressionssyndrom oder es zeigt sich eine erkennbare Schwellung.

Tumore

31.36 Welche Tumoren an der Hand kennen Sie?
Knochentumore
- ✓ Sarkom (maligne)
- ✓ Enchondrom (benigne)

Tumore des Gefäßsystems
- ✓ Hämangiom (Blutschwamm)
- ✓ Glomustumor

Nerventumore
- ✓ Neurinom/Schwannom
Haut- und Weichteiltumore
- ✓ Epithelzyste

- ✓ Lipom

31.37 Definieren Sie das Krankheitsbild „Lipom". Welches OP-Verfahren wird angewendet? Eine gutartige Fettgeschwulst mit weicher Konsistenz. Keine bis kaum Beschwerden, bis die Raumforderung zu Nervenverdrängungen, Schmerzen und Empfindungsstörungen führt. Lipome sind abgekapselt und meist von einer Bindegewebskapsel umgeben.

OP meist in Lokalanästhesie, Hautinzision liegt über dem Tumor, Resektion mittels Schere und Pinzette, Verschluss mit feiner nichtresorbierbaren Naht.

Verletzungen

31.38 Beschreiben Sie bitte kurz, wie Beugesehnen genäht werden Die Sehnenenden werden mit einer Kanüle fixiert. Die Sehnennaht erfolgt End-zu-End. Anschließend folgt eine Feinadaption durch eine sehr dünne monofile Naht.

31.39 Definieren Sie die AO-Klassifikation einer Radiusfraktur
- ✓ A-Fraktur: Radiusfraktur ohne Handgelenkbeteiligung
- ✓ B-Fraktur: Radiusfraktur mit teilweiser Handgelenkbeteiligung
- ✓ C-Fraktur: Radiusfraktur mit Handgelenkbeteiligung (artikulär)

32 Gefäßchirurgie

Ellen Rewer und Traute Sauer

32.1 Kreuzen Sie die eine falsche Aussage zum venösen System an Falsch ist Aussage c
Richtige Aussage
- ✓ a Venen arbeiten gegen die Schwerkraft, wenn z. B. das Blut aus den Beinen in das Herz geführt wird.
- ✓ b Der venöse Rücktransport des Blutes zum Herz wird durch die Mechanismen der sog. Muskelpumpe und durch die Pulswelle der benachbarten Arterie gewährleistet.
- ✓ d Venenklappen sind segelartige Ventile, die vermeiden, dass das Blut der

Schwerkraft folgt, und die helfen, die korrekte Strömungsrichtung des Bluts zu gewährleisten.

✓ e Die Venenklappen sind in den peripheren Gefäßen zu finden.

32.2 Ergänzen Sie die richtigen Antworten zur Vorbereitung von Gefäßoperationen Bei der Lagerung von Patienten mit Gefäßerkrankungen ist Aufmerksamkeit nicht nur auf die die zu operierende Körperregionen zu richten, sondern muss ganzheitlich betrachtet und sorgfältig ausgeführt werden. Begründen Sie die Aussage!

✓ Antwort: Eine Gefäßerkrankung betrifft zumeist den ganzen Körper, dementsprechend sind diese Patienten zusätzlich gefährdet, einen Lagerungsschaden davonzutragen. Dem ist bei der Platzierung der Lagerungshilfsmittel unbedingt Rechnung zu tragen. Darüber hinaus bringen diese Patienten weitere, nicht selten schwerste Begleiterkrankungen, die bei der Lagerung Berücksichtigung finden müssen.

Bei den Eingriffen ist eine Durchleuchtung obligat. Welches Ziel wird damit verfolgt?

✓ Antwort: Beurteilung des aktuellen Blutflusses und Diagnostik von möglichen Engstellen.

Welche Schutzmaßnahmen sind mit einer Durchleuchtung verbunden?

✓ Antwort: Strahlenschutz für den Patienten und Personal korrekt anwenden, Bedienung des Röntgengeräts nach MPG und Fachkundekurs für Strahlenschutz als Voraussetzung für die Bedienung des Geräts.

32.3 Ergänzen Sie die Einsatzgebiete der gefäßchirurgischen Instrumente

✓ a Dissektoren, um Kalkablagerungen aus der Intima zu entfernen.

✓ b Atraumatische Gefäßklemmen, um die Gefäßwände nicht zu zerstören bzw. zu quetschen.

✓ d Spitze und/oder abgewinkelte Scheren, um glatte Schnitte zu setzen bzw. die Inzision im Lumen zu verlängern.

32.4 Ist folgende Aussage richtig? Ja, folgende Aussage ist korrekt: Kontrastmittel ist in der Menge und Konzentration der Nierenfunktion, dem Kreatininwert und evtl. vorhandenen Allergien des Patienten anzupassen.

32.5 Was bedeutet „interventioneller Eingriff" in der Gefäßchirurgie? Die Methode der Rekanalisation verengter Gefäße mittels spezieller Katheter wird in der Gefäßchirurgie als „interventionelle" Verfahrensweise bezeichnet und meint damit die Wiederherstellung der Durchblutung nicht auf konventionelle Weise mittels eines Bypasses oder einer TEA, sondern z. B. durch Aufdehnen des verengten Gefäßes (Dilatation).

32.6 Wo werden interventionelle Eingriffe durchgeführt? Im Hybrid-OP, Radiologie oder Angiologie.

32.7 Nennen Sie Beispiele für gefäßchirurgische Implantate

✓ Autologes Material: Körpereigene Hautvenen

✓ Homologes Material: Venentransplantat eines anderen Menschen (Organspendervene, Homograft)

✓ Heterologes Material: Rinder- oder Schweineperikard, bovines (Rinder)kollagen als Beschichtung von Kunststoffprothesen

✓ Alloplastisches Material: Industriell gefertigte Implantate aus verschiedenen künstlichen Werkstoffen

32.8 Ordnen Sie die Aussagen der Prothesenform zu

1. Gewebte Polyesterprothese:

✓ a Prothesen sind sowohl beschichtet als auch unbeschichtet erhältlich.

✓ b Prothesen werden vom Hersteller imprägniert, damit ein infektionsfreies Einheilen sicherer wird.

✓ f Verarbeitung des Polyesters erfolgt mit mehreren Fäden in mehreren Schichten zu einer besonders engen Webstruktur.

✓ g Prothesen sind elastisch und bleiben formstabil.

2. Geköperte (kettengewirkte) Polyesterprothese:
✓ a   Prothesen sind sowohl beschichtet als auch unbeschichtet erhältlich.
✓ b   Prothesen werden vom Hersteller imprägniert, damit ein infektionsfreies Einheilen sicherer wird.
✓ d   Die Herstellung erfolgt mit vielen Fäden und mindestens ebenso vielen Nadeln. Beim Kettenwirken laufen die Fäden vertikal. Die Maschen laufen nicht gerade, sondern leicht schräg.
✓ g   Prothesen sind elastisch und bleiben formstabil.
3. Teflonprothesen:
✓ c   Prothesen haben eine glatte Oberfläche.
✓ e   Lumina der Gefäßprothesen sind durch eingebrachte Ringe verstärkt.
✓ h   Diese Gefäßersatzprothesen sind primär dicht, d. h. aus dem Lumen kann kein Blut entweichen.

32.9 Bitte kreuzen Sie die eine richtige Aussage zur Resterilisation von Gefäßprothese an
✓ a   Vom technischen Aspekt kann jede Prothese resterilisiert werden.

32.10 Ordnen Sie die Antwortmöglichkeiten den beiden Verfahren zu
1. Desobliteration:
✓ b   Eine sog. TEA (Thromb-End-Arteriektomie) erfolgt direkt über dem Verschluss statt und gilt als Methode der Wahl
2. Retrograde Desobliteration:
✓ a   Die Methode wird angewendet, wenn der Verschluss über eine längere Strecke vorliegt. Ein Ringstripper in die Arterie distal des Verschlusses eingeführt.
✓ c   Die Entfernung der Ablagerung wird entgegen dem Blutfluss vorgenommen.

32.11 Welche drei Aussagen zur Therapie einer A. carotis-Stenose sind richtig?
✓ b   Zur Operation liegt der Patient auf dem Rücken, der Kopf wird in einer Kopfschale oder einem Kopfring auf der Seite gelagert, auf der nicht operiert wird. Der Kopf wird leicht rekliniert (überstreckt). Der Oberkörper ist leicht erhöht. Eine andere Möglichkeit ist die „Beach-chair-Lagerung".
✓ c   OP Prinzip besteht darin, die betroffene A. carotis wird eröffnet, desobliteriert und ein Patch erweitert das Lumen, um optimale Flussbedingungen herzustellen.
✓ e   Da die A. carotis während der Desobliteration abgeklemmt werden muss, kann ein Shunt (ein hohles Röhrchen, durch das beim geöffneten Gefäß das Blut fließen kann) eingelegt werden, der die Blutversorgung des Gehirns währenddessen sicherstellt. Die Materialien für den Erweiterungspatch liegen im Saal. Heparin und Kontrastmittel werden angereicht und nach Standard verdünnt.

32.12 Bitte kreuzen Sie die drei richtigen Aussagen an
✓ a   Ein Aneurysma kann angeboren oder erworben sein und ist an allen Arterien möglich
✓ d   Bei einem dissezierenden Aneurysma kommt es zwischen den Gefäßschichten zu einer Blutung.
✓ h   Wenn eine Aortenprothese auf dem OP-Programm steht, ist für die OP-Vorbereitung folgendes relevant: Lage des Befunds.

32.13 Zwei wesentliche Behandlungsmethoden des Bauchaortenaneursymas sind:
✓   Bei einem offenen chirurgischen Eingriff wird die Aorta durch eine Gefäßprothese aus Polyesterfasern (Dacron) oder PTFE (Poly-Tetra-Fluor-Ethylen), einem Polymer aus Fluor und Kohlenstoff (= Kunststoff) ersetzt.
✓   Bei einem minimal-invasiven Eingriff wird eine intra-luminale Aortenprothese wie ein großer Stent über einen Katheter in der Aorta platziert.

33 Thoraxchirurgie

Ellen Rewer und Traute Sauer

33.1 Beschriften Sie die ◨ Abb. 2.17

33.2 Ordnen Sie die Zugangswege in der Thoraxchirurgie ihren Beschreibungen zu

✓ 1c Mediane Sternotomie: Der Schnitt beginnt unterhalb des Jugulums (und reicht bis zum Xiphoid).

✓ 2a Anterolaterale Thorakotomie: Der Hautschnitt führt entlang des unteren Rands des großen Brustmuskels (M. pectoralis major) und verläuft bogenförmig bis zur Axilla. Wenn die Präparation bis zur Rippe erfolgt ist, kann der 3., 4. oder 5. ICR eröffnet werden.

✓ 3d Posterolaterale Thorakotomie: Hautschnitt verläuft bogenförmig über dem 5. ICR vom seitlichen Rand des Schulterblatts ausgehend bis zur Mammilarlinie.

33.3 Begründen Sie, warum die Bilobektomie nur rechts-pulmonal möglich ist Eine linksseitige Bilobektomie ergibt eine komplette Lungenflügelentfernung, die Pneumonektomie.

33.4 Welche zwei Aussagen zur Lungenresektion sind richtig?

✓ c Die Lungenkeilresektion kann mit Klemme und Skalpell, aber auch mittels eines linearen Staplers durchgeführt werden.

✓ e Nach einer Pneumonektomie wird eine Thoraxdrainage ohne Sogwirkung angeschlossen.

33.5 Welche drei Aussagen zur thorakalen Erkrankungen und deren Behandlung sind richtig?

✓ a Bei einem anhaltenden Spontanpneumathorax wird eine Thoraxdrainage zum Ableiten der Flüssigkeiten gelegt.

✓ b Eine Pleurodese dient dazu die beiden Pleuraschichten miteinander zu verkleben, damit weder Luft noch Flüssigkeit im Pleuraspalt die Atmung behindern.

✓ f Ein Hämatothorax ist meistens mit einem Pneumothorax kombiniert und ist eine Indikation für eine Notoperation.

33.6 Welche zwei Aussagen zu Thoraxdrainagen sind falsch?
Falsche Aussagen a und d
Richtige Aussagen

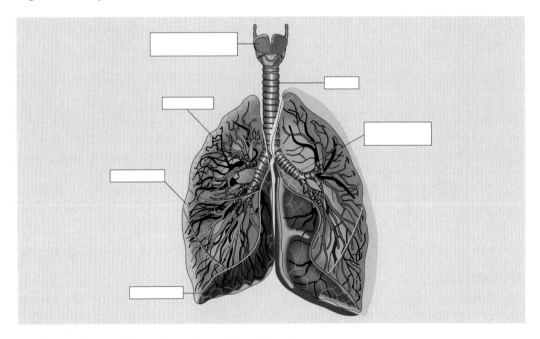

◨ **Abb. 2.17**   Vorderansicht der Lunge. (Aus: Liehn et al. 2023)

✓ c Die Drainagen werden an ein vakuum- oder druckbetriebenes Thoraxsogsystem angeschlossen.

✓ d Der Sog ermöglicht der Lunge die Ausdehnung und Anpassung an die Thoraxhöhle.

✓ e Der Sog sorgt für eine Blut- und Sekretentlastung.

33.7 Ergänzen Sie die Aussagen zur Mediastinoskopie Dieser diagnostische Eingriff dient in der Regel der Entnahme von Lymphknotengewebe. Der Zugang erfolgt chirurgisch über eine Inzision oberhalb des Jugulums. Eine Notfallsternotomie muss mit eingeplant bzw. vorbereitet werden, weil, die zu biopsierenden Lymphknoten liegen sehr nah an den großen Gefäßen, was die Operation gefährlich macht.

34 Herzchirurgie

Ellen Rewer und Traute Sauer

34.1 Ergänzen Sie die Lücken zu HLM-Kanülen Auswahl ▶ *distalen – rechten Vorhof – untere – Venenkanülen –Zweistufenkanüle –* Kardioplegiekanülen – linken Herzkammer

– Ventrikeldrainage – Aortenwurzelkanüle – linken Vorhof.

Mit den unterschiedlichen Kanülen wird der Anschluss an die HLM gewährleistet. Die Drainage des sauerstoffarmen Bluts erfolgt je nach Operation mittels zwei einstufigen Venenkanülen für die obere und untere Hohlvene oder einer Zweistufenkanüle, die über den rechten Vorhof bis in die untere Hohlvene geschoben wird. Die Aortenkanüle wird im distalen, bogennahen Bereich der Aorta ascendens platziert und ebenfalls dicht angeschlossen.

Zusätzlich werden **Kardioplegiekanülen** benötigt. Für die Entlastung der **linken Herzkammer** bei einer abgeklemmten Aorta wird eine **Ventrikeldrainage** benötigt. Diese kann entweder über die **Aortenwurzelkanüle** oder direkt über eine Drainage über die rechte obere Lungenvene und den **linken Vorhof** erfolgen.

34.2 Benennen Sie die eingezeichneten Zugangswege zum Herzen in ◨ Abb. 2.18

34.3 Was bezeichnen die Abkürzungen ACVB, OP-CAB, MIDCAP und TECAB und benennen Sie geeignete Gefäße, die sich als Bypassmaterial eignen!

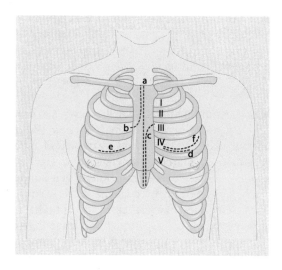

◨ **Abb. 2.18** Chirurgische Zugangswege. a Mediane Sternotomie, b Partielle superiore Sternotomie, c Partielle inferiore Sternotomie, d Links anteriore Thorakotomie, e Rechts anteriore Thorakotomie, f Links anterolaterale Thorakotomie. (Aus: Liehn et al. 2023)

✓ ACVB: Aorto-coronarer Venenbypass
✓ OPCAB: Off-pump coronary artery bypass
✓ MIDCAP: Minimally invasive direct coronary artery bypass
✓ TECAB: Total endoskopischen Koronararterienbypass
✓ Geeignete Gefäße sind linke A. thoracica interna, rechte A. thoracica interna (RIMA), A. radialis, A. gastroepiploica (selten), V. saphena magna, V. saphena parva.

34.4 Kreuzen Sie die vier richtigen Aussagen zur Aortenklappenchirurgie an!
✓ b   Die Aortenklappe kann über einen konventionellen Zugang, eine Sternotomie ersetzt werden.
✓ c   Die Aortenklappe kann minimal-invasiv über eine partielle Sternotomie oder anterolaterale Thorakotomie ersetzt werden.
✓ d   TAVI bedeutet, dass die Aortenklappe in die bestehende Klappe implantiert wird.
✓ f   TAVI-Eingriffe werden heute primär transfemoral durchgeführt.

34.5 Benennen Sie Vor- und Nachteile unterschiedlicher Materialien bei Klappenprothesen
1. Alloplastische Prothesen (aus Kunststoff oder Metall):
   – Vorteile:
     ✓ Unbegrenzte mechanische Haltbarkeit.
   – Nachteile:
     ✓ Thromboembolische Komplikationen.
     ✓ Lebenslange Antikoagulation mit oralen Antikoagulanzien (Marcumar) erforderlich.
1. Klappen aus biologischen Materialien (heterologe Klappen aus Schweine- bzw. Rinderperikard), teilweise gestentet:
   – Vorteile:
     ✓ Geringe Rate an thromboembolischen Komplikationen
     ✓ Daher kann auf eine dauerhafte Antikoagulation mit Ausnahme eines

bestehenden Vorhofflimmerns verzichtet werden.
   – Nachteile:
     ✓ Begrenzte Haltbarkeit.
     ✓ Im Vergleich zu mechanischen Herzklappenprothesen eine etwas höhere Reoperationsrate.

34.6 Was ist die „Mitralklappe" und welche Funktionsstörungen dieser Klappe kennen Sie?
✓ Die Mitralklappe ist das Ventil zwischen linkem Vorhof und linker Herzkammer.
✓ Funktionsstörungen der Mitralklappe können bestehen bei einer unzureichenden Mitralklappenöffnung (Mitralklappenstenose) bzw. bei einem undichten Klappenschluss (Mitralklappeninsuffizienz). Außerdem gibt es sog. kombinierte Mitralklappenerkrankungen, bei denen sowohl eine Stenose- als auch eine Insuffizienzkomponente bestehen.

34.7 Welche drei Aussagen zur Mitralklappenchirurgie sind richtig?
✓ c   Im Rahmen der Stenose es kommt es zur Vorhofüberdehnung mit Entstehung von Vorhofflimmern sowie Thrombenbildung im linken Herzohr.
✓ d   Die operative Behandlung erfolgt durch einen Mitralklappenersatz mit einer biologischen oder mechanischen Herzklappe.
✓ e   Als Zugangswege haben sich die mediane Sternotomie und die minimal-invasive rechtsanteriore Thorakotomie bewährt.

34.8 Ergänzen Sie den Text zu Herzschrittmachern! Je nach Wirkungsort wird zwischen Ein-, Zwei- und Dreikammerschrittmacher unterschieden. Ein Schrittmacher besteht aus zwei Teilen: den Sonden und einem Aggregat, das eine Batterie sowie die gesamte benötigte Elektronik enthält. Das Aggregat ist etwa streichholzschachtelgroß und wird unterhalb der Klavikula entweder subkutan oder submuskulär unter dem M. pectoralis in eine sog. Schrittmachertasche eingesetzt.
Der DDD- (Zweikammerschrittmacher) und der VVI-Schrittmacher (Einkammer-

schrittmacher) sind die am häufigsten eingesetzten Schrittmacher. Moderne Schrittmacher arbeiten über Sensoren und passen die Herzfrequenz an den Zustand des Patienten an (R = adaptiv).

34.9 Bitte kreuzen Sie die zwei richtigen Antworten zum Defibrillator an

✓ a   Ein ICD (implantierbarer Kardioverter-Defibrillator) ist ein Elektroschockgerät und ein Schrittmacher in einem.

✓ c   Bei Rhythmusstörungen reagiert das Gerät automatisch und behebt diese wie ein normaler Schrittmacher.

35 Gynäkologie, Geburtshilfe und Mammachirurgie

Ellen Rewer und Traute Sauer

35.1 Ordnen Sie die Aussagen den unterschiedlichen Lagerungen zu!

1. Steinschnittlagerung mit hochgestellten Beinen:

✓ e   Das Gesäß ragt etwas über das Tischende.

✓ f   Die Hüftbeugung beträgt knapp 90°, die Unterschenkel liegen in 100°-Kniebeugung in Goepel-Schalen.

2. Steinschnittlagerung mit abgesenkten Beinen:

✓ b   Das Gesäß schließt mit der Tischkante ab.

✓ c   Unterschenkel liegen in 160°-Kniebeugung in Goepel-Stützen.

3. Laparotomien:

✓ a   Die Oberschenkel werden in Verlängerung des Körpers gelagert.

4. Laparoskopien:

✓ d   Der Winkel der Oberschenkel zum Körper beträgt ca. 15–20°.

✓ g   Die Beine sind 40–45° gespreizt.

35.2 Ordnen Sie die Medikamente ihrem Einsatz zu

1. Lokalanästhetikum (z. B. Xylonest, Scandicain):

✓ c   Verdünnt mit Ringer-Lösung zur besseren räumlichen Darstellung und für verminderte Blutung in der Beckenbodenchirurgie geeignet.

✓ d   Geeignet zur lokalen Injektion, um postoperativem Schmerz vorzubeugen.

2. Antibiotikahaltige Lösungen (z. B. Gentamycin):

✓ b   Für die Vorbereitung des Netzes zur Implantation und geschmeidige Konsistenz.

✓ e   Verdünnt mit Ringer-Lösung zur Vorbeugung einer postoperativen Infektion bei der Implantation von Bio-Meshs.

3. Bakterielle Neurotoxine (z. B. Botulinumtoxin):

✓ a   Gemischt mit NaCl zur Behandlung von Erkrankungen der überaktiven Blase mit und ohne Inkontinenz.

✓ f   Wird in einer kurzen Vollnarkose zystoskopisch über die ganze Blase verteilt in den Blasenmuskel gespritzt.

35.3 Bitte kreuzen Sie die zwei richtigen Aussagen an

✓ a   Der Begriff Bio-Mesh bezeichnet ein gefriergetrocknetes Netz aus Schweinedarmserosa.

✓ c   Das synthetische nichtresorbierbare Dyna-Mesh wird von vaginal unter der Portio fixiert und in den Douglas-Raum eingebracht wird. Über eine Laparoskopie. wird das Netz dann am Promontorium (ein Knochenvorsprung am Kreuzbein) über einen Einwegapplikator mit leichter Spannung mit Titanspiralen fixiert.

35.4 Welche vier Aussagen zur Marsupialisation sind richtig?

✓ b   Die Verstopfung tritt meist einseitig auf und führt zur massiven Schwellung der Labie.

✓ c   Aus einer schmerzlosen Zyste kann sich ein Abszess entwickeln.

✓ d Das Prinzip der OP beruht auf der Öffnung und Entleerung des Abszesses/der Zyste sowie der Schaffung eines neuen Drüsenausführungsgangs.

✓ g Der Abszess wird digital ausgeräumt.

35.5 Bitte kreuzen Sie die zwei richtigen Aussagen zum Genitaldeszensus an

✓ a Durch die Erschlaffung der hinteren Scheidenwand entstehen Rektozelen.

✓ c Durch die Erschlaffung der hinteren Scheidenwand entsteht eine Enterozele.

35.6 Bringen Sie die Operationsschritte bei der vaginalen Hysterektomie in die richtige Reihenfolge

✓ i Einstellen und Anhaken der Portio mit Spekula und Hakenzangen.

✓ e Zirkuläres Umschneiden der Portio mit dem Skalpell.

✓ d Vorderer Scheidenschnitt = vordere Kolpotomie.

✓ b Hinterer Scheidenschnitt = hintere Kolpotomie.

✓ k Eröffnung des Douglas-Raums (hintere Kolpozöliotomie).

✓ g Absetzen der Parametrien.

✓ h Absetzen der uterinen Gefäße

✓ f Darstellung der Adnexe.

✓ a Entfernen des Uterus.

✓ c Verschluss des Peritoneums.

✓ j Verschluss der Scheidenwunde.

35.7 Welche zwei Aussagen zu Uterusmyomen sind falsch? Falsche sind Aussagen a und d
Richtige Aussagen

✓ b Subseröse Myome liegen nicht in der Uteruswand, sind meistens gestielt, sodass nach Darstellung und bipolarer Koagulation des Gefäßstiels das Myom entfernt werden kann.

✓ c Große Myome werden mit einem Morcellator vor dem Entfernen zerkleinert.

35.8 Was bedeuten die Abkürzungen? Ordnen Sie die Operationstechniken den Beschreibungen zu

1. LASH (laparoskopische suprazervikale Hysterektomie)

✓ a Nach dem Absetzen der Adnexe und der Parametrien bis zum zervikalen Übergang wird der Uterus von der Restzervix abgetrennt. Das Präparat kann sowohl über einen Trokar als auch über die Scheide entfernt werden.

✓ c Zur optimalen Führung der Gebärmutter werden von vaginal zwei Kugelzangen und eine kleine Kurette als Manipulator angebracht werden.

2. TLH (totale laparoskopische Hysterektomie)

✓ b Ein Uterusmanipulator wird in den Uterus eingebracht, darüber wird nach komplettem Absetzen der Gebärmutter das gesamte Präparat von vaginal geborgen.

✓ d Nach Entfernung des Uterus und der Zervix wird die Scheide luftdicht mit einem Streifen verschlossen oder mit einem Ballonkatheter geblockt.

3. LAVH (laparoskopisch assistierter vaginaler Hysterektomie)

✓ e Die Operation wird vaginal beendet, nachdem sie laparoskopisch begonnen hat.

35.9 Nennen Sie zwei Indikationen zur erweiterten Hysterektomie und das Prinzip der Wertheim-Operation Indikationen:

✓ Ovarialkarzinom

✓ Zervixkarzinom

Prinzip:

✓ Entfernung des Uterus und evtl. der Adnexe.

✓ Uterusferne Entfernung des parametranen Beckenbindegewebes.

✓ Entfernen des oberen Scheidenanteils.

✓ Entfernen der pelvinen Lymphknoten (im Bereich der A. iliaca interna, der Obturatoriusregion, der A. iliaca externa und der A. iliaca communis bis hin zur Bifurkation).

Geburtshilfe

35.10 Um welche Operationstechnik handelt es sich? Ordnen Sie zu

✓ 1a Cerclage nach McDonald: Mittels einer nicht resorbierbaren subkutanen Naht, die 4-mal ausgestochen wird, wird der Muttermund eingeengt oder verschlossen.

✓ 2c Muttermundverschluss nach Szendi: Mit resorbierbaren Einzelknopffäden wird die vordere und hintere Muttermundlippe im zweischichtigen Verfahren aufeinander genäht.

✓ 3b Cerclage nach Shirodkar: Ein nicht resorbierbarer Faden mit stumpfer Nadel wird mittels Einstich bei 12 h und Ausstich bei 6 h um die Zervix herumgeführt.

35.11 Ergänzen Sie die mütterlichen, kindlichen sowie mütterlichen und kindlichen Indikationen für einen Kaiserschnitt!

✓ Mütterliche Indikation: Schwere Erkrankung der Mutter sowie eine drohende Eklampsie bei EPH-Gestose.

✓ Mütterliche und kindliche Indikation: Relatives und absolutes Missverhältnis zwischen dem Durchmesser des Geburtskanals und dem Kopf des Kindes.

✓ Kindliche Indikation: Lageanomalien, z. B. Beckenendlage, kindliche Asphyxie Nabelschnurumschlingung, Nabelschnurvorfall, vorzeitige Plazentalösung, Placenta praevi.

35.12 Beschreiben Sie das Phänomen des V.-cava-Syndroms und die Maßnahme, die Sie zur Verhinderung ergreifen! Das V.-cava-Syndrom beschreibt eine Kreislaufstörung der Mutter, die hauptsächlich gegen Ende der Schwangerschaft auftritt und sich die Mutter längere Zeit in Rückenlage befindet. Durch Druck des Kindes auf untere Hohlvene (V. cava inferior), wird der venöse Rückstrom zum Herzen behindert; es kommt zu Kreislaufproblemen bis hin zum Schock und zur Bewusstlosigkeit.

Maßnahme: Zur Verhinderung eines V.-cava-Syndroms wird der OP-Tisch leicht nach links gekippt.

35.13 Welche zwei Aussagen treffen auf eine Sectio caesarea zu?

✓ a Der Kaiserschnitt wird in den meisten Fällen in Steinschnittlagerung mit abgesenkten Beinen durchgeführt werden.

✓ e Bei einer Mehrlingssectio müssen die Kocher-Klemmen zum Abnabeln gekennzeichnet werden.

35.14 Ordnen Sie die Stadien des Aborts den richtigen Aussagen zu

✓ 1b Abortus incipens (Beginnende Fehlgeburt)

✓ 2c Abortus inclompetus (unvollständige Fehlgeburt)

✓ 3d Missed abortion (verhaltene Fehlgeburt)

✓ 4a Abortus imminens (drohende Fehlgeburt)

35.15 Bringen Sie den OP-Ablauf einer Sectio caeserea in die richtige Reihenfolge!

✓ a Desinfektion Abdomen und Scheide.

✓ i Die Eröffnung des Abdomens durch einen Pfannenstiel-Schnitt.

✓ d Abschieben der Harnblasenumschlagsfalte.

✓ c Quere und leicht bogenförmige Eröffnung des unteren Uterinsegment scharf oder digital.

✓ h Eröffnung der Fruchtblase und Entwicklung des Kindes.

✓ f Manuelle Entwicklung der Plazenta und ggf. Nachkürettage.

✓ g Verschluss des Uterus.

✓ e Verschluss des Blasenperitoneums.

✓ b Weiterer schichtweise Wundverschluss und Verband.

Mammachirurgie

35.16 Ergänzen Sie den Text zur Anatomie der Mamma Die weibliche Brustdrüse liegt auf der Faszie des M. pectoralis major. Unterteilt wird sie in den Drüsen- und Fettkörper sowie in das Milchgangsystem.

Die arterielle Versorgung der Mamma entspringt aus medialen Ästen der 2.–4. Interkostalarterien.

Der Brustdrüsenkörper wird zur genaueren Beschreibung eines tumorösen Geschehens in vier Quadranten eingeteilt.

35.17 Ordnen Sie die Beschreibungen den Levelstufen 1–3 zu Aufgrund chirurgischer Gesichtspunkte wird der Lymphabfluss der Brust, der axillären Lymphknoten in drei Etagen (Level) aufgeteilt.

✓ Level I: c Untere axilläre Gruppe bis zum lateralen Rand des M. pectoralis minor.

✓ Level II: a Axilläre Gruppe dorsal des M. pectoralis minor und unterhalb der V. subclavia.

✓ Level III: b Obere infraklavikuläre, medial des M. pectoralis minor gelegene Gruppe, oberhalb der V. subclavia.

35.18 Welche drei Aussagen zur Markierung des Wächterlymphknotens sind richtig? Falsch sind Aussagen b und e

Richtige Aussagen

✓ a Der Wächterlymphknoten ist der erste Lymphknoten im Lymphabfluss eines Mammakarzinoms mit der höchsten Wahrscheinlichkeit für einen metastatischen Befall.

✓ c Die selektive Entfernung des Wächterlymphknotens kann ausreichend sein, auf eine axilläre Lymphadenektomie kann dann verzichtet werden.

✓ d Eine radioaktive Substanz, die unter die Haut der Brust injiziert wird, reichert sich im Wächterlymphknoten an und kann so intraoperativ mittels Gammakamera identifiziert werden.

35.19 Ordnen Sie die Antwortmöglichkeiten den Krankheitsbildern zu

✓ 1a Duktales Karzinom in situ: entartete, meist nicht-metastasierte Zellen in den Milchgängen der weiblichen Brust.

✓ 2b Lobuläres Karzinom in situ: tritt in den meisten Fällen multizentrisch und bilateral in den Läppchen der Brustdrüse auf.

35.20 Bitte kreuzen Sie die sechs richtigen Aussagen zur Mammachirurgie an

✓ a Die Beach-Chair-Lagerung ist Mittel der Wahl in der Mammachirurgie.

✓ c Bei einer totalen Mastektomie erfolgt eine spindelförmige Umschneidung der Haut unter Einschluss der Mamille.

✓ d Die Entfernung des Drüsenkörpers erfolgt unter Mitnahme der Pektoralisfaszie.

✓ g Fibroadenome sind gutartige tumorartige Neubildungen der Brustdrüse und werden chirurgisch entfernt.

✓ h Die Resektion des axillären Lymphfettgewebes erfolgt En-bloc, der Nn. intercostobrachialis wird möglichst erhalten, da dieser die Innenhaut des Oberarms sensibel versorgt.

✓ i Für die postoperative Messung der Radioaktivität, nach Identifikation des Wächterlymphknotens, sind ein Geigerzähler und ein Messprotokoll erforderlich.

36 Urologie

Ellen Rewer und Traute Sauer

36.1 Ergänzen Sie die Lücken Die Prostata ist ein kastaniengroßes, prall-elastisches, von Muskelfasern durchzogenes Drüsenorgan, das in jeweils einen rechten und linken Lappen unterteilt ist. Die Prostata umgibt die Urethra unterhalb des Ostium urethral internum bis hin zum Colliculus seminalis. Ihre Basis liegt am Blasengrund, die Spitze (Apex) zeigt zum Diaphragma urogenitale. Hinten liegt sie dem Rektum an, getrennt durch die Denonvillier-Faszie. Der kaudale Anteil der Prostata liegt nahe dem Beckenboden.

Die Prostata wird in drei Zonen unterteilt:

✓ Die periphere Zone, sie liegt zum Rektum und zum Apex prostatae hin und umfasst bei jüngeren Männern ca. 75 % des Organs;

✓ die zentrale Zone, unter dem Trigonum der Blase;

✓ und die Transitionalzone, der Innenbereich der Prostata, er umgreift die Urethra.

36.2 Welche operative Behandlung gilt bei der benignen Prostatahyperplasie (BPH) als ungeeignet? Ungeeignet ist Aussage c
Geeignet sind
✓ a   Transurethrale Resektion der Prostata (TUR-P)
✓ b   OP nach Millin
✓ d   OP nach Freyer

36.3 Was ist ein „TUR-Syndrom" und wie kann es vermieden werden? TUR-Syndrom: Infolge Einschwemmung der hypotonen Spülflüssigkeit durch die eröffneten Gefäße in den Blutkreislauf kann es zu einer Hyperhydratation mit Herz-Kreislauf-Belastung bis hin zu einer Rechtsherzinsuffizienz kommen. Das TUR-Syndrom tritt v. a. bei Patienten mit Spinalanästhesie und während der Aufwachphase bei Patienten mit Vollnarkose auf.
Vermeidung des TUR-Syndroms durch:
✓ Einsatz eines bipolaren Resektoskops, das mit physiologischer Kochsalzlösung eingesetzt wird und
✓ einer möglichst geringen Resektionszeit.

36.4 Welche drei Aussagen zur Prostatektomie bei Prostatakarzinom sind richtig?
✓ a   Das lokal begrenzte Prostatakarzinom wird kurativ (heilend) operativ mit der radikalen Prostatektomie behandelt.
✓ b   Die nervschonende radikale Prostatektomie ist für das organbegrenzte Karzinom der therapeutische Standard. Dabei werden die Prostata mit den Samenblasen und die Lymphknoten im kleinen Becken entfernt. Der Blasenhals wird mit dem Harnröhrenstumpf neu verbunden und die Nn. erigentes erhalten.
✓ e   Die radikale Prostatektomie kann auch laparoskopisch oder mit Nutzung eines OP-Roboters, z. B. DaVinci, durchgeführt werden.

Harnblase

36.5 Ergänzen Sie den Lückentext Die Blase wird vom Blasendach, rechter und linker Seitenwand, der Blasenhinterwand und dem Blasenboden gebildet. Am Blasenboden liegt das Trigonum vesicae mit den beiden Ostien. Das Trigonum vesicae ist ein in Form eines Dreiecks am Blasenboden liegendes Feld, das im Gegensatz zur übrigen Schleimhaut keine Falten hat und sich nicht verschieben lässt. An dessen Eckpunkten münden die beiden Harnleiter sowie die Harnröhre. Der Blasenhals bezeichnet den Übergang von der Blase in die Harnröhre.

36.6 Ergänzen Sie den Lückentext Die Therapie des Blasenkarzinoms erfolgt stadiengerecht. Je nach Tumorausbreitung gehören dazu beim männlichen Patienten die Entfernung der Blase, der Prostata, der distalen Ureteren, der Samenblasen, bei Tumorbefall evtl. der Harnröhre sowie eine Ausräumung der Lymphknoten und bei der Frau die Entfernung der Blase, der Gebärmutter samt vorderem Vaginaldach, evtl. der Tuben, der distalen Ureteren, evtl. der Urethra sowie der regionären Lymphknoten.
Nach der Zystektomie muss eine neue Harnableitung geschaffen werden. Die Auswahl der neuen Harnableitung richtet sich nach Ausbreitung des Tumors, Lebenserwartung des Patienten und dessen Wunsch. Prinzipiell unterscheiden wir die orthotope (anstelle der Harnblase), heterotope (an einer anderen Stelle), kontinente und inkontinente („nasse") Harnableitung.

36.7 Benennen Sie die Harnableitungsform in ◨ Abb. 2.19

36.8 Was ist der Unterschied von einer Ureterokutaneostomie zum Ileum- bzw. Kolonkonduit?
✓   Die Ureterokutaneostomie gilt als Palliativeingriff. Der eine oder beide Harnleiter werden direkt in die Haut implantiert. Dieses Verfahren gilt als Palliativeingriff. Es ist technisch einfach und kann mit wenig Zeitaufwand ausgeführt werden.
✓   Das Ileum- bzw. Kolonkonduit als Harnableitung gilt als kurative Stan-

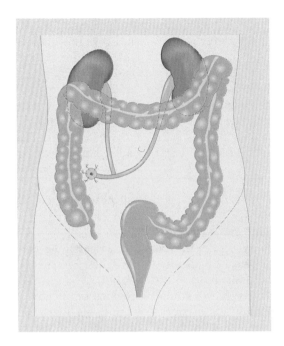

Abb. 2.19 Ureterokutaneostomie (Harnleiter-Haut-Fistel). (Aus: Liehn et al. 2023)

dardtherapie. Die Harnleiter mit einer kurzen ca. 15–20 cm langen Ileum- bzw. Kolonschlinge verbunden und am rechten Unterbauch aus der Haut ausgeleitet. Der verbleibende Dünn- bzw. Dickdarm wird reanastomosiert.

36.9 Beschriften Sie bitte ◨ Abb. 2.20

36.10 Bitte kreuzen Sie die fünf richtigen Aussagen zur Varikozele an

✓ a Bei der Varikozele handelt es sich um eine Krampfaderbildung im Bereich Plexus pampiniformis.

✓ b Durch den Rückstau des Blutes kommt es zu einer Überwärmung des Hodens, dieses kann zu einer Verminderung der Samenqualität führen.

✓ e Eine Varikozele kann sehr schmerzhaft sein und zu einer Hodenhypotrophie führen.

✓ f Ein übliches Operationsverfahren ist die antegrade Sklerosierung nach Tauber.

✓ g Ein übliches Operationsverfahren ist die hohe Ligatur nach Bernardi.

36.11 Was ist unter einer akuten Hodentorsion zu verstehen? Bei einer akuten Hodentorsion handelt es sich um eine Verdrehung des Samenstrangs und des Hodens um die eigene Achse. Da so die Durchblutung nicht mehr gewährleistet ist, kann der Hoden absterben.

36.12 In welchem Zeitraum muss eine akute Hodentorsion operiert werden? Eine Hodentorsion muss innerhalb der ersten 6 h nach Auftreten der Symptome operiert werden, wenn eine manuelle Zurückdrehung nicht möglich ist, und gilt als Notfallindikation.

36.13 Benennen Sie die OP-Technik einer akuten Hodentorsion! Es erfolgt eine zügige Hodenfreilegung, eine Orchidopexie und ggf. Orchidektomie über einen inguinalen oder hochskrotalen Hautschnitt.

36.14 Ergänzen Sie das OP-Verfahren und begründen, warum intraoperativ eine kontralaterale Biopsie empfohlen wird Die OP-Methode der Wahl bei einem nachgewiesenen Hodentumor ist die hohe inguinale Semikastration.

Eine kontralaterale Biopsie im Rahmen der o. g. OP wird empfohlen, weil die Metastasierung entlang der Hodenlymphgefäße zu

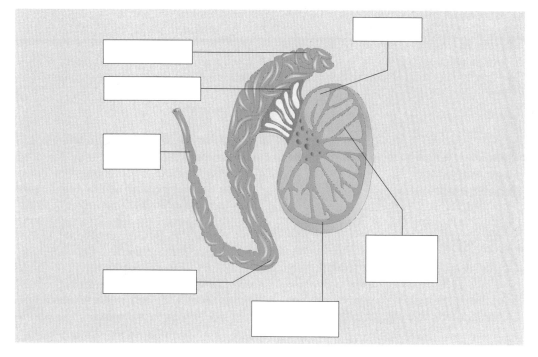

Abb. 2.20 Hoden mit Nebenhoden. Die Ductuli efferentes leiten die Spermien aus dem Hoden in den Nebenhoden. (Aus: Liehn et al. 2023)

den retroperitonealen Lymphknoten erfolgt. Deshalb wird zusätzlich eine kontralaterale (von der Gegenseite) Biopsie empfohlen, um die sog. TIN-Zellen die später auf der anderen Seite ebenfalls zu einem Tumor führen würden, frühzeitig zu entdecken.

36.15 Nennen Sie mindestens zwei Ziele der radikalen retroperitonealen Lymphadenektomie (RLA)
✓ Minderung des Risikos der Metastasenbildung
✓ Entfernung bereits bestehender Metastasen
✓ Resttumorbergung nach Chemotherapie

Penis

36.16 Definieren Sie die Begriffe Phimose und Paraphimose
✓ Phimose: Angeborene oder erworbene Verengung der Vorhaut, die nicht (absolute Phimose) oder nur schwer (relative Phimose) über die Glans zurückgezogen werden kann.

✓ Paraphimose: Anschwellen der retrahierten Vorhaut hinter der Glans (Notfallindikation, da dies extrem schmerzhaft ist; kann bei längerer Dauer zu Nekrosen führen).

36.17 Wovon hängt die Wahl der operativen Therapiemöglichkeiten beim Peniskarzinom ab? Die Therapie ist abhängig von der Lokalisierung des Karzinoms.

36.18 Benennen Sie mindestens zwei operative Therapiemöglichkeiten beim Peniskarzinom
✓ Großzügige Zirkumzision
✓ Teilamputation
✓ Totale Penektomie (Penisentfernung) mit Bildung eines neuen Harnröhrenausgangs im Dammbereich
✓ Evtl. Entfernung der iliakalen Lymphknoten, um eine Metastasierung zu verhindern

Andrologie

36.19 Nennen Sie zwei Gründe, warum einen Vasektomie durchgeführt wird!
✓ Patientenwunsch nach abgeschlossener Familienplanung
✓ Verhinderung einer Nebenhodenentzündung

Niere

36.20 Nennen Sie Indikation und OP-Prinzip der radikalen Nephrektomie
Radikale Nephrektomie:
– Indikation:
  ✓ Bösartige Tumoren, z. B. Nierenzellkarzinom
– OP-Prinzip:
  ✓ Entfernung der Niere einschließlich Fettkapsel, der Nebenniere und optional der regionären, paraaortalen bzw. parakavalen Lymphknoten

36.21 Warum wird bei Patienten mit nur einer Niere versucht nur den Tumor zu entfernen? Der Patient würde nach einer Nephrektomie dialysepflichtig werden.

Fehlbildungen der Urogenitalorgane

36.22 Nennen Sie die drei physiologischen Engen des Ureters
✓ Abgang aus dem Nierenbecken
✓ Überkreuzung der großen Gefäße
✓ Eintritt in der Blase

36.23 Beschreiben Sie kurz das Prinzip der Nierenbeckenplastik nach Anderson-Hynes Entfernen des zu engen Harnleitersegments, Verkleinerung des zu großen Nierenbeckens, Entfernung oder Verlagerung abweichender Gefäße, Absetzen des Ureters, Anastomose zwischen Nierenbecken und Ureter mit/ohne Uretersplint.
Die OP ist sowohl offen als auch laparoskopisch möglich.

36.24 Nennen Sie das Prinzip der Antirefluxplastik und zwei der bekanntesten OP-Verfahren Prinzip: Tunnelbildung zwischen Blasenschleimhaut und Blasenmuskulatur zur Bildung eines neuen Ventils.

OP-Verfahren:
✓ Extravesikales Vorgehen nach Lich-Grégoir
✓ Operation nach Politano-Leadbetter
✓ Intravesikales Vorgehen nach Cohen

Harninkontinenz

36.25 Welche drei Aussagen zu Inkontinenz der Frau sind richtig?
✓ b Die Therapie ist abhängig von Form und Ausprägung der Inkontinenz. Operative Maßnahmen sollten erst erfolgen, wenn die konservative Therapie, wie z. B. Gewichtsabnahme, Beckenbodengymnastik oder Medikamente keinen Erfolg hatte.
✓ c Die spannungsfreien Kunststoffschlingen (z. B. TVT = „tensionfree vaginal tape") werden nicht fixiert, sie verankern sich durch Gewebeeinsprossung.
✓ d Das TVT-Band wird vaginal und das TVT-O-Band wird transobturatorisch eingelegt.

36.26 Nennen Sie Ursachen für die Harninkontinenz des Mannes und zwei therapeutische OP-Verfahren? Mögliche Ursachen:
✓ Postoperative Komplikationen nach Eingriffen an der Prostata, z. B. transurethrale Resektion der Prostata (TUR-Prostata), Adenektomie und nach der radikalen retropubischen Prostatektomie
Operative Verfahren:
✓ Anlage eines artifiziellen Sphinkters

Endoskopische Operationen in der Urologie

36.27 Nennen Sie drei Kontraindikationen für die laparoskopisch Vorgehensweise in der Urologie!
✓ Starke Verwachsungen durch vorausgegangene Operationen
✓ Sehr große Tumoren (mit Gefäßbeteiligung)
✓ Lymphknotenmetastasen
✓ Im Fall der partiellen Nephrektomie schwer erreichbare Nierentumoren
✓ Patienten mit schwerer obstruktiver bzw. restriktiver Lungenfunktionsstörung

37 Mund-Kiefer-Gesichtschirurgie

Ellen Rewer und Traute Sauer

Lippen-Kiefer-Gaumenspalten

37.1 Nennen Sie mindestens zwei Ausprägungen angeborener MKG-Fehlbildungen
- ✓ Lippen-Kiefer-Gaumenspalten: können in verschiedenen Ausprägungen auftreten. So können die Spalten rechts oder links, aber auch beidseitig vorkommen. Sie beginnen an der Lippe und setzen sich nach hinten fort, oder sie beginnen erst am Zäpfchen (Uvula-Spalte) und setzen sich am Gaumen fort.
- ✓ Isolierte Lippenspalte
- ✓ Isolierte Gaumenspalten

37.2 Geben Sie vier Ziele beim operativen Verschluss von Lippen-Kiefer-Gaumenspalten an Operativ werden die Spalten verschlossen, zum einen, um die Funktion herzustellen:
- ✓ Schlucken,
- ✓ Sprechen,
- ✓ Atmen,

zum anderen, um einen ästhetischen Effekt zu erzielen.

37.3 Wofür und wo erfolgt die Entnahme körpereigenen Knochens in der MKG-Chirurgie? Mithilfe von Spongiosa kann beispielsweise der Kiefer verschlossen werden. Spongiosa wird aus dem Beckenkamm entnommen, vereinzelt kann auch Rippen- oder Schädelknochen zur Anwendung kommen. Zu bedenken ist dabei, dass zuerst der Knochen gewonnen wird, weil hier ein absolut steriles Arbeiten gefordert wird. Der gewonnene Knochen wird feucht abgedeckt am Instrumentiertisch gelagert. Erst nach dem Verschluss der Entnahmestelle kann intraoral weitergearbeitet werden, weil hier ein steriles Arbeiten nur bedingt möglich ist.

Unterkieferfraktur

37.4 Ergänzen Sie den Lückentext zur Osteosynthese einer Unterkieferfraktur In den meisten Fällen wird eine Unterkieferfraktur operativ behandelt. Bevor die Osteosynthese erfolgen kann, muss jedoch eine intermaxilläre Fixation (IMF) durchgeführt werden, damit die regelrechte Stellung der Zähne zueinander gewährleistet wird. Die Fraktur wird vom Innenraum des Mundes (intraoral) aus freigelegt, die Bruchkanten mit einem Raspatorium vom Periost befreit, die Fragmente werden reponiert. Die Miniplatte wird angepasst und mit Schrauben fixiert. Manchmal muss eine Schraube, v. a. wenn sie als Zugschraube angebracht wird, durch die Wange von außen (transbukal) eingebracht werden. Dafür wird eine Bohrhülse benötigt, die über eine kleine Inzision bis auf den Unterkiefer gebracht wird. Besonderer Wert muss auf die Schonung der Zahnhälse gelegt werden, wie auch auf den Trigeminusast, den N. alveolaris inferior.

38 HNO-Heilkunde

Ellen Rewer und Traute Sauer

Ohr

38.1 Bitte beschriften Sie ☐ Abb. 2.21

Nasen- und Nasennebenhöhlen

38.2 Bitte ergänzen Sie die fehlenden anatomischen Strukturen und Funktionen Die Nase besteht aus einem knorpeligen und einem knöchernen Anteil, die Nasenscheidewand unterteilt die beiden Hauptnasenhöhlen. Die Funktionen der Nase sind Erwärmen, Anfeuchten und Reinigen der Atemluft. Die Nase ist mit Schleimhaut und Flimmerhärchen ausgekleidet, hier wird die Einatmungsluft angewärmt und sie ist der Sitz des Riechsinns. Im vorderen Bereich liegt in der Nasenschleimhaut ein Venengeflecht, der sog. „Locus Kiesselbachii".

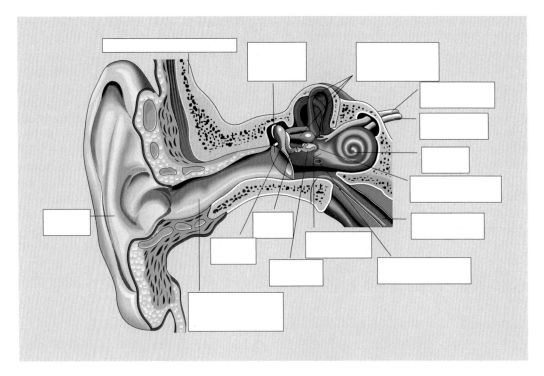

Abb. 2.21   Anatomische Darstellung des Ohrs. (Aus: Liehn et al. 2023)

38.3 Um welche Operation handelt es sich im nachfolgenden Satz?

✓ Tympanoplastik

Rachenraum

38.4 Bitte kreuzen Sie die fünf richtigen Aussagen an

✓ a   Die Gaumenmandeln (Tonsillen) sind paarig angelegt.

✓ d   Sie zählen zu den Lymphorganen.

✓ f   Die Rachenmandeln sind unpaarig angelegt.

✓ g   Werden sie zu groß, behindern sie die Nasenatmung.

✓ i   Werden sie zu groß, behindern sie die Belüftung des Mittelohrs.

38.5 Bitte beschriften Sie ◘ Abb. 2.22

Kehlkopf

38.6 Bitte beschriften Sie ◘ Abb. 2.23

38.7 Bitte ergänzen Sie die fehlenden Begriffe   Eine Neck-Dissection ist eine Ausräu-

mung der Halslymphknoten, die, je nach Tumorstadium, einseitig oder beidseits in einer Sitzung erfolgt. Eine Kombination der Operation mit anderen Eingriffen ist je nach Ausbreitung des Primärtumors möglich.

Das Prinzip der Operation ist die Entfernung der Halslymphknoten. Das Ausmaß der Operation ist abhängig von der Lokalisation und der Ausdehnung der Grunderkrankung und kann von der Schädelbasis bis zur Klavikula reichen.

38.8 Ordnen Sie die Formen der Neck-Dissektion und den nachfolgenden Aussagen zu 1c, 2a, 3b

✓ Radikale Neck-Dissektion: Lymphknotenausräumung mit umgebendem Fett sowie der Resektion des N. accessorius, des M. sternocleidomastoideus, der V. jugularis interna, der Glandula submandibularis und evtl. der A. carotis externa

✓ Funktionelle Neck-Dissektion: Entfernung der Lymphknoten mit umgebendem Fett- und Bindegewebe

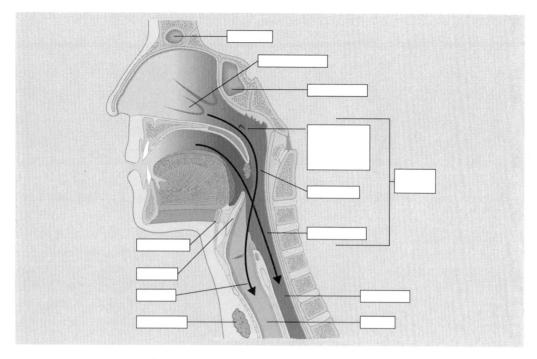

Abb. 2.22 Topographische Übersicht Rachen und Kehlkopf. (Aus: Liehn et al. 2023)

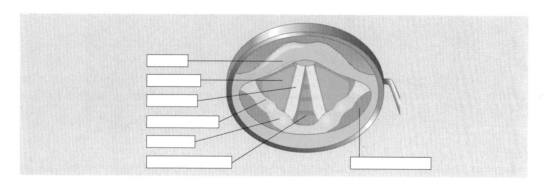

Abb. 2.23 Blick in das Kehlkopfinnere. (Aus: Liehn et al. 2023)

✓ Selektiv modifizierte Neck-Dissektion: Entfernung der Lymphknoten je nach Staging

39 Neurochirurgie

Ellen Rewer und Traute Sauer

Anatomie

39.1 Bitte beschriften Sie ◘ Abb. 2.24

39.2 Nennen Sie die anatomischen Schichten von Schädeleröffnung bis zum Gehirn
✓ Kopfhaut
✓ Kopfschwarte mit Muskulatur
✓ Lockeres Bindegewebe
✓ Periost
✓ Schädeldachknochen
✓ Harte Hirnhaut (Dura mater)
✓ Spinnengewebshaut (Arachnoidea)
✓ Äußerer Liquorraum
✓ Weiche Hirnhaut (Pia mater)
✓ Hirn

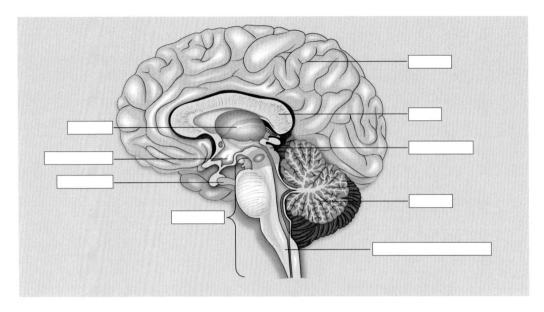

Abb. 2.24   Aufbau des Gehirns. (Aus: Liehn et al. 2023)

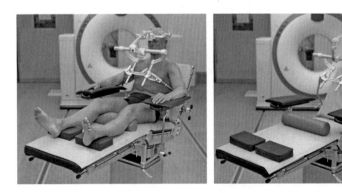

Abb. 2.25   Mayfield-Halterung, eine 3-Punkt-Klemme: Intraoperative Mikrobewegungen des Kopfs sollen vermieden werden. Der Patient liegt in tiefer Narkose, die Klemme wird mit drei sterilen spitzen „Dornen" bestückt, die sich beim Zusammendrücken des Bügels in den Schädelknochen bohren. Der Bügel wird an dem OP-Tisch fixiert. (Aus: Liehn et al. 2023)

Operative Besonderheiten

39.3 Beschreiben Sie Funktion und Besonderheit eines „Trepan"   Ein Trepan bohrt runde Löcher in die Kalotte und stoppt, sobald er keinen Widerstand mehr hat. Dadurch kann eine Verletzung der Dura in der Regel vermieden werden.

39.4 Was ist in ☐ Abb. 2.25 darstellt und wie kommt es zum Einsatz?

Neurochirurgische Erkrankungen

39.5 Definieren Sie die unterschiedlichen Formen eines Schädel-Hirn-Trauma (SHT)   Mit der Diagnose Schädel-Hirn-Trauma (SHT) werden verschiedene Verletzungen des Schädels mit Hirnbeteiligung umschrieben. Es wird unterteilt in
✓ gedecktes SHT: die Dura ist von der Verletzung nicht betroffen und
✓ offenes SHT: Haut, Knochen und Dura weisen gleichzeitig eine Verletzung auf.

39.6 Was sind epidurale bzw. subdurale Blutungen und welche Maßnahmen sind indiziert? Subdurales Hämatom: Blutung zwischen Dura und der Arachnoidea

✓ Chronisch: langsame Entwicklung über Wochen und Monate → Trepanation
✓ Akut: Notfall! → Kraniotomie

Epidurales Hämatom: Blutung zwischen Knochen und Dura → Entfernen der Kompression und Blutstillung mittels Kraniotomie.

39.7 Was ist ein Aneurysma und welche operative Therapie ist empfohlen?
✓ Ein Aneurysma bezeichnet eine sackförmige Erweiterung eines arteriellen Blutgefäßes. Ein geplatztes Aneurysma führt zu einer Hirnblutung.
✓ Hauptziel der Behandlung ist es, das Aneurysma mittels OP (Aneurysmaclipping) auszuschalten.

39.8 Welche der folgenden vier Aussagen treffen auf Hirntumoren zu?
✓ a Hirntumore sind Geschwulste, die innerhalb des Gehirns oder der Hirnhäute entstehen.
✓ c Die am häufigsten auftretenden Gehirntumore sind Gliome.
✓ e Symptome eines Gehirntumors sind sehr vielfältig, abhängig von der unterschiedlichen Lokalisation.
✓ f Meningiome wachsen verdrängend und können in den Schädelknochen einwachsen. Sie entstehen aus Zellen der weichen Hirnhaut und können gut- aber auch bösartig sein.

39.9 Erläutern Sie mögliche Ursachen für einen Hydrozephalus
✓ Die Ursachen des angeboren Hydrozephalus können angeborene Fehlbildungen sein, durch die die Liquorzirkulation gestört wird.
✓ Die Ursachen des erworbenen Hydrozephalus können eine vorangegangene Meningitis, Hirntumore, Toxoplasmose oder intrakranielle Blutungen sein.

39.10 Nennen Sie zwei Behandlungsmöglichkeiten für einen Hydrozephalus
✓ Shunteinlage
✓ Ventrikulostomie

40 Augenheilkunde (Ophtalmologie)

Ellen Rewer und Traute Sauer

Anatomie

40.1 Bitte beschriften Sie ◗ Abb. 2.26

40.2 Aus was besteht der Tränenapparat?
✓ Tränendrüsen
✓ Tränenwegen

Besonderheiten

40.3 Nennen Sie Indikation und Nebenwirkungen folgender Medikamente
✓ Neosynephrin: Augentropfen zur Weitstellung der Pupille → mögliche NW: Blutdruckanstieg
✓ Suprarenin: häufig Zusatz in Spüllösung zur Weitstellung der Pupille intraoperativ → mögliche NW: Blutdruckanstieg, Übelkeit und Erbrechen als Folge
✓ Atropin: Medikament u. a. zur Weitstellung der Pupille → mögliche NW: Tachykardie und Erregungszustände
✓ Azetylcholin: intraoperativ zur Engstellung der Pupille → mögliche NW: Bradykardie, Blutdruckabfall und selten Bronchospasmus

Erkrankungen des Auges

40.4 Was ist eine „Katarakt"? Die Katarakt (grauer Star) bezeichnet eine Trübung der Augenlinse mit Verschlechterung der Sehschärfe, Abblassen des Farbsehens und Verminderung des Kontrasts sowie erhöhte Blendempfindlichkeit.

40.5 Was bedeutet „Schielen"? Nennen Sie zwei Formen Unter Schielen versteht man das Abweichen eines Augapfels bei Bewegung,

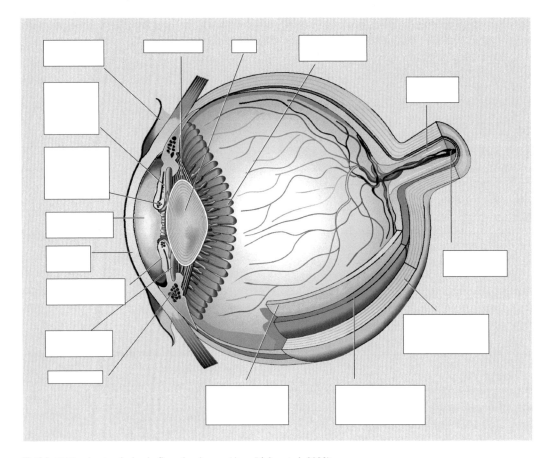

□ **Abb. 2.26**   Anatomische Aufbau des Auges. (Aus: Liehn et al. 2023)

sodass es u. U. zu Doppelbildern kommen kann.

Formen z. B.

✓ Strabismus concomitans (Begleitschielen)
✓ Strabismus paralyticus (Lähmungsschielen)

41 Plastische Chirurgie

Ellen Rewer und Traute Sauer

41.1 Welche zwei Kategorien von Eingriffen in der plastischen Chirurgie gibt es? Welche Gründe sind führend?   Kategorien:

✓ Formverändernde Eingriffe
✓ Wiederherstellende Eingriffe

Gründe:

✓ Funktionelle Gründe
✓ Ästhetische Gründe

41.2 Welche zwei Aussagen treffen auf Brustimplantate zu?

✓ c   In Europa werden am häufigsten Implantate aus auslaufsicherem Silikon eingesetzt.

✓ e   Hohe Formstabilität, natürliches Tastgefühl und gute Verträglichkeit sind Anforderungen an Brustimplantate.

41.3 Nennen Sie mind. zwei Indikationen und Komplikationen einer Oberlidplastik

Indikationen:

✓ Bindegewebserschlaffung
✓ Beeinträchtigung des Sehfelds
✓ Kopfschmerzen

Komplikationen:

✓ Hämatom
✓ Unvollständiger Lidschluss
✓ Ektropium

✓ Überkorrektur
✓ Störung des Tränenflusses
✓ Doppelbilder/verschwommenes Sehen
✓ Wundheilungsstörungen

41.4 Welche der folgenden Aussagen zur Liposuktion ist falsch? Falsche ist Aussage c
Richtige Aussagen
✓ a   Die Liposuktion ist ein „Entfettungsverfahren".
✓ b   Die Liposuktion ist ein Verfahren zur Harmonisierung der Körperkonturen („body forming") bei Patienten mit diätresistenten Fettpolstern.

Weichteildeckung nach Trauma

41.5 Welches Ziel verfolgt die Defektdeckung? Welches Gewebe ist geeignet?
✓ Ziel: Eine Defektdeckung soll Form und Funktion wiederherstellen
✓ Gewebearten (separat oder kombiniert): Haut, Fettgewebe, Muskulatur, Knochen

41.6 Was bedeuten die Abkürzungen DIEP-Lappen und TRAM-Lappen
✓ DIEP-Lappen = Deep-inferior-epigastric-perforator-Lappen
✓ TRAM-Lappen = transverser Rectus-abdominis-Muskellappen

41.7 Nennen Sie für jede Form der Hauttransplantation Vor- und Nachteile Spalthauttransplantation:
✓ +Verheilen schnell
✓ −Nicht sehr widerstandsfähig
✓ −Die mit Spalthaut gedeckte Fläche schrumpft in der Narbenreifungsphase

Meshgraft-Transplantation:
✓ +Spart Spendergewebe (Haut) und wird angewandt, wenn große Hautdefekte gedeckt bzw. größere Hautwunden verschlossen werden sollen
✓ −An Entnahmestelle bleiben Narben zurück

Vollhauttransplantation:
✓ +Wesentlich robuster als ein Spalthauttransplantat und die Färbung ist unauffälliger

✓ −Einwachsen an der behandelten Stelle ist deutlich schwieriger als bei einer Spalthauttransplantation. Ein komplettes Hautareal kann nur an Körperstellen entnommen werden, an denen sich die Wunde nach der Transplantation wieder ohne Schwierigkeiten zusammenziehen und vernähen lässt

41.8 Welche Funktion haben Gewebeexpander? Sie dienen der langsamen Ausdehnung von Gewebeabschnitten (z. B. Haut), um einen Flächenzugewinn dieses Gewebes zu erzielen und nachfolgend einen besseren Wundverschluss, eine Hautdeckung o. Ä. möglich zu machen. Ist die Haut ausreichend gedehnt worden, werden die Gewebeexpander entfernt und die neue Haut kann zur Defektdeckung verwendet werden.

42 Kinderchirurgie

Ellen Rewer und Traute Sauer

Besonderheiten

42.1 Bei welchen Kindern ist die Wärmeregulation besonders empfindlich?
✓ bei Frühgeborenen
✓ bei Neugeborenen

42.2 Durch welche drei Maßnahmen kann der Wärmeverlust von früh- und neugeborenen Kindern ausgeglichen werden?
✓ OP-Saal erwärmen
✓ Wärmematte auf den OP-Tisch auflegen
✓ Spül- und Infusionsflüssigkeiten anwärmen

42.3 Welche drei Aussagen zu den kindlichen Besonderheiten sind richtig?
✓ c   Eine Lupenbrille oder ein Operationsmikroskop erleichtern die Präparation der feinen Strukturen.
✓ d   Feines Nahtmaterial wird vorzugsweise angewendet.
✓ f   Latexfreie Materialien kommen vorzugsweise zum Einsatz.

42.4 Was muss bei Gebrauch von Pflasterstreifen bei der Lagerung beachtet werden? Pflasterstreifen dürfen niemals direkt auf die Haut des Kindes geklebt werden. Die empfindliche Haut Frühgeborenen oder Säuglinge kann mit Fixierungshilfen vor den Klebestreifen geschützt werden.

42.5 Für welche Maßnahmen werden die Medikamente typischerweise eingesetzt?
- ✓ Methylenblau: Darstellung von Fistelgängen
- ✓ Steriles Paraffinöl: Einfetten der Haut vor Spalthautentnahmen
- ✓ Gleitmittel: Zum leichten Einbringen von Kathetern, Hegarstiften, Koloskopen, usw.
- ✓ Polysorbat, z. B. Tween 80 (Fa. Carl Roth): Oberflächenentspanner bei zähem Mekonium
- ✓ Gentamycin-Ketten: Einbringen z. B. bei einer Osteomyelitis oder einer Phlegmone

Typische OP-Indikationen

42.6 Ordnen Sie die zwei Hydrozelen den jeweiligen Aussagen zu
- ✓ 1 b Hydrozele funiculi: Seröse Flüssigkeit, welche sich im Bereich des Samenstranges sammelt.
- ✓ 2 a Hydrocele testis: Seröse Flüssigkeit, welche sich am Hoden bzw. in den Hodenhüllen sammelt.

42.7 Bitte kreuzen Sie die zwei richtigen Aussagen an
- ✓ a   Eine Hydrozele wird operativ versorgt, wenn sich der Leistenkanal oben nicht verschlossen hat, und somit eine Verbindung zwischen Hoden und Bauchhöhle besteht.
- ✓ c   Eine absolute Notfallindikation stellt die Hydrocele funiculi dar.

42.8 Ordnen Sie den Krankheitsbildern die Beschreibungen zu
- ✓ 1bA Mekoniumileus
  - Beschreibung: b Angeborene Passagestörungen des Ileums durch den ersten zähen Stuhl des Neugeborenen. Die Ursache ist meist ein Mangel an Verdauungsfermenten bei der Mukoviszidose.
  - Operative Therapie: A Ileostomie oder doppelläufiges Ileostoma
- ✓ 2dD Invagination
  - Beschreibung: d Einstülpung eines Darmanteils in einen anderen Darmabschnitt. Ursache dafür kann eine übermäßige Darmbewegung oder eine Behinderung der Peristaltik, z. B. durch einen Tumor oder durch einen großen Lymphknoten sein
  - Operative Therapie: D Vorzugsweise konservative Therapie, in Form einer Reposition in Narkose mit Hilfe eines rektalen Einlauf und begleitender Kontrollsonographie. Die operative Therapie erfolgt über eine Laparotomie, der nekrotische Abschnitt wird reseziert.
- ✓ 3ac Nekrotisierende Enterokolitis (NEC)
  - Beschreibung: a Ausgelöst durch den Geburtsstress treten schwere Entzündungen, z. T. mit Entstehung von Nekrosen, im gesamten Darmbereich auf. Durch die Besiedelung mit Bakterien kann es zur Darmperforationen kommen.
  - Operative Therapie: C Operative Therapie nur bei hoher Gefahr einer Perforation oder einer bestehenden Peritonitis. Ausgiebige Bauchspülung und Anlage eines doppelläufigen Anus praeternaturalis und Übernähung von leichten Perforationen.
- ✓ 4cB Morbus Hirschsprung
  - Beschreibung: c Angeborene Erkrankung, bei der sich in einem oder mehreren Dickdarmabschnitten keine Ganglienzellen in der Darmwand befinden. Dadurch ist das Segment spastisch verengt.
  - Operative Therapie: B Entfernung des gesamten aganglionären Anteils des Darms mit End-zu-End-Anastomose oder Anlage eines Anus praeternaturalis

42.9 Erklären Sie den Begriff „Hydrozephalus" und die Ursache
- ✓ Hydrozephalus bezeichnet eine Erweiterung der Liquorräume, sodass Hirngewebe verdrängt wird.

✓ Ursache dafür ist ein Missverhältnis zwischen Liquorproduktion und -resorption.

42.10 Ordnen Sie die Beschreibungen den Krankheitsbildern zu!

✓ 1. Hydrozephalus internus: b Die Abflusswege des Liquors (Gehirnwasser) sind aufgrund angeborener Verschlüsse durch Tumoren und Zysten nicht durchgängig und der Liquor, der ständig produziert wird, staut sich in den Ventrikeln.

✓ a. Hydrozephalus externus: a Überstandene Hirnhautentzündungen (durch Viren oder Bakterien) oder Blutungen im Gehirn können zu einer Erweiterung des Raumes unterhalb der Arachnoidea (Spinngewebshaut) führen.

42.11 Beschreiben Sie in drei bis fünf Sätzen das OP-Prinzip der ventrikulo-peritonealen Shuntanlage beim Hydrozephalus! Zur Entlastung muss Liquor mithilfe eines ventrikulo-peritonealen Shunts abgeleitet werden. Ein Ventrikelkatheter wird durch ein Bohrloch im Schädelknochen in den Seitenventrikel eingeführt. Nachdem die Dura kreuzförmig inzidiert wurde, wird der Ventrikel mit der Cushing-Kanüle punktiert, sodass Liquor abfließen kann. Anstelle der Cushing-Kanüle wird im Anschluss der Ventrikelkatheter platziert. Für das Ventil wird eine Subkutantasche hinter dem Ohr gebildet und an den Ventrikelkatheter angeschlossen. Im rechten Oberbauch erfolgt eine Minilaparotomie und nach subkutaner Tunnelierung der Strecke wird der periphere Katheter in die Peritonealhöhle geleitet.

43 Organspende und Transplantation

Ellen Rewer und Traute Sauer

43.1 Nennen Sie Gründe für die aktuell guten Ergebnisse der Organtransplantation
✓ Breite Palette immunsuppressiver Medikamente

✓ Verfeinerte chirurgische Techniken
✓ Jahrelanger internationaler wissenschaftlicher Austausch
✓ Ein hoher klinischer Wissensstand bei der Interpretation des stationären und ambulanten Verlaufs

43.2 Welches Gesetz regelt die Organvermittlung?
✓ Das Transplantationsgesetz

43.3 Nennen Sie mindestens vier Allokationskriterien
✓ Blutgruppe
✓ Gewebetypisierung
✓ Immunisierung
✓ Sonderregelungen (Alter < 16, ≥ 65)
✓ Konservierungszeit/Entfernung
✓ Wartezeit
✓ Dringlichkeit (Erkrankung)
✓ Organkombinationen
✓ Größe/Gewicht
✓ Länderbilanz

43.4 Bitte kreuzen Sie die zwei richtigen Antworten an
✓ a Kinder (< 16 Jahre) sollen möglichst schnell transplantiert werden und bekommen dafür entsprechende Bonuspunkte bei Gewebeübereinstimmung und Wartezeiten. Ältere Empfänger von Nieren (≥ 65 Jahre) werden überwiegend mit den Organen von Spendern der gleichen Altersgruppe versorgt.
✓ d Transplantationszentren übermitteln Daten an Eurotransplant.

43.5 Was ist die DSO? Nennen Sie deren Aufgabe Deutsche Stiftung Organtransplantation. Sie ist die bundesweite Koordinierungsstelle für Organspende mit Sitz in Frankfurt und unterstützt die Krankenhäuser bei der Erfüllung ihrer Aufgaben in enger und partnerschaftlicher Zusammenarbeit.

43.6 Nennen Sie mindestens zwei rechtliche Voraussetzungen für eine Organspende
✓ Feststellung des Tods des betroffenen Menschen durch die Diagnose des irre-

versiblen Hirnfunktionsausfalls (IHA) auf der Intensivstation. Dabei wird durch kontrollierte Beatmung die Herz-Kreislauf-Funktion noch künstlich aufrechterhalten.

✓ Die Zustimmung zu einer Organspende. In Deutschland gilt die „Entscheidungslösung", d. h. eine Organ- und Gewebespende ist nur möglich, wenn der mögliche Organ- oder Gewebespender zu Lebzeiten eingewilligt hat oder seine Angehörigen zustimmen. Seit 01. März 2022 gilt das „Gesetz zur Stärkung der Entscheidungsbereitschaft bei der Organspende" vom 16. März 2020. Dieses sieht unter anderem die Einrichtung eines bundesweiten Online-Organspende-Registers vor.

✓ Gibt es keinen schriftlich dokumentierten Willen des Verstorbenen über einen Organspendeausweis oder ein anderes Dokument, wie z. B. eine Patientenverfügung, werden die Angehörigen des Verstorbenen befragt, ob ihnen eine Willenserklärung bekannt ist.

43.7 Nennen Sie je zwei Gründe für den Ausschluss einzelner Organe und den kompletten Abbruch der Organspende Ausschluss:
✓ Diabetes mellitus → Ausschluss des Pankreas
✓ Terminale Niereninsuffizienz → Ausschluss der Nieren

Abbruch:
✓ Nicht kurativ behandelte Malignome (anamnestisch oder akut)
✓ floride, nicht behandelbare Infektionen (Sepsis)

43.8 Bitte kreuzen Sie die fünf richtigen Antworten an
✓ a   Transplantationen dürfen in Deutschland nur in Transplantationszentren durchgeführt werden. Organspenden und somit Organentnahmen können hingegen in jedem dafür zugelassenen Krankenhaus (Entnahmekrankenhaus) stattfinden.

✓ c   Der Hautschnitt und die vorbereitende Präparation erfolgt durch das abdominelle Team.

✓ d   Die vorbereitende Präparation umfasst die Inspektion des gesamten Situs mit der Identifikation und Beurteilung von, z. B. Tumorzeichen, Entzündungszeichen, anatomischen Besonderheiten, makroskopische Organqualität.

✓ f   Bei einer Multiorganentnahme werden zuerst thorakal das Herz und dann die Lunge entnommen. Das abdominelle Team wartet in diesem Zeitraum bis thorakale Entnahme abgeschlossen ist.

✓ g   Nachdem die komplette Versorgung des Verstorbenen abgeschlossen ist, bestätigen der verantwortliche Entnahmechirurg, das beteiligte OP-Personal und der DSO-Koordinator den fachgerechten Wundverschluss, die Säuberung und Versorgung des Verstorbenen sowie die Entfernung von Kathetern und Zugängen mit ihrer Unterschrift auf der Sicherheitscheckliste der DSO.

43.9 Was ist während des Perfusionsablaufs von den OTA unbedingt sicher zu stellen? Eine hohe Saugerkapazität ist unbedingt erforderlich, weil die Menge an Perfusionslösungen bei einer Multiorganentnahme gesamt ~15–20 L beträgt. Mit dem vorher vorbereiteten Eiswasser zur topischen Kühlung der Organe im OP-Situs und das ausgespülte Blut aus den Organen kann die gesamte Menge ~20–25 L in 10–15 min betragen.

44 Kommunikation, Anleiten und Beraten

Ellen Rewer und Traute Sauer

44.1 Ordnen Sie die folgenden Signale der nonverbalen und paraverbalen Kommunikation zu!
1. Nonverbale Kommunikation: b, c, e, f, h, i, j, k, m, n, o, p

2. Paraverbale Kommunikation: a, d, g, l, q

44.2 Fragetechniken für erfolgreiche Kommunikation Ordnen Sie den Beispielfragen die entsprechende Fragetechnik zu und begründen Sie, welche Ziele Sie mit den Fragetechniken verfolgen!

1. Präzisionsfragen
   - Beispielfragen:
     - ✓ a Was genau war der Grund für Ihre Verspätung?
     - ✓ c Was bedeutet „fast immer" in Ihrer Abteilung?
     - ✓ i Was genau ist geschehen?
   - Ziel: Präzisionsfragen helfen einen Sachverhalt zu präzisieren, Informationen einzuholen und sorgen so für Transparenz.
2. Geschlossene Fragen
   1. Beispielfragen:
      - ✓ d Haben Sie die Informationen verstanden?
      - ✓ g Gehen Sie zum Essen?
      - ✓ h Können Sie die Information bestätigen?
   2. Ziel: Geschlossene Fragen eignen sich zum Steuern eines Gespräches, zum Herbeiführen von Entscheidungen, Beenden von Teilaspekten, Bremsen von Vielrednern oder als Prüfungsfrage.
3. Offene Fragen
   1. Beispielfragen:
      - ✓ b Welche Erfahrungen haben Sie mit … gemacht?
      - ✓ e Wie beurteilen Sie die Qualität der Hygiene in Ihrem OP?
      - ✓ f Was halten Sie von Organtransplantation?
   2. Ziel: Offene Fragen ermöglichen eine Einschätzung des Gegenübers und helfen seine Sicht der Dinge besser zu verstehen.

44.3 Nennen Sie je drei Regeln für Feedbackempfänger und -geber! Feedbackempfänger:
- ✓ Zunächst in Ruhe zuhören und den Gesprächspartner nicht unterbrechen
- ✓ Feedback nur annehmen, wenn man sich dazu in der Lage fühlt
- ✓ Zeitnot vermeiden

- ✓ Feedback selbst überprüfen → welche Konsequenzen ziehe ich?
- ✓ Bei Antwort auf das Feedback gelten die Regeln für den Sender!

Feedbackgeber:
- ✓ Person, die ein Feedback bekommt, direkt ansprechen
- ✓ Feedback sollte unmittelbar erfolgen
- ✓ Nur ein Feedback geben, wenn der andere dazu bereit ist und es auch hören kann
- ✓ In Ich-Botschaften sprechen
- ✓ Situation so konkret und ausführlich wie möglich benennen, um Übertreibungen zu vermeiden
- ✓ Wahrnehmungen, Vermutungen und Gefühle deutlich und getrennt voneinander mitteilen
- ✓ Feedback ist keine Analyse des anderen, sondern eine Rückmeldung zu einem konkreten Fall
- ✓ Feedback ist keine Verurteilung!
- ✓ Feedback geben, um zu helfen!
- ✓ Feedback mit den positiven Dingen beginnen, Verhaltensalternativen vorschlagen.

44.4 Welche Ziele verfolgen Vor-, Zwischen- und Nachgespräche? (2) Vorgespräch:
- ✓ Dient v. a. zur gegenseitigen Information und erstem Kennenlernen
- ✓ Stellt die Weichen für die spätere Arbeitsbeziehung
- ✓ Lernender erfährt etwas über das operative Leistungsangebot der Fachabteilung, über Räumlichkeiten und Besonderheiten der Abteilung

Zwischengespräch:
- ✓ Dient einer ersten Standortbestimmung und muss gemeinsam mit den verantwortlichen Lehrkräften der Ausbildungsstätten stattfinden (Praxisbegleitung)
- ✓ Bietet die Möglichkeit anhand der im Vorgespräch formulierten Lernziele und Wünsche eine Zwischenbilanz zu ziehen

Nachgespräch:
- ✓ Dient dazu, die im Vor- und Zwischengespräch dokumentierten Lernziele, Probleme und Fortschritte zu bilanzieren

✓ Realistisches Feedback über den Leistungsstand des Lernenden, um ihm die Möglichkeit für die Optimierung seiner Kompetenzen in den nächsten Einsatzorten aufzuzeigen

44.5 Welche Fragen eignen sich für Vor-, Zwischen- und Nachgespräche? (2) Vorgespräch:
✓ Welcher Lerntyp liegt vor?
✓ Welche Stärken und Schwächen sind bei den bisherigen Einsätzen dokumentiert worden? Welche Erfahrungen hat der Auszubildende mit bestimmten operativen Verfahren?
✓ Welche technischen Geräte sind bereits bekannt und können bedient werden (MPG!)?
✓ Welche Fragen hat der Auszubildende an die Fachabteilung?
✓ Welche Lernziele werden selber vorformuliert?
✓ Welche Wünsche werden genannt?

Zwischengespräch:
✓ Welche Ziele wurden erreicht, welche nicht?
✓ Wann und wo gab es Schwierigkeiten?
✓ Welche Entwicklung hat der Auszubildende genommen?
✓ Welche Kompetenzen sind zu welchem Grad bereits entwickelt bzw. vorhanden?

Nachgespräch:
✓ Was wurde erreicht, in welchem Umfang und in welcher Qualität?
✓ Was war an dem Lernangebot der Fachabteilung interessant?
✓ Was hat beim Erlernen von neuen Fertigkeiten geholfen?
✓ Wo lagen Schwierigkeiten, was hat geholfen?

45 In Gruppen und Teams zusammenarbeiten

Ellen Rewer und Traute Sauer

45.1 Vervollständigen Sie die Sätze mit „Soziologie" und „Psychologie"

✓ Soziologie untersucht das Verhalten von Menschen in der Gemeinschaft.
✓ Psychologie widmet sich dem Erleben und Verhalten des einzelnen Menschen.
✓ Soziologie beschreibt die Gesellschaft, ihre Prozesse und auch deren Wandel, versucht sie zu erklären und zu verstehen.

45.2 Ordnen Sie „Team" und „Gruppe" den Erklärungen zu!
1. Team
✓ a Die Mitglieder nehmen funktionsteilig unterschiedliche Aufgaben wahr, um im Zusammenwirken hochanspruchsvolle Leistungen zu vollbringen und dadurch ein gemeinsames Ziel zu erreichen.
✓ d Die Einzelleistungen sind entscheidend, werden aber erst in der Zusammenarbeit wird die Leistung wirksam – im Sinne: „Das Ganze ist mehr als die Summe seiner Teile".
✓ e Über die relativ intensiven Beziehungen der Mitglieder untereinander entwickeln sich ein ausgeprägter Gemeinschaftsgeist und ein starker Zusammenhalt.
2. Gruppe
✓ b Es bilden sich bestimmte Positionen und Rollen heraus, an die bestimmte Erwartungen geknüpft sind.
✓ c Die Positionen werden von der Organisation verteilt, d. h. sie legt fest, wer der Vorgesetzte und wer der Mitarbeiter ist.
✓ f Sie sind arbeitsteilig tätig und erfüllen kooperativ bestimmte Funktionen/Aufgaben und tragen so dazu bei, die Ziele der Organisation zu erreichen.

45.3 Welches Ziel verfolgt Teamarbeit im OP-Saal? Die Teamarbeit der sehr spezialisierten Berufsgruppen im OP-Saal besteht darin, den Patienten so sicher und zügig wie möglich durch den Prozess der Operation zu steuern und ihm dabei die für ihn angemessene, fachspezifische Therapie zukommen zu lassen, mit dem Ziel, seine Gesundheit wieder herzustellen bzw. zu erhalten.

45.4 Ergänzen Sie das Kommunikationsmodell Fügen Sie die vier Oberbegriffe einer Nachricht in das Kommunikationsmodell ein und ergänzen diese Aspekte beispielhaft zur Aussage „Die OP-Dokumentation ist noch nicht abgeschlossen" ◘ Abb. 2.27).

✓ Nachricht: Die OP-Dokumentation ist noch nicht abgeschlossen!

✓ Selbstoffenbarung: „Ich bin immer sehr gewissenhaft und genau. Daher möchte ich auch, dass die OP-Dokumentation exakt ist und zeitnah abgeschlossen wird."

✓ Sachinhalt (Sachebene): „Die OP-Dokumentation ist nicht vollständig."

✓ Appell: „Bitte achte in Zukunft darauf, dass die OP-Dokumentation immer vollständig und abgeschlossen ist!"

✓ Beziehung(sebene): „Du arbeitest nie korrekt und bist immer so vergesslich." oder aber: „Du hast es übersehen, weil Du viel zu tun hattest."

45.5 Wie funktioniert Gruppenentwicklung? Ordnen Sie die Entwicklungsphasen von Gruppen den Erklärungen zu und bringen Sie diese in die richtige Reihenfolge!

✓ 1. b Forming: D Die Mitglieder der Gruppe sind unsicher im Umgang miteinander. Sie probieren aus, sie tauschen sich über die Aufgaben, Regeln und geeignete Methoden aus und legen sie fest.

✓ 2. a Storming: A Die Gruppe ringt um Einfluss und Macht. Die Mitglieder entwickeln Widerstände gegen die Aufgabenanforderungen, bestehende Normen und das Gruppenziel.

✓ 3. e Norming: E Die Gruppenmitglieder tauschen sich offen über ihre Meinungen und Gefühle aus, es entstehen Gruppennormen und Werte. Die Akzeptanz der Gruppenmitglieder untereinander steigt, der Zusammenhalt zwischen ihnen wächst.

✓ 4. d Performing: B Anerkennung und Wertschätzung dominieren. Die Positionen sind gefestigt und werden akzeptiert, die Bearbeitung der Aufgabe steht im Vordergrund.

✓ 5. c Adjourning: C Die gemeinsame Aufgabe ist erfüllt und das Team geht auseinander.

46 Berufliches Selbstverständnis

Ellen Rewer und Traute Sauer

46.1 Kreuzen Sie die vier richtigen Antworten zur Geschichte des OTA-Berufs an!

✓ a Der Fachkräftemangel im OP, insbesondere in NRW begünstigte die Ent-

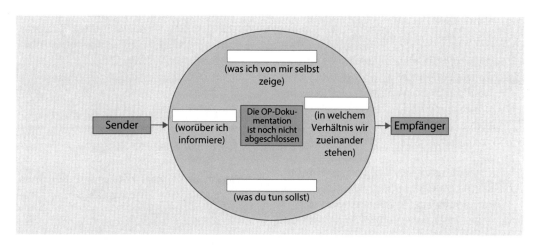

◘ **Abb. 2.27** Modell der Kommunikation nach Schulz von Thun. (Aus: Liehn, Köpcke, Richter, Kasakov (Hrsg): OTA-Lehrbuch, 2. Aufl., 2018, Springer, Heidelberg)

wicklung von OTA, da es dort zu einem Versorgungsengpass kam und Operationen nicht planmäßig durchgeführt werden konnten.

✓ b Das evangelische Krankenhaus Mülheim an der Ruhr umging als erstes Krankenhaus in Deutschland den klassischen Weg der OP-Fachweiterbildung und qualifizierte OTA direkt in einer zweijährigen Ausbildung mit anschließendem Anerkennungsjahr analog zur Schweiz.

✓ d 1996 wurde die erste „Ausbildungsrichtlinie für die Ausbildung zur operationstechnischen Assistentin/zum operationstechnischen Assistenten" durch die DKG verabschiedet.

✓ g 1996 wurde die erste „Ausbildungsrichtlinie für die Ausbildung zur operationstechnischen Assistentin/zum operationstechnischen Assistenten" durch die DKG verabschiedet.

46.2 Bitte kreuzen Sie die zwei richtigen Aussagen zum Beruflichen Selbstverständnis OTA an

✓ a Schon in der Ausbildung eignen sich OTA – Auszubildende einen professionellen Habitus an und werden so zum Experten.

✓ c Professionelles Handeln bedeutet auch die Bereitschaft, das aktuelle Wissen dem stetigen Wandel anzupassen und eine kontinuierliche berufliche Weiterentwicklung zu durchlaufen.

46.3 Bitte führen Sie mindestens zwei Karrieremöglichkeiten für OTA auf

✓ Weiterbildung zum Praxisanleitung im Umfang von 300 h.

✓ Weiterbildung zur Chirurgisch-technischen Assistenz/Anästhesietechnische Assistenz.

✓ Weiterbildung zur Leitung einer Funktionseinheit im Gesundheitswesen.

✓ Weiterbildung zur Hygienefachperson.

47 Interessensvertretungen OTA

Ellen Rewer und Traute Sauer

47.1 Bitte erläutern Sie in drei bis vier Sätzen, wie sich der Beruf der OTA entwickeln kann und warum die Interessensvertretung hierbei eine wichtige Rolle spielt

✓ Der OTA-Beruf mit seinen eigenen ideellen, wirtschaftlichen, politischen und ethischen Interessen kann sich nur entwickeln, wenn sich Interessenvertretungen für die Kollegen einsetzen und sich für diese stark machen. Die Interessenvertretung handelt mit der Absicht, materielle, ökonomische oder politische Vorteile für Berufsangehörige zu erzielen. Hierbei geht es auch um die öffentliche Repräsentation des OTA-Beruf. Man kann dieses auch als Stärkung des Berufsprestige bezeichnen.

47.2 Bitte kreuzen Sie die drei richtigen Aussagen zu Berufsverbänden an

✓ b Berufsverbände sind freie, unabhängige und auf Dauer angelegte Interessenvertretungen, deren Mitglieder die Angehörigen desselben Berufes und verwandter Berufe sind.

✓ c Zu den Aufgaben eines Berufsverbandes gehört unter anderem die Wahrnehmung und Wahrung von berufspolitischen und wirtschaftlichen Interessen.

✓ e Gegründet wurde der erste deutsche Berufsverband Operationstechnischer Assistenten im Jahr 2014.

48 Beruflichen Stress begegnen

Ellen Rewer und Traute Sauer

48.1 Warum ist Eustress notwendig? Eustress ist notwendig, um leistungsfähig und produktiv sein zu können.

48.2 Welche Faktoren und Situationen kennen Sie als mögliche Stressoren im OP? (◘ Tab. 2.1)

48.3 Geben Sie je Oberpunkt mögliche Folgen von chronischem Stresserleben an. (mind. je 3;. ◘ Tab. 2.2)

48.4 „Stress im OP": Ordnen Sie die einzelnen Elemente folgenden Kategorien zu!
1. Inadäquates Führungsverhalten: b, c, d, g, h, j
✓ b Bestehende Regeln (Arbeitsbeginn, Pausenzeiten, u. a.) werden innerhalb des Teams unterschiedlich anwendet.
✓ c Mangelnde Einbindung bei Fragen der OP-Gestaltung oder Anleitung
✓ d Befehlsartiger Umgangston
✓ g Kollegen werden z. B. bei der Dienst- und Urlaubsplanung bevorteilt
✓ h Verfehlte Personalplanung
✓ j Unzureichende Informationsweitergabe ans Team
2. Mangelnde Zusammenarbeit: e, k, n
✓ e Nachlässige Arbeitsweise, Faulheit und gestörte Kommunikation (Streuen von Gerüchten)
✓ k Persönliche Beleidigungen
✓ n Fehlende Akzeptanz und fehlende Wertschätzung der Arbeitsleistung zwischen Medizinern und Nichtmedizinern
3. Organisationsmängel: a, f, i, l, m, o
✓ a Wenig Zeit und Personal für die Praxisanleitung von Auszubildenden
✓ f Unzuverlässige OP-Pläne,
✓ i Unrealistische OP-Programme
✓ l Häufige Programmumstellungen im Tagesablauf
✓ m Missbrauch des Bereitschaftsdienstes zum Abarbeiten abgesetzter Patienten vom Tage
✓ o Fehlende Informationen

48.5 Bitte kreuzen Sie die drei richtigen Aussagen zum Burnout an
✓ a Der Begriff Burnout ist nicht klar definiert, weshalb es nicht als eigenständige Erkrankung gilt.

✓ d Erste Anzeichen eines Burnouts sind unter anderem Infektanfälligkeit, verminderte Leistungsfähigkeit, Fehleranfälligkeit, fehlende Perspektive, Gefühl von vermehrtem Stress und gesteigerter Erholungsbedarf.
✓ e Ein Burnout beginnt langsam und unbemerkt, die ersten Warnsignale werden von den Betroffenen häufig nicht korrekt erkannt.

48.6 Beschreiben Sie in einem Satz die Bedeutung von Resilienz Resilienz bedeutet widerstandsfähig zu sein und meint, trotz Stress oder Belastungen gesund zu bleiben.

49 Ethik

Ellen Rewer und Traute Sauer

49.1 Tragen Sie die Begriffe Moral und Moralität entsprechend der Erklärung in ◘ Abb. 2.28 ein!

49.2 Nennen Sie die Grundprinzipien des ethischen Handelns
✓ Prinzip Schadensvermeidung
✓ Prinzip der Fürsorgepflicht (des Wohltuns und der Wohltätigkeit)
✓ Prinzip der Autonomie (des Patienten)
✓ Prinzip der sozialen Gerechtigkeit

49.3 Nennen Sie bezogen auf den Ethikkodex, die vier grundlegenden Aufgaben von Pflegenden!
✓ Gesundheit fördern
✓ Krankheit verhüten
✓ Gesundheit wiederherstellen
✓ Leiden lindern

49.4 Definieren Sie in eigenen Worten den Begriff ethische Kompetenz! Ethische Kompetenz schließt die Fähigkeit zur Reflexion, Formulierung und Begründung der eigenen moralischen Wertvorstellungen mit ein. Ethische Kompetenz bedeutet den Mut zu haben, moralische Probleme in der Praxis zu identifizieren und mithilfe eines Perspektivwechsels Lösungsvorschläge aufzuzeigen. Ethische Kompetenz bedeutet demnach auch, Mitver-

◼ **Tab. 2.1** Mögliche Stressoren in der Operationsabteilung

Psychisch-mentale Stressoren	Soziale Stressoren	Physische Stressoren
– Quantitative Überforderung durch die Leistungsmenge bzw. das Arbeitstempo – Qualitative Überforderung durch Informationsflut, Unübersichtlichkeit oder Kompliziertheit – Unterforderung, weil der Arbeitsinhalt nicht der Qualifikation entspricht – Überforderung weil der Arbeitsinhalt nicht der Qualifikation entspricht – Widersprüchliche Arbeitsanweisungen – Ständige Unterbrechungen der Arbeit – Unerwartete Störungen – Unvollständige Aufgaben – Unvollständige Informationen – Mangelnde Rückmeldung – Unklare Zielvorgaben – Leistungs- und Zeitdruck – Angst vor Misserfolg und Kontrolle – Hohe Verantwortung für Personen oder Werte – Ungenügende Einarbeitung – Unklare Zuständigkeiten	– Fehlende Anerkennung durch Kollegen und Vorgesetzte – Fehlende Unterstützung und Hilfleistung – Schlechtes Betriebsklima – Konflikte mit Vorgesetzten, Mitarbeitern eigener und anderer Berufsgruppen (Mobbing) – Konkurrenzdruck – Isoliertes Arbeiten – Geringe Entwicklungsmöglichkeiten – Diskriminierung oder Benachteiligung – Kollision der Arbeitsbedingungen mit Familienerfordernissen – Private Probleme aufgrund familiärer Konflikte – Angst vor Arbeitsplatzverlust – Mangelnde Information und Beteiligung am Betriebsgeschehen	– Lärm – Kälte oder Hitze – Unangenehme Gerüche – Nässe und Feuchtigkeit – Nacht- und Schichtarbeit, Bereitschaftsdienste – Falsche Beleuchtung, – Fehlendes Tageslicht – Strahlenexposition – Kontakt zu toxischen, mutagenen und allergenen Stoffen – Infektionsgefahren – Motorische Erschwerungen (verengte Flure, Hindernisse, fehlende Ablageflächen) – Schweres Heben, Tragen und Lagern von Patienten, Medizingeräten, Instrumentensieben – Langes Stehen und Verweilen in einseitigen Körperhaltungen

❏ Tab. 2.2 Mögliche Folgen chronischen Stresserlebens

Körperlich	Seelisch	Geistig
– Verspannungen und Rückenschmerzen – Kopfschmerzen und Migräne – Gastritis, Ulkusleiden – Gehörsturz, Ohrgeräusche – Herz- und Kreislauferkrankungen – Durchfall, Verstopfungen, Blähungen – Allergien, Hautausschlag	– Depressive Stimmungen – Stimmungsschwankungen – Reizbarkeit – Launenhaftigkeit – Erschöpfung – Schlafstörungen – Aggressivität – Appetitlosigkeit	– Unaufmerksamkeit – Vergesslichkeit – Blackout – Denkblockaden – Konzentrations- fehler – Ungenauigkeit – Irrationale Ängste – Suchtverhalten

antwortung im eigenen Handeln zu übernehmen.

50 Sterben und Tod

Ellen Rewer und Traute Sauer

50.1 Nennen Sie je drei Beispiele für sichere und unsichere Todeszeichen!

✓ Sichere Todeszeichen: Totenflecke, Totenstarre, Autolyse, mit dem Leben unvereinbare Verletzungen (z. B. komplette Durchtrennung des Körpers)

✓ Unsichere Todeszeichen: Muskelatonie, fehlende Hirnstammreflexe, fehlendes Bewusstsein, fehlende Atmung, fehlender Pulsschlag

50.2 Welche Aufgaben hat das klinische Ethikkomitee? (2)

✓ Ein klinisches Ethikkomitee stellt ein Forum für Entscheidungsfindungen dar, in dem schwierige und kontroverse ethische Entscheidungen im Konsens getroffen werden.

✓ Es ist beratend tätig, z. B. bei Therapiebegrenzungen, umstrittenen Eingriffen, Behandlung einwilligungsunfähiger Patienten und allgemeinen Allokationsproblemen (Spendermangel).

50.3 Kreuzen Sie die drei richtigen Aussagen zum Nachweis des (dissoziierten) Hirntods an

✓ a Beim dissoziierten Hirntod kommt es zu einem irreversiblen Funktionsverlust der gesamten Hirnfunktion, alle weiteren Organfunktionen bleiben durch intensivmedizinische Maßnahmen erhalten.

✓ c Die in der Richtlinie beschriebenen Voraussetzungen müssen erfüllt sein, neben einer diagnostizierten Hirnschädigung, müssen alle geforderten klinischen Symptome übereinstimmend und unabhängig von zwei qualifizierten Ärzten festgestellt und auf einem Protokollbogen dokumentiert werden.

✓ d Bei primären infratentoriellen Schäden muss ein Ausbleiben der Hirndurchblutung oder ein kompletter Ausfall der Hirnströme („Nulllinien-EEG") nachgewiesen sein.

50.4 Kreuzen Sie sinnvolle Verhaltens- bzw. Handlungsstrategien im Umgang mit sterbenden Patienten an. (6)

✓ a Den Patienten und/oder den betroffenen Angehörigen ein neutrales Verständnis entgegenbringen und ggf. auf Themen der Betroffenen eingehen

✓ b Patienten und Angehörige befinden sich in einem emotionalen Ausnahmezustand, deshalb ist es wichtig, einfach „da sein" und sich, unabhängig vom Zeitbedarf, offen für Gespräche zu zeigen.

✓ c Bei Angst oder Unsicherheit in der Begegnung mit dem Patienten oder Angehörigen, sollte dieses Gefühl dezent mitteilen: „Ich weiß jetzt auch nicht genau, was ich sagen soll, ich

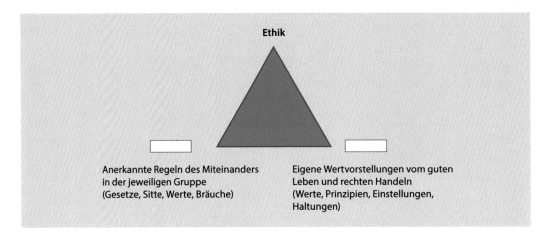

Abb. 2.28 Moral und Moralität. (Aus: Liehn et al. 2023)

möchte Sie aber nicht allein lassen …".

✓ d Qualität der Pflege, nämlich eine gewisse Neutralität bei gleichzeitigem Mitgefühl und Expertise für fachliche Themen nutzen.

✓ g Häufige Wiederholungen beim Erzählen oder bei Fragen tolerieren bzw. klare Informationen auch mehrfach kommunizieren.

✓ i Irrationale Verhaltensweisen (z. B. Zorn, persönliche Abgrenzung, Aggression) der Patienten und Angehörigen akzeptieren und unkommentiert lassen.

50.5 Warum sollten OTA sinnvolle Verhaltens- bzw. Handlungsstrategien im Umgang mit sterbenden Patienten kennen? OTA sollten sinnvolle Verhaltens- bzw. Handlungsstrategien im Umgang mit sterbenden Patienten kennen, weil das Wissen einen wesentlichen Einfluss auf die Gesprächsführung mit den betroffenen Menschen hat. Diese benötigen Geduld, Verständnis und Zeit, um andere Inhalte aufnehmen und verarbeiten zu können. Außerdem können irrationale Ideen, die entstanden sind, durch vorsichtige Argumente entlastet werden. Dies setzt eine vertrauensvolle Gesprächsführung voraus.

50.6 Ordnen Sie die Begriffe der Sterbephasen den Beschreibungen zu und bringen Sie diese in die richtige Reihenfolge

✓ 1. c Nicht-wahrhaben-Wollen und Isolierung
B In dieser Phase verdrängen und verleugnen der Patient und/oder sein Angehöriger die Diagnose bzw. Prognose und bauen einen Schutzmechanismus auf. Das Denken und Fühlen kann relativ konfus, emotional und kräftezehrend sein.

✓ 2 e Zorn
D In dieser Phase fragen sich Patient und Angehörige nach dem Grund des Sterben-Müssens. Wer ist schuld? Wie kann das sein? Wieso dürfen andere weiterleben?

✓ 3 b Verhandeln
C Diese Phase ist der Patient leicht verletzbar. Er hat sein Schicksal verstanden und ist emotional in der Lage, sich damit zu befassen und mit den betroffenen Personengruppen zu diskutieren. Dies wirkt dann befremdlich auf Außenstehende.

✓ 4. a Depression
E Diese Phase ist gekennzeichnet von Verzweiflung, Trauer und einem

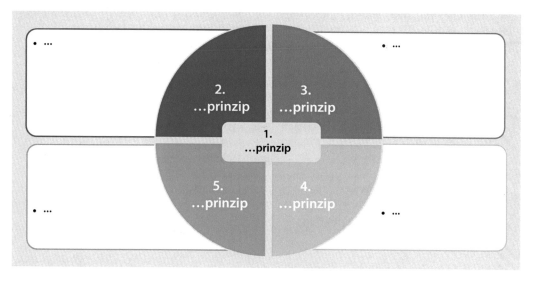

◘ Abb. 2.29 Staatsprinzipien. (Aus: Liehn et al. 2023)

tiefen Gefühl des Kummers. Diese Gefühle sind belastend für das Umfeld.
✓ 5. d Zustimmung
A In dieser Phase wird das Sterben-Müssen akzeptiert. Die Schlafensphasen werden ausgedehnt, das Interesse für die Themen der Umwelt derer, die weiterleben werden, nimmt ab.

51 Menschenrechte

Ellen Rewer und Traute Sauer

51.1 Bitte definieren Sie den Begriff „Grundrechte" Mit dem Begriff werden meist die ersten 19 Artikel des Grundgesetzes der Bundesrepublik Deutschland bezeichnet.

51.2 Worin besteht der Unterschied zwischen Menschen- und Bürgerrechten? Menschenrechte sind Rechtsgarantien, die jedem Menschen weltweit zustehen. Bürgerrechte werden hingegen nur den Staatsbürgern eines Landes (z. B. der Bundesrepublik Deutschland) gewährt.

52 Der Staat

Ellen Rewer und Traute Sauer

52.1 Nennen Sie und erläutern Sie die drei Faktoren, durch die ein Staat bestimmt wird
✓ Das Staatsgebiet ist ein abgrenzbarer Teil der Erdoberfläche.
✓ Zum Staatsvolk zählen alle Staatsangehörigen.
✓ Unter Staatsgewalt versteht man, dass innerhalb des Staatsgebiets eine organisierte Herrschaftsausübung möglich ist.

52.2 Was wissen Sie über die Staatsprinzipien? Bitte tragen Sie die Staatsprinzipien der Bundesrepublik Deutschland in ◘ Abb. 2.29 ein. Geben Sie zu vier Prinzipien jeweils ein Beispiel an.
Politische Willensbildung in der repräsentativen Demokratie

52.3 Nennen und erläutern Sie die fünf Wahlgrundsätze (Art. 38 GG) für den Deutschen Bundestag Allgemein
✓ Stimmrecht für jeden Staatsbürger (keine Einschränkung durch Glaube, Bildung, Vermögen …)

✓ Voraussetzungen sind Mindestalter und Sesshaftigkeit

Unmittelbar

✓ Direkte Wahl des Abgeordneten

Frei

✓ Keine Beeinflussung der Wahlentscheidung des Wählers

✓ Chancengleichheit der Partei: Parteien dürfen nicht benachteiligt werden

Gleich

✓ Jede Stimme hat gleichen Wert

✓ Beachtung auch bei technischer Gestaltung von Wahlen – Wahlkreiseinteilung

Geheim

✓ Keine Wahlentscheidung durch Dritte

✓ Verbot von Nachprüfung der Stimmenabgabe

52.4 Bitte vervollständigen Sie den Lückentext Umfassende Information ist Voraussetzung dafür, dass der Einzelne politische Entscheidungen treffen kann. Dazu muss er unterschiedliche Meinungen kennenlernen und gegeneinander abwägen können. Die Massenmedien stellen die Öffentlichkeit her, in der ein Austausch der verschiedenen politischen Meinungen von gesellschaftlichen Gruppen und Organisationen, Parteien und politischen Institutionen stattfinden kann.

Die Medien besitzen zwar keine eigene Gewalt zur Änderung der Politik oder zur Ahndung von Machtmissbrauch, aber durch eine korrekte Berichterstattung und die öffentliche Diskussion können sie das politische Geschehen beeinflussen. Sie werden daher auch als „vierte Gewalt" neben Exekutive, Legislative und Judikative bezeichnet.

Presse- und Meinungsfreiheit sind wichtige Errungenschaften unserer Demokratie und in den Grundrechten (Art. 5 GG) verankert.

53 Europapolitik

Ellen Rewer und Traute Sauer

53.1 Nennen Sie mindestens sechs der 27 EU-Mitgliedsstaaten

✓ Belgien.
✓ Bulgarien.
✓ Dänemark.
✓ Deutschland.
✓ Estland.
✓ Finnland.
✓ Frankreich.
✓ Griechenland.
✓ Irland.
✓ Italien.
✓ Kroatien.
✓ Lettland.
✓ Litauen.
✓ Luxemburg.
✓ Malta.
✓ Niederlande.
✓ Österreich.
✓ Polen.
✓ Portugal.
✓ Rumänien.
✓ Schweden.
✓ Slowakei.
✓ Slowenien.
✓ Spanien.
✓ Tschechien.
✓ Ungarn.
✓ Zypern.

53.2 Bitte kreuzen Sie die zwei richtigen Aussagen zur Europäischen Union (EU) an

✓ b Durch eine Vielzahl von Verordnungen und Richtlinien wird europäisches Recht geschaffen und damit die Zusammenarbeit in Europa weiter vertieft.

✓ d EU-Bürger haben das Recht, sich in jedem anderen Mitgliedstaat unter den gleichen Voraussetzungen wie Inländer wirtschaftlich zu betätigen, also selbstständig oder unselbstständig tätig zu sein sowie Dienstleistungen anzubieten oder zu empfangen.

53.3 Bitte kreuzen Sie die drei richtigen Aussagen zur Europäischen Kommission an

✓ a Die Europäische Kommission besteht aus je einer Person pro Mitgliedsland, die allerdings nicht an Weisungen gebunden sind.

✓ c Die Kommission wird von einem Präsidenten geleitet, der für fünf Jahre von den Staats- und Regierungschefs bestimmt und vom Europäischen Parlament gewählt wird.

✓ e Die Europäische Kommission übt die Kontrolle darüber aus, dass sich alle in der EU, also sowohl die Mitgliedstaaten als auch Unternehmen, an die getroffenen Regeln halten.

54 Gesundheits- und Sozialpolitik

Ellen Rewer und Traute Sauer

54.1 Wie erfolgt die Finanzierung der gesetzlichen Krankenversicherung (GKV)? Die gesetzliche Krankenversicherung wird durch die Beiträge von Arbeitgebern und Versicherten finanziert. Die Höhe dieser Beiträge richtet sich nach deren beitragspflichtigen Einnahmen bis zu einer bestimmten Beitragsbemessungsgrenze, die jedes Jahr angepasst wird und nach dem Beitragssatz.

54.2 Bitte markieren Sie die zwei richtigen Aussagen zum Solidaritätsprinzip der GKV

✓ b Der Grundgedanke des Prinzips der Solidarität ist, dass die zu versichernden Risiken von allen Versicherten gemeinsam getragen werden.

✓ c Unabhängig davon, wie viel die Versicherten an die Sozialversicherung gezahlt haben, sind sie in umfassendem Maße abgesichert.

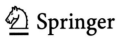
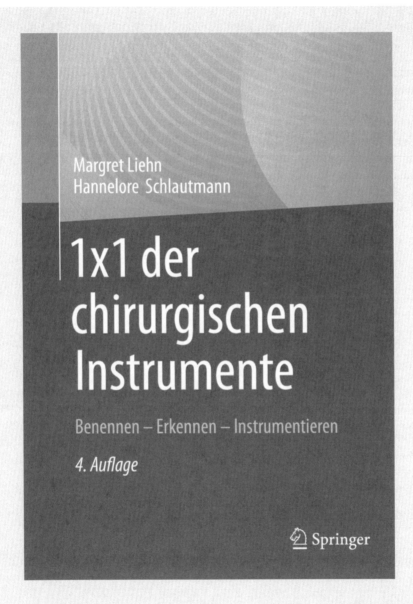

Printed in the United States
by Baker & Taylor Publisher Services